高 等 职 业 教 育 规 划 教 材

浙江省普通高校"十三五"新形态教材

药物分析

郑一美　主编　　张文霞　副主编

PHARMACEUTICAL
ANALYSIS

化学工业出版社

·北京·

内 容 简 介

本书是浙江省普通高校"十三五"新形态教材建设项目。

本教材结合企业岗位职业能力要求,以最新版《中国药典》(2020 年版)为依据,在国家"十二五"职业教育规划教材《药物分析与质量控制》的基础上进行编写。通过代表性药物的分析方法和技术,阐述了原辅料和制剂的鉴别、检查及含量测定等药品质量检验内容。既有检验方法、测定原理、实验操作、注意事项等的纸质教材,又通过二维码链接了教学说明视频、案例分析、知识拓展、思考与训练、药检知识漫画等数字化资源。

本教材内容针对性明确,实用性高、系统性强,有较强的直观性、生动性和趣味性,在教材编写中体现了国家最新的药品质量分析标准,充分展示了"互联网+教育"背景下传统纸质教材与数字化教学资源的深度融合。本书可作为本科院校独立学院及二级职业技术学院、高等职业院校的药物分析、工业分析、制药及相关专业学生的教材,也可作为相关职业培训班的培训教材,还可作为广大药品检验从业人员的参考书。

图书在版编目(CIP)数据

药物分析/郑一美主编. —北京:化学工业出版社,2020.1

浙江省普通高校"十三五"新形态教材

ISBN 978-7-122-36075-5

Ⅰ.①药… Ⅱ.①郑… Ⅲ.①药物分析-高等学校-教材

Ⅳ.①R917

中国版本图书馆 CIP 数据核字(2020)第 020769 号

责任编辑:窦 臻 李 瑾　　　　　　　　　　　装帧设计:张 辉
责任校对:刘 颖

出版发行:化学工业出版社(北京市东城区青年湖南街 13 号　邮政编码 100011)
印　　装:三河市双峰印刷装订有限公司
787mm×1092mm　1/16　印张 16　字数 391 千字　2021 年 1 月北京第 1 版第 1 次印刷

购书咨询:010-64518888　　售后服务:010-64518899
网　　址:http://www.cip.com.cn
凡购买本书,如有缺损质量问题,本社销售中心负责调换。

定　　价:46.00 元

前　言

随着人类社会的进步发展，我们已经进入了信息时代，在信息时代里信息流通度大幅度提高，知识的获取也呈现多途径、全方位的趋势。信息技术教育是实施素质教育的重要组成部分，信息技术教育与其他学科的整合，已大量应用于教学中。新形态教材是"互联网＋教育"背景下传统纸质教材与数字化教学资源深度融合而成的新型教材，即通过互联网技术，以纸质教材为载体，以二维码的方式嵌入视频、音频、作业、试卷、拓展资源、主题讨论等数字资源，将教材、课堂、教学资源三者融合，实现线上线下结合的立体化教材。

本教材是在国家"十二五"职业教育规划教材《药物分析与质量控制》的基础上，以最新版《中国药典》（2020年版）为依据而编写的新形态教材，共分七章。第一章药物分析基础知识，包括药物分析的性质与任务、药品质量标准、药物检验基础知识和药物分析中现代分析方法进展等内容；第二至第七章分别是药物鉴别、药物杂质检查、药物含量测定、药用辅料质量分析、原料药质量分析和药物制剂质量分析。每章线下纸质教材内容包括学习目标、理论知识、思考与训练、应用实例和原始记录训练等，内容上侧重常用药物检验的基础知识、基本原理、检验方法及操作注意事项等。

线上数字化资源包括教学说明视频、案例分析、知识拓展、思考与训练、药检知识漫画等，通过二维码链接在教材中。丰富的数字化教学资源扩充了教学内容，打造了立体阅读体验。本教材利用可爱的卡通形象，构思文字，设计对话框，对每个章节中的重点知识用漫画的形式进行总结描述，通过扫描二维码即可见到幽默、诙谐、直观的画面。通过这种形式增强了教材的直观性、生动性和趣味性，提高了学生学习的目的性和主动性，有助于学生对药检知识的理解、掌握、记忆和应用；有助于培养学生的药品质量控制观念及药学人文职业素养；有助于提高学生综合运用所学知识，独立解决药物研究、生产、使用过程中分析检验问题的能力。

本书主编金华职业技术学院郑一美副教授，具有十多年药品生产、质量管理的丰富经验，是浙江省新世纪151人才、金华市321人才；参编人员有来自企业的高级工程师、执业药师朱凤军，浙江师范大学郑绍成教授，以及金华职业技术学院具有多年药物分析教学经验的一线教师张文霞老师、王晨霞老师等，并由张文霞老师进行了教学说明视频、药检知识漫画等数字化资源的制作；金华职业技术学院工业分析161班、制药165班、工业分析172班的同学主创了药检知识漫画；《药物分析与质量控制》第一版、第二版教材为本版教材的编写提供了基础，我们对这两版教材的所有编者表示衷心的感谢！

在教材编写过程中得到了许多企业专家和同仁的热情支持和指导，金华职业技术学院有关老师（费正新老师、杨飞勇老师等）对本版教材的编写工作给予了积极支持与帮助，同时对本书参考引用的所有文献和资料的著者，在此一并表示诚挚的感谢！

由于编者水平有限，加之时间仓促，书中疏漏之处在所难免，敬请读者批评指正。

编者

2020 年 1 月

目录

第一章
药物分析基础知识

药物分析的性质与任务
药品质量标准
药物检验基础知识
药物分析中现代分析方法进展

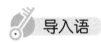 **导入语**

　　药品系指用于预防、治疗、诊断人的疾病，有目的地调节人的生理机能并规定有适应证和用法、用量的物质。其质量关乎到千家万户的生命健康安全。本章将介绍该学科的基本情况，包括药物检验的标准依据、取样规定、原始记录及报告单书写规定、实验室安全知识及分析数据的处理等。

学习目标

　　（1）熟悉现行版《中华人民共和国药典》（以下简称《中国药典》）的内容组成，能够正确查阅和使用《中国药典》，了解主要外国药典和行业标准；
　　（2）熟悉药物质量检验流程和分析数据的处理规定；
　　（3）熟悉药物检验原始记录和报告单书写的有关规定。

第一节 药物分析的性质与任务

一、概述

药品不同于一般产品，系指用于预防、治疗、诊断人的疾病，有目的地调节人的生理机能并规定有适应证或者功能主治、用法和用量的物质，包括中药、化学药和生物制品等。

为了保证用药的安全、合理和有效，在药品的研制、生产、供应以及临床使用过程中都应该执行严格的科学管理制度，并采用各种有效的分析方法对药品进行严格的分析检验，从而对各个环节全面地保证、控制与研究，提高药品的质量，实现药品的全面质量控制。因此，药品质量的全面控制不是某一个单位或部门的工作，所涉及的整个内容也不是一门课程可以单独完成的，而是一项涉及多方面、多学科的综合性工作。药物分析是从 20 世纪初由一项药品检验技术逐渐发展成的一门运用化学、物理学、生物学及微生物学的方法和技术，是研究化学结构已经明确的合成药物或天然药物及其制剂的一门学科，也是研究有代表性的中药制剂和生化药物及其制剂的质量控制方法。因此，它是一门研究与发展药品质量控制的"方法学科"。

为了全面控制药品的质量，药物分析工作应与生产单位紧密配合，积极开展药物及其制剂在生产过程中的质量控制，严格控制中间体的质量，并发现影响药品质量的主要工艺，从而优化生产工艺条件，促进生产和提高质量；也应与供应管理部门密切协作，注意药物在贮藏过程中的质量与稳定性考察，以便采取科学合理的贮藏条件和管理方法，保证药品的质量。

随着整个药学科学事业日新月异的迅速发展，各相关学科对药物分析提出了新的要求。药剂学的剂型研究不再是一般的片剂、胶囊剂或注射剂。我国自 20 世纪 70 年代末、80 年代初开始进行口服缓释、控释制剂和靶向制剂的研究，现已进入释药系统的研究开发时代。对于这些制剂质量标准的研究和制定，以及生物利用度和药代动力学的研究，必须采用灵敏度高、专属性好的分析方法。随着改革开放的深入发展，国际、国内知识产权的保护措施正日益制约着专利品种的仿制，市场竞争也威胁着非保护品种生产的低水平重复，新药研究与开发要求多学科的协作，当然也离不开现代分析手段的辅助。天然产物或中药的活性成分的化学结构的确定，必须采用多种结构分析方法，进行综合的波谱解析。研制能参与国际市场竞争的中草药新药和新制剂，要求高质量和稳定可靠的原料，要求对原料和成品有科学可控的质量标准，对于中成药质量的综合评价更应运用现代分离分析技术和计算机技术，药物分析起着重要作用。现代生物技术所研制的生化药物和基因工程药物可能含有与非基因产品不同的有害物质，在检测方法上，大都采用适合于肽、蛋白质、多糖等大分子化合物的现代色谱、光谱综合性方法。至于新药研制过程中所研究的药动学、生物利用度、药物体内分布及其在体内的代谢转化，乃至代谢物的分离鉴定，更离不开现代分离分析技术和方法。

因此，摆在药物分析学科和药物分析工作者面前的迫切任务，不再仅仅是静态的常规检验，而是要深入到工艺流程、反应历程、生物体内代谢过程和综合评价的动态分析研究中。所采用的分析方法应该更加灵敏、专属、准确和快速，力求向自动化、最优化和智能化方向发展。本书主要针对原辅料及其制剂的质量控制方法进行详细的介绍。

二、药物分析的内容及任务

药物分析主要是按照规定的方法和规程对原辅料、包装材料、中间产品和成品进行取样、检验和复核，以保证这些物料和产品的成分、含量、纯度和其他性状符合已经确定的质量标准。也就是说，质量控制包括相应的组织机构、文件系统以及取样、检验等，确保物料或产品在放行前完成必要的检验，确认其质量符合要求。

药物检验需要关注取样代表性、数据真实性和可靠性、文件记录可追溯性的要求；需要从人员、设备（仪器）、方法、样品、试剂（标准品、实验用品）、测试环境等方面确保不影响样品本身特性，尽可能确定方法和设备带来的误差，控制人为产生的偶然误差，保证记录的真实、客观和全面。

药物质量控制的内容包括以下几个方面。①物料供应商资质审计、物料的采购和物料的贮存监管。②检测药物的性状、鉴定药物的化学组成、检查药物的杂质限量、测定药物的含量，包括原辅料质量检测、中间产品的检验、成品的检验及成品出厂放行的质量审计。③生产车间、仓库等的洁净区域微生物检测。④留样观察、工艺用水的质量控制。⑤配合各项确认与验证工作的有关检测。

药物分析概况

第二节　药品质量标准

一、药品质量标准分类

为保证药品质量而对各种检查项目、指标、限度、范围等所做的规定，称为药品质量标准。药品质量标准是国家对药品质量、规格及检验方法所作的技术规定，是药品的纯度、成分含量、组分、生物有效性、疗效、毒副作用、热原、无菌、物理化学性质以及杂质的综合表现。它是检验药品是否合格的尺度，是药品生产、供应、使用和监督管理部门共同遵循的法定依据。药品检验应严格按照药典规定的项目和方法进行，只有符合药品标准的药品才是合格的药品。生产、销售和使用不符合国家药品标准的药品，均属于违法行为。

我国药品质量标准可以分为以下几类。

1. 《中华人民共和国药典》（简称《中国药典》）

药典是一个国家记载药品标准的法典，是国家管理药品生产和实施质量检验的依据。药典的重要特点体现在它的法定性和规范化，药典同其他法令、法规一样，具有法律约束力。《中国药典》是我国用于药品生产和管理的国家有关药品质量标准的最高法典，是由国家药品监督管理局药典委员会编纂，经国务院批准后，由国家药品监督管理局颁布执行。药典收载的品种主要是疗效确切、副作用小、质量水平较高、能批量生产、被广泛采用并有合理的质量控制手段的药品。

自 1949 年新中国成立后，国家药典委员会先后共出版了 11 个版次（1953 年版、1963 年版、1977 年版、1985 年版、1990 年版、1995 年版、2000 年版、2005 年版、2010 年版、2015 年版、2020 年版）的《中国药典》。《中国药典》除 1953 年版为一部、2005 年版和2010 年版为三部、2015 年版和 2020 年版为四部外，其他版次均为两部。

2. 《中华人民共和国药品监督管理局颁布的药品标准》（简称《药品标准》）

《药品标准》也是由国家药典委员会编纂出版，国家药品监督管理局颁布执行的。通常是用于疗效较好，在国内广泛应用，准备今后过渡到药典品种的质量控制标准。有些品种虽不准备上升到药典标准，但因国内有多个厂家生产，有必要执行统一的质量标准，因而也被收入《药品标准》。

除了上述两种法定药品质量标准外，我国还曾在相当长的时间采用过地方标准。地方标准是由各省、直辖市、自治区卫生厅批准、发布和执行的一种药品质量标准。

3. 临床研究用药品质量标准

临床研究用药品质量标准是指新药研制单位对已在研制的新药，在进行临床试验或使用前，根据药品临用前的研究结果，向国家药品监督管理局提供的一个临时性质量标准，该标准经过国家药品监督管理局批准后，就成为临床研究用药品质量标准。临床研究用药品质量标准仅在临床试验期间有效，并且仅供研制单位与临床试验单位使用。

4. 暂行或试行药品标准

新药经临床试验或使用后，申报试生产时所制定的药品质量标准称为暂行药品标准。该标准执行两年后，如果药品质量稳定，则药品转为正式生产，此时药品标准称为试行标准。如该标准执行两年后，药品的质量仍很稳定，则试行药品标准将经国家药品监督管理局批准后上升为药品标准。

5. 企业标准

企业标准是由药品生产企业自己制定并用于控制相应药品质量的标准，也称为企业内控标准。企业标准仅在本厂或本系统内有约束力，属非法定标准。企业标准一般是所用的检验方法虽不够成熟，但能达到某种程度的质量控制；或是高于法定标准的要求，如增加了检测项目或提高了限度要求。企业标准在企业竞争、创优，特别是保护优质产品、严防假冒伪劣产品等方面均起到了积极的作用。

企业除执行药品法定标准外，还应制定如下标准。①成品的企业内控标准。制定标准的依据为现行版的《中国药典》，内容包括产品名称、代号或编号、规格、包装、处方、成分名称或活性成分名称、法定质量标准及标准依据（包括卫生学标准）、内控项目及检验方法（高于法定质量标准的成品发放标准）、外观及检验方法、取样规定、贮存条件、注意事项、有效期或贮存期等。②半成品（中间体）的质量标准。③原辅料、包装材料的质量标准。原辅料可根据生产工艺、成品质量要求及供应商质量体系评估情况，确定需要增加的质量控制项目。质量标准主要内容包括代号或编号、品名、规格、用途、性状、鉴别、检验项目与限度、检查方法、贮存条件、有效期（或贮存期限）及标准依据。中药材还需增加采购原料的商品等级、加工（炮制）标准及产地等。包装材料标准可根据国家标准（GB 系列）、行业标准（YY 系列）和协议规格制定。内容包括品名、代号或编号、规格、材质、外观、尺寸、理化项目和取样规定。直接接触药品的包装材料、容器的质量标准中还应制定符合药品要求的卫生标准。④工艺用水的质量标准。标准依据为《饮用水水质标准》《中国药典》。标准内容包括名称、制备方法、质量标准及依据、检测项目及方法、取样规定（包括取样容器、方法、频次、取样点、取样量、注意事项等）。

质量标准一般每三至五年由质管部门组织复审或修订。

一种药品的质量标准，随着科学技术和生产水平的不断发展与提高，也将相应提高，如果原有的质量标准不足以控制药品质量时，可以修订某项指标、补充新的内容、增删某些项目，甚至可以改进一些检验技术。有些药品标准可能上升为药典标准；同时药典或药品标准中，某些由于医疗水平、生产技术或检验技术的发展而显得陈旧落后的品种，也可能降级，甚至淘汰。

二、《中国药典》介绍

《中国药典》2020 年版为现行版本。2020 年 7 月 2 日，国家药监局发布了 2020 年第 78 号公告，根据《中华人民共和国药品管理法》，2020 年版《中华人民共和国药典》经第十一届药典委员会执行委员会全体会议审议通过，予以发布，自 2020 年 12 月 30 日起实施。

《中国药典》2020 年版进一步扩大了药品品种的收载和修订，新增 319 种，修订 3177 种，不再收载 10 种，共收载品种 5911 种。一部中药收载 2711 种，其中新增 117 种、修订 452 种。二部化学药收载 2712 种，其中新增 117 种、修订 2387 种。三部生物制品收载 153 种，其中新增 20 种、修订 126 种；新增生物制品通则 2 个、总论 4 个。四部收载通用技术要求 361 个，其中制剂通则 38 个（修订 35 个）、检测方法及其他通则 281 个（新增 35 个、修订 51 个）、指导原则 42 个（新增 12 个、修订 12 个）；药用辅料收载 335 种，其中新增 65 种、修订 212 种。

1. 《中国药典》（2020 年版）二部凡例主要内容

凡例是解释和正确地使用《中国药典》进行药品质量检定的基本原则，并把与正文品种、通则及质量检定有关的共性问题加以统一规定，避免在全书中重复说明。"凡例"中的有关规定具有法定的约束力。药品检验工作者在按照《中国药典》进行质量检定时，必须掌握凡例条文的内容和含义，并在检验过程中切实遵照执行。

"凡例"是药典的重要组成部分，分类项目有"通用技术要求""品种正文""名称与编排""项目与要求""检验方法和限度""标准品与对照品""计量""精确度""试药、试液、指示剂""动物试验""说明书、包装与标签"等十一项，共 39 条款。

凡例和通则中使用"除另有规定外"这一修饰语，表示存在与凡例或通则有关规定不一致的情况时，则在正文各论中另做规定。《中国药典》（2020 年版）二部凡例主要内容简单介绍如下。

（1）溶解度　溶解度是药品的一种物理性质。各品种项下选用的部分溶剂及其在该溶剂中的溶解性能，可供精制或制备溶液时参考；对在特定溶剂中的溶解性能需做质量控制时，在该品种检查项下另作具体规定。药品的近似溶解度以下列名词术语表示。

① 极易溶解　系指溶质 1g（或 1mL）能在溶剂不到 1mL 中溶解。
② 易溶　系指溶质 1g（或 1mL）能在溶剂 1mL～不到 10mL 中溶解。
③ 溶解　系指溶质 1g（或 1mL）能在溶剂 10mL～不到 30mL 中溶解。
④ 略溶　系指溶质 1g（或 1mL）能在溶剂 30mL～不到 100mL 中溶解。
⑤ 微溶　系指溶质 1g（或 1mL）能在溶剂 100mL～不到 1000mL 中溶解。
⑥ 极微溶解　系指溶质 1g（或 1mL）能在溶剂 1000mL～不到 10000mL 中溶解。
⑦ 几乎不溶或不溶　系指溶质 1g（或 1mL）在溶剂 10000mL 中不能完全溶解。

试验方法：除另有规定外，称取研成细粉的供试品或量取液体供试品，置于（25±2）℃一定容量的溶剂中，每隔 5min 强力振摇 30s；观察 30min 内的溶解情况，如无目视可见的溶质颗粒或液滴时，即视为完全溶解。

（2）物理常数　物理常数包括相对密度、馏程、熔点、凝点、比旋度、折光率、黏度、吸收系数、碘值、皂化值和酸值等。其测定结果不仅对药品具有鉴别意义，也可反映药品的纯度，是评价药品质量的主要指标之一。

（3）制剂的规格　系指每一支、片或其他每一个单位制剂中含有主药的重量（或效价）或含量（%）或装量。注射液项下，如为"1mL：10mg"，系指 1mL 中含有主药 10mg；对于列有处方或标有浓度的制剂，也可同时规定装量规格。

（4）贮藏项下的规定　系对药品贮存与保管的基本要求，以遮光、避光、密闭、密封、熔封或严封、阴凉处、凉暗处、冷处、常温等名词术语表示。

（5）检验方法和限度

① 药典正文收载的所有品种，均应按规定的方法进行检验；采用本版药典规定的方法进行检验时，应对方法的适用性进行确认。如采用其他方法，应将该方法与规定的方法做比较试验，根据试验结果掌握使用，但在仲裁时仍以本版药典规定的方法为准。

② 标准中规定的各种纯度和限度数值以及制剂的重（装）量差异，包括上限和下限两个数值本身及中间数值。规定的这些数值不论是百分数还是绝对数字，其最后一位数字都是有效位。

试验结果在运算过程中，可比规定的有效数字多保留一位数，而后根据有效数字的修约规则进舍至规定有效位。计算所得的最后数值或测定读数值均可按修约规则进舍至规定的有效位，取此数值与标准中规定的限度数值比较，以判断是否符合规定的限度。

③ 原料药的含量（％），除另有注明者外，均按重量计。如规定上限为 100％ 以上时，系指用药典规定的分析方法测定时可能达到的数值，它为药典规定的限度或允许偏差，并非真实含有量；如未规定上限时，系指不超过 101.0％。

（6）标准品与对照品　系指用于鉴别、检查、含量或效价测定的标准物质。标准品与对照品（不包括色谱用的内标物质）均由国务院药品监督管理部门指定的单位制备、标定和供应。标准品系指用于生物检定或效价测定的标准物质，按效价单位（或 μg）计，以国际标准物质进行标定；对照品系指采用理化方法进行鉴别、检查或含量测定时所用的标准物质，一般按纯度（％）计。

（7）计量

① 法定计量单位名称和单位符号如下。

长度：米（m），分米（dm），厘米（cm），毫米（mm），微米（μm），纳米（nm）。

体积：升（L），毫升（mL），微升（μL）。

质（重）量：千克（kg），克（g），毫克（mg），微克（μg），纳克（ng），皮克（pg）。

物质的量：摩尔（mol），毫摩尔（mmol）。

压力：兆帕（MPa），千帕（kPa），帕（Pa）。

动力黏度：帕秒（Pa·s），毫帕秒（mPa·s）。

密度：千克每立方米（kg/m^3），克每立方厘米（g/cm^3）。

② 药典中使用的滴定液和试液的浓度，以 mol/L（摩尔/升）表示者，其浓度要求精密标定的滴定液用"XXX 滴定液（YYYmol/L）"表示；作其他用途不需要精密标定其浓度时，用"YYYmol/L XXX 溶液"表示，以示区别。

③ 温度以摄氏度（℃）表示。水浴温度，除另有规定外，均指 98～100℃。热水，系指 70～80℃。微温和温水，系指 40～50℃。室温，系指 10～30℃。冷水，系指 2～10℃。冰浴，系指约 0℃。放冷，系指放冷至室温。

④ 百分比用"％"符号表示，系指重量的比例；但溶液的百分比，除另有规定外，系指溶液 100mL 中含有溶质若干克；乙醇的百分比，系指在 20℃ 时容量的比例。

此外，根据需要可采用下列符号：％（g/g），表示溶液 100g 中含有溶质若干克；％（mL/mL），表示溶液 100mL 中含有溶质若干毫升；％（mL/g），表示溶液 100g 中含有溶质若干毫升；％（g/mL），表示溶液 100mL 中含有溶质若干克。

⑤ 液体的滴，系在 20℃时，以 1.0mL 水为 20 滴进行换算。

⑥ 溶液后标示的"（1→10）"等符号，系指固体溶质 1.0g 或液体溶质 1.0mL 加溶剂使成 10mL 的溶液；未指明用何种溶剂时，均系指水溶液；两种或两种以上液体的混合物，名称间用半字线"-"隔开，其后括号内所表示的"："符号，系指各液体混合时的体积（重量）比例。

（8）精确度

① 试验中供试品与试药等"称重"或"量取"的量，均以阿拉伯数字表示，其精确度可根据数值的有效数位来确定，如称取"0.1g"，系指称取重量可为 0.06～0.14g；称取"2g"，系指称取重量可为 1.5～2.5g；称取"2.0g"，系指称取重量可为 1.95～2.05g；称取"2.00g"，系指称取重量可为 1.995～2.005g。

"精密称定"系指称取重量应准确至所取重量的千分之一；"称定"系指称取重量应准确至所取重量的百分之一；"精密量取"系指量取体积的准确度应符合国家标准中对该体积移液管的精密度要求；"量取"系指可用量筒或按照量取体积的有效数位选用量具。取用量为"约"若干时，系指取用量不得超过规定量的±10%。

② 恒重，除另有规定外，系指供试品连续两次干燥或炽灼后称重的差异在 0.3mg 以下的重量；干燥至恒重的第二次及以后各次称重均应在规定条件下继续干燥 1h 后进行；炽灼至恒重的第二次称重应在继续炽灼 30min 后进行。

③ 试验中规定"按干燥品（或无水物，或无溶剂）计算"时，除另有规定外，应取未经干燥（或未去水，或未去溶剂）的供试品进行试验，并将计算中的取用量按检查项下测得的干燥失重（或水分，或溶剂）扣除。

④ 试验中的"空白试验"，系指在不加供试品或以等量溶剂替代供试液的情况下，按同法操作所得的结果；含量测定中的"并将滴定的结果用空白试验校正"，系指按供试品所消耗滴定液的量（mL）与空白试验中所耗滴定液量（mL）之差进行计算。

⑤ 试验时的温度未注明者，系指在室温下进行；温度高低对试验结果有显著影响者，除另有规定外，应以（25±2）℃为准。

（9）试药、试液、指示剂

① 试验用的试药，除另有规定外，均应根据通则试药项下的规定，选用不同等级并符合国家标准或国务院有关行政主管部门规定的试剂标准。试液、缓冲液、指示剂与指示液、滴定液等，均应符合通则的规定或按照通则的规定制备。

② 试验用水，除另有规定外，均系指纯化水。酸碱度检查所用的水，均系指新沸并放冷至室温的水。

③ 酸碱性试验时，如未指明用何种指示剂，均系指石蕊试纸。

2. 品名目次

品名目次位于凡例之后，按中文名称笔画顺序排列，同笔画数的字按起笔笔形"一丨丿、一"顺序排列。

3. 正文

正文部分专门收载药品或制剂的质量标准。药品的质量标准内容一般应包括：法定名称、结构式、分子式和分子量、来源、性状、鉴别、检查、含量测定、类别、规格、贮藏等。正文品种收载的中文药品名称系按照《中国药品通用名称》收载的名称及命名原则命名，《中国药典》收载的中文药品名称均为法定名称。英文名除另有规定外，均采用国际非

主要外国
药典介绍

专利药品名（INN）。

4. 索引

《中国药典》（2020 年版）除在正文前收载品名目次外，还在书末分列中文索引和英文索引，以便快速查阅有关内容。中文索引按汉语拼音顺序排序；英文索引按英文字母顺序排列，以英文名和中文名对照的形式排列。

第三节　药物检验基础知识

一、药品检验工作基本程序

（一）质量检验的基本要素

质量检验的基本要素有三点：①要有数量足够、操作技术高的检验人员；检验人员需严格管理，不断进行业务培训，经岗位技术负责人考试或考核合格后方可上岗。②要有可靠而完善的检测条件和手段。③要有明确而清楚的检验标准和检测方法。只有具备这三大要素，才能达到开展检验工作的基本要求。

质量检验工作的基本任务就是通过应用各种检验方法和技术对药物的质量进行检验，并将结果与规定的质量标准进行比较，作出公正的、科学的、准确的评价和判定，维护企业、用户和国家的利益。对药品的质量检验而言，更具有特殊重要的意义。药品直接关系到人民的身体健康与生命安危，药品的质量检验必须确保工作质量，保证检验结果准确可靠。

（二）质量检验程序

药品质量是按照质量标准对检品进行检验、比较和判定。药物的质量检验一般按下列程序进行。

1. 掌握标准

熟悉和掌握技术标准的有关规定，明确检验的项目和指标要求，明确取样方法、检验方法以及有关规定，明确药品合格的判定原则。

2. 取样

取样是从一批产品中按取样规则，抽取出少量样品进行分析。取样应具有科学性、真实性和代表性，应该均匀、合理。对原辅料、半成品（中间体）、成品、副产品及包装材料、工艺用水等都应分别制定取样办法。对取样环境的洁净要求、取样人员、取样容器、取样部位和顺序、取样方法、取样量、样品混合方法、取样容器的清洗和保管、必要的留样时间以及对无菌、麻毒、精神药品在取样时的特殊要求等均应有明确的规定。原辅料、内包装材料，可在仓储区原辅料取样间或支架式层流罩内取样。取样环境的空气洁净度级别应与生产要求一致。中间产品、成品取样可在生产结束时进行，也可在生产过程的前、中、后期取样。

取样人收到请验单后按照"取样标准工作程序"取好样品，做好取样记录，把所取样品交给分样人。

分样人应核对样品、请验单，填写分样记录；编制检验单号，并分别填写在分样记录和请验单上；准备检验规程、空白原始记录、空白检验报告单；将样品、检验规程、空白原始记录、空白检验报告单、请验单发给检验员。

取样件数规定如下。

① 原辅料 对进厂原辅料按批（或件数）取样。若设进厂总件数为 n，则当 $n \leqslant 3$ 时，每件取样；当 $3 < n \leqslant 300$ 时，从 $\sqrt{n} + 1$ 件中随机取样；当 $n > 300$ 时，从 $\sqrt{n}/2 + 1$ 件中随机取样。对包装材料、工艺用水及有特殊要求的原料，视具体情况另行规定。

② 中间体 对中间体按批取样。若设总包装单位为 n，则当 $n \leqslant 3$ 时，按包装单位每件取样；当 $3 < n \leqslant 300$ 时，从 $\sqrt{n} + 1$ 件中随机取样；当 $n > 300$ 时，从 $\sqrt{n}/2 + 1$ 件中随机取样。

③ 成品 对成品按批取样。若设总件数为 n，则当 $n \leqslant 3$ 时，按包装单位每件取样；当 $3 < n \leqslant 300$ 时，从 $\sqrt{n} + 1$ 件中随机取样；当 $n > 300$ 时，从 $\sqrt{n}/2 + 1$ 件中随机取样。而对于制剂产品，按其他规定执行。

④ 中药材 总件数 $n \leqslant 5$ 或为贵细药材时，每件取样；n 为 6～99 时，取样数为 5；n 为 100～1000 时，按 n 的 5% 取样；$n > 1000$ 时，超出部分按 1% 取样。

取样记录规定：取样时必须填写取样记录，内容有取样日期、品种、代号或编号、规格、批号、数量、来源、包装、取样件数、必要的取样说明和取样人签名等。每件被取样的容器上要贴上取样证。

3. 检验

检验员收到样品后，在规定的条件下，按规定的检验方法对样品进行检验，所得到的检验数据与检验结果必须满足误差限度的要求，并如实填写原始记录和检验报告单。检验完毕后，检验员将剩余样品交回给分样人，分样人将剩余样品交给留样管理员，放在样品柜中保存并记录。复核人核对原始记录（含请验单、检验原始记录、报告单）完整无误后，将原始记录交给分样人。分样人将原始记录和一份检验报告单装订在一起进行存档。

检验流程如下。

① 鉴别 鉴别就是依据药物的化学结构和理化性质来进行化学反应，测定理化常数、光谱特征及色谱特征，以判断药物的真伪。药物的鉴别不能由某一项试验就能完成，而是要采用一组（两个或几个）试验项目全面评价一个药物，力求使结论正确无误。选择鉴别方法应以专属性强、灵敏度高、方法简便、结果准确为原则。

② 检查 药品质量标准的检查项主要是检查药物的纯度，即检查药物在生产和贮存过程中引入的杂质是否超过了限量。药物在不影响疗效及人体健康的原则下，是可以允许有微量的杂质存在的，但其量必须在药品标准规定之内。通常按照药品质量标准规定的项目进行"限度检查"，以判断药物的纯度是否符合标准的限量规定要求，所以也可称为纯度检查。

③ 含量测定 含量测定是测定药物中有效成分的量是否符合药品标准的规定要求。一般采用化学分析、物理化学分析方法或生物化学的方法来测定。

判断一个药物的质量是否符合要求，必须综合考虑药物的性状、理化常数、鉴别、检查与含量测定的检验结果。

4. 结果判定

将样品的检验结果同质量标准相比较，确定是否符合质量标准的要求，进而对整批产品进行质量判定并作出结论。

5. 结果处理

即出具检验报告，反馈质量信息，一般包括如下几点。

① 对合格的产品，填写检验报告签发合格证，准予放行。

② 对不合格的产品，填写不合格的检验报告，说明质量问题，不准交存库。应立即转入规定存放间放置，挂上红色不合格牌。对不合格产品应查明原因，提出书面处理意见并报技术质量部审核批准。

③ 将质量检验信息及时反馈到有关部门或领导，促使有关部门改进质量。

6. 复检

样品在检验过程中发生含量不平行或其他项目不合格时，有必要进行复检。复检过程中要注意核对试剂、试液是否异常，是否在规定的有效期内；仪器、量器的校正，实验操作的正确性，确认无误则复检有效。

复检合格并找出原因，可判定合格；若未找出原因，应再做两次，如均合格，才可判定为合格；若出现不合格，应报告主管负责人，指定第二人复检。

药品检验工作
基本程序

第二人复检必须由相应资格的专业技术人员担任，检验后结果不合格，则判定不合格；若复检合格，又找到合情合理的原因，可判定合格；若未找出二人差距的原因，须报告主管负责人，作出重新取样复检申请，批准后由检验员填写重新取样单，批准签名后交取样员重新取样复检；质量保证人员将样品和重新取样复检指令单交给检验员，质量控制人员与复检员一起复检，若合格，判定为合格；若不合格，则判定为不合格。

二、实验室管理与安全知识

（一）实验室的管理

1. 实验室设施

（1）实验室条件应满足工作任务的要求，有完善的实验设施。实验室的环境应清洁、卫生、安静、无污染。实验室内的管线设置应整齐，要有安全管理措施和报警、应急及急救设施。用于放射性药品及菌毒种、疫苗检验的实验室，应有相适应的安全保护设施。

（2）具有符合留存样品要求的留样间。

（3）对于易燃、剧毒和有腐蚀性的物质，应按规定存放、使用。

（4）各类压力容器的存放、使用，应有安全隔离设施。

（5）仪器放置的场所应符合要求，并便于仪器操作、清洁和维修，要有适当的防尘、防震、通风及专用的排气等设施；对温度或湿度变化敏感、易影响检测结果的仪器，应备有恒温或除湿装置。仪器所用电源应保证电压恒定，有足够容量，并有良好的专用地线。

（6）无菌检查、微生物限度检查与抗生素微生物检定的实验室应严格分开。

无菌检查、微生物限度检查实验室分无菌操作间和缓冲间。无菌操作间应具备相应的空调净化设备和环境，采用局部 A 级措施时，其环境应符合 C 级洁净度要求。进入无菌操作间应有人净物净的设施。无菌操作间应根据检验品种的需要，保持对邻室的相对正压或相对负压，并定期检测洁净度。无菌操作间禁放杂物，并应制定地面、门窗、墙壁、设施等的定期清洁、灭菌规程。

抗生素微生物检定实验室分为半无菌操作间和缓冲间。半无菌操作间设有紫外线灯；操作台宜稳固，实验室应光线明亮，有控制温度、湿度的设备，并应注意防止抗生素的交叉污染。

2. 分析仪器和设备的使用与维修保养管理

（1）要登记仪器、设备名称、型号、生产厂家名称、生产日期、本单位内部的固定资产设备登记号及安装地点，并存档。

（2）检查并记录所用的仪器、设备是否符合规定的规格标准；检查并确保该仪器、设备的使用说明书、维修保养手册和备件齐全；检查安装是否恰当，水、电及管路连接是否符合要求。

（3）分析仪器属于精密仪器，必须置于恒温、恒湿、防震、防尘及避光等条件或仪器规定条件下使用，并由专人负责。为了保证分析测试数据准确可靠，分析仪器必须按规定定期校验。

（4）每种分析仪器应有正确的仪器操作规程，操作人员应先熟识仪器性能才能操作，并严格按照仪器操作规程进行各项分析。仪器出现故障时，由仪器的负责人提出维修申请，报请主管领导，经批准后方可进行维修。维修人员必须是专业技术人员，最好是生产厂家的专业技术人员，其他任何人不可对仪器进行乱动。维修完毕，由维修人员填写维修记录，存入仪器档案。

（5）操作人员进行仪器操作完毕后，应如实填写使用记录。进行清场工作后方可离去。

3. 化学试剂的贮存与处理

（1）实验试剂应单独贮藏于专用的化学试剂贮存室内。该贮存室应阴凉避光，防止阳光直射及室温偏高造成试剂变质、失效。试剂贮存量应尽可能少，能满足正常使用即可。

（2）化学试剂贮存室应设在安全位置，远离实验室、办公室。室内严禁明火，消防灭火设施器材完备，以防一旦事故发生造成伤害或损失。化学试剂贮存室应有良好的耐腐蚀、防爆性能，通风良好，温度一般保持室温（一般为 5～25℃）。

（3）盛放化学试剂的贮存柜需用防尘、耐腐蚀、避光的材质制成，取用方便。化学检验中使用的化学试剂种类繁多，性质相互抵制的化学危险物品，不得在同一柜或同一贮存室存放。须严格按其性质（如剧毒、麻醉、易燃、易爆、易挥发、强腐蚀等）和贮存要求分类存放。一般按液体、固体分类，每一类又按有机、无机、危险品、低温贮存等再次归类，按序排列，分别放整齐，造册登记。易潮解吸湿、易失水风化、易挥发、易吸收二氧化碳、易氧化、易吸水变质的化学试剂，需密闭或蜡封保存；见光易变色、分解、氧化的化学试剂需避光保存；爆炸品、剧毒品、易燃品、腐蚀品等应单独存放；溴、氨水等应放在普通冰箱内，某些高活性试剂应低温干燥贮存。

（4）化学试剂的贮存由专人负责（QC人员）。QC人员应该具备高度责任心和一定的专业知识，并经过专业培训且经考核合格，保证化学试剂按规定要求贮存。

（5）各种试剂均应包装完好，封口严密，标签完整，内容清晰，发现试剂瓶上标签掉落或将要掉落模糊时，应立即重新贴好标签。

（6）剧毒试剂应执行双人双锁设专柜保管，使用时实行双人复核制。保管人员按领取单发放，严禁超额领取，如操作在一个班内无法完成，必须采取有效措施防止可能的意外发生；发放完毕，由保管人、复核人双人用专用封签封口，注明余量、日期。对毒性物品应每季检查一次贮存情况，发现问题立即采取措施并报告质保负责人。化验室领回的毒性物品由操作人员管理使用，化验室负责人监护使用过程。使用过程中剩余毒性物品如仍可利用应退回，实验完毕，毒性废弃液、剩余不可用毒性物品必须在中心化验室主任的监督下采用适宜的方法进行处理，并做好记录。

（7）标准物质的管理。管理员每年年底根据企业生产品种，作出标准物质计划和文字说明。内容包括标准物质的名称、数量、库存量、检验品名称，报 QC 负责人批准。

① 标准品的购买。国内一般到省、市或国家药品检定研究机构直接购买。

② 标准品的接收。应检查包装完好、洁净、封口严密，标签完好、清楚；与购买单是否一致；对购进的标准品和对照品应注明购进日期，并填写标准品、对照品入库与发放记录。

③ 标准物质的贮存。标准物质应存放于干燥器内，必要时存放于冰箱冷藏室内。贮存期限一般按国家药品标准中原料药的有效期执行；没有有效期的，贮存期一般为三年。

④ 标准物质的发放。发放时检查与发放记录上登记的数量是否一致，无误后方可发放。发放后填"标准品、对照品入库与发放记录"，内容包括品名、领取日期、批号、来源、失效期、标示值、领取数量、使用数量、结余数量、使用日期、使用人等。

（8）滴定液的管理

① 环境要求。滴定、标定室内应干燥、通风良好，并避免阳光直射。需有空调设施，配制、标定和复标时应控制温度在 $20℃±5℃$、相对湿度 $45\% \sim 65\%$。

② 操作要求。配制、标定和复标均按《中国药典》规定的方法进行操作。玻璃量器应有计量合格证。配好的滴定液须放在与溶液性质相适应的洁净瓶中，贴好"待标"标签（品名、浓度、配制人、配制日期）。标定的相对偏差不得大于 0.1%。由第二人进行复标，其相对偏差不得大于 0.15%，否则重标。所有操作（配制、标定、复标）均应有记录。复标后合格的标准溶液须贴标签，内容包括品名、浓度、F 值、配制人、标定人、标定温度、日期、复标人、复标温度、复标日期、有效期等。

③ 滴定液的有效期一般为 3 个月。超过有效期不得使用，必须重新标定。

④ 有特殊要求的滴定液贮存条件见表 1-1。

表 1-1 常用滴定液特殊贮存条件

滴定液名称	贮存条件要求
乙二胺四醋酸二钠（EDTA）滴定液	置具玻璃塞瓶中避光保存,避免与橡皮塞、橡皮管接触
氢氧化钠滴定液	置聚乙烯塑料瓶中密封保存,塞中有两孔,孔中分别插入玻璃管,一支与钠石灰管相连,一支供吸取本液
亚硝酸钠滴定液	置具玻璃塞棕色瓶中密闭保存
甲醇钠滴定液	置密闭的附有滴定装置的容器内,避免与空气中的二氧化碳及湿气接触
碘滴定液	置具玻璃塞棕色瓶中密闭,于凉处保存
高氯酸滴定液	置棕色玻璃瓶中密闭保存

⑤ 滴定液发放。化验室所需的滴定液均由配制人发放，不得自行配制、使用。发放应有记录，内容包括品名、浓度、F 值、有效期、数量、领用日期、领用数量、领用人、发放人。

（9）菌种的管理

① 菌种的购买。根据检验品种的需要，由菌检员填写菌种申请购买单，内容包括菌种名称、用途等，报 QC 负责人审核批准，一般到当地药检所购买。

② 菌种保存。菌种一般保存在冰箱冷藏室内。应填写菌种保存记录，内容包括菌种名称、来源、购买日期、形态特征、菌种传代次数、传代时间、传代者签名、培养基、培养条

件、贮存条件、保存处等。在斜面试管外加贴标签，内容为名称、传代时间、代数。传代代数的表示方法为"分离次数-传代次数"。如 0-3 表示未进行分离时的第三次传代；2-2 表示第二次分离培养后第二次传代。

③ 菌种的传代。将菌种每隔半个月接种在新鲜的斜面，按不同菌种规定的温度和时间培养后，再于专用 5～12℃ 冷藏箱内继续保存，防止交叉污染。作好传代记录。菌种如发现异常，应进行分离纯化，取得纯化菌种方可继续传代。

④ 菌种的使用。菌种的使用应有记录，带有菌种的培养基及器皿处理前均应加热灭活。

⑤ 菌种的销毁。如发现菌种管的棉塞有松动，或其他异常情况应及时按规定进行销毁处理，并记录。

（10）培养基的管理

① 培养基的使用。制备培养基所用的玻璃器皿要洗涤、干燥、灭菌后方可使用。已灭菌的物品应放在缓冲间，使用期限为 3 天。按培养基配方进行称量、配制、过滤、分装、灭菌。填写配制记录，内容包括名称、批号、配制量、配方（比）、称重、灭菌条件（时间、压力）、配制日期、配制人、截至使用日期。在每个已灭菌的培养基容器外做好标记，注明名称、截至使用日期。对每批培养基质量要抽样进行试验。

② 培养基的保存。各种配制好的培养基均应在凉暗室保存，温度不得超过 20℃。保存时间不得过 1 个月，使用前应检查培养基外观，如发现异常不得使用。

（二）安全管理知识

1. 防火

① 实验室的所有工作人员应熟悉灭火器的使用。易燃物质不宜大量存放于实验室中，应贮存在密闭容器内并放在阴凉处。

② 加热低沸点或中沸点等易燃液体，如乙醚、二硫化碳、苯、乙醇等，最好用水蒸气加热，或用水浴加热，并时时检查，不得离开操作岗位。切不能用直火或油浴加热，因为它们的蒸气极易着火。

③ 在工作中使用或倾倒易燃物质时，要注意远离灯火。身上或手上沾有易燃物质时，应立即清洗干净，不得靠近火源，以免着火。

④ 易燃液体的废液应设置专用贮器收集，不得倒入下水道，以免引起燃爆事故。

⑤ 磷与空气接触，易自发着火，需贮存在水中；金属钠暴露空气中能自发着火，与水能起剧烈的反应、着火，应贮存于煤油或甘油中。

⑥ 定期检查电路是否妥善。

2. 防爆

① 乙醚在室温时的蒸气压很高，与空气或氧气混合时能产生爆炸性极强的过氧化物，蒸馏时应特别小心。

② 高氯酸（$HClO_4$）与还原剂和有机物质接触能引起爆炸，且能自发爆炸。

③ 当抽滤或真空操作时所用抽滤瓶要厚，以免受压过大而爆炸。

④ 易发生爆炸的操作不得对着人进行，必要时操作人员应戴面具或防护挡板。

⑤ 使用可燃性气体如氧气、乙炔等作为仪器的气源时，气瓶及仪器管道的接头处不能漏气，以免漏气后与空气混合发生爆炸。

3. 有腐蚀性、毒性的药品

① 硫酸（H_2SO_4）、盐酸（HCl）、硝酸（HNO_3）、冰醋酸（HAc）、氢氟酸（HF）等

酸类物质皆有很强的腐蚀力，能烫伤皮肤产生剧烈的疼痛，甚至发炎腐烂。应特别注意勿使酸溅入眼中，严重的能使眼睛失明，酸也能损坏衣物。HCl、HNO$_3$、HF 的蒸气对呼吸道及眼睛有强烈的刺激作用，使发炎溃疡，因此，在倾倒上述酸类时应在毒气橱中进行，或戴上经水或 NaHCO$_3$ 溶液浸湿的口罩及戴防护眼镜。稀释 H$_2$SO$_4$ 时，应谨慎地将浓 H$_2$SO$_4$ 渐渐倾注水中，切不可把水倾注于 H$_2$SO$_4$ 中。

② NaOH、KOH 等碱性物质，均能腐蚀皮肤及衣服，浓氨水（NH$_3$·H$_2$O）的蒸气能严重刺激黏膜及伤害眼睛，使人流泪并患各种眼疾。被碱类烫伤时，立即用大量水冲洗，然后用 2％硼酸及醋酸溶液冲洗。

③ 浓 H$_2$O$_2$ 能引起烫伤，可用热水或 Na$_2$S$_2$O$_3$ 溶液敷治。苯酚有腐蚀性，使皮肤呈白色烫伤，应立即除去，否则引起局部糜烂，治愈极慢。治疗方法为：可用大量水冲，然后用"4 体积乙醇（70％）与 1 体积 FeCl$_3$"混合液冲洗。Br$_2$ 能严重刺激呼吸道、眼睛及烧伤皮肤。烧伤处用"1 体积氨溶液（25％）＋1 体积松节油＋10 体积乙醇（95％）"的混合液处理。

化学试剂的
管理与贮存

④ KCN、As$_2$O$_3$、升汞、黄磷、白磷皆剧毒，应有专人专柜保管。切勿误入口中，使用后应洗手。毒物的废液不应倒入下水道，盛放过毒物的器皿也要洗净。

⑤ 苯、汞、乙醚、三氯甲烷、二硫化碳应贮存在密闭容器中，放在低温处，因为长期吸入其蒸气会导致慢性中毒。H$_2$S 气体具有恶臭及毒性，应在毒气柜中使用。

4. 用电安全

① 定期检查电线、电器设备有无损坏，绝缘是否良好，电线和接头有无损坏。电器设备应装有地线和保险开关，应该选用三眼插座。

② 不要将电器放在潮湿处，禁止用湿手或沾有食盐溶液和无机酸的手去使用电器，也不宜站在潮湿的地方使用电器。

③ 使用烘箱和高温炉时，必须确认自动控制温度装置可靠。同时还需人工定时检测温度，以免温度过高。

5. 气瓶的安全

① 气瓶必须放在阴凉、干燥、严禁明火、远离热源的地方。除不燃性气体外，一律不得进入实验楼内。使用中的气瓶要直立固定放置。

② 搬运气瓶要轻拿轻放，防止敲击、滚滑或剧烈震动。

③ 气瓶应定期作技术检验、耐压试验。

④ 易起聚合反应的气体，如乙烯、乙炔等，应在贮存期限内使用。

⑤ 开启高压瓶时操作者应站在气瓶出口的侧面，动作要慢，以减少气流摩擦，防止产生静电。

⑥ 瓶内气体不得全部用完，一般应保持 0.2～1MPa 的余压，备充气单位检验取样所需及防止其他气体倒灌。

6. 异常情况的处理

（1）有关防火及着火急救知识

① 一旦在化验室发生火灾，要立即采取灭火措施，关闭通风器，切断电源，动作迅速地拿开着火区域的一切可燃物质。

② 遇到丙酮、乙醇着火时可用水扑灭。

③ 苯、甲苯、乙醚、丁醇酯类以及与水不相溶的有机溶剂着火时，只能用沙扑灭。

④ 金属钠遇水会发生爆炸，应保存在煤油内，一旦遇上金属钠着火，用沙子压盖在上面就能熄灭。

⑤ 发现玻璃器皿在操作过程中有爆炸的可能性时，则要用湿的厚毛巾将仪器围起，或在周围用其他不可燃的物件保护起来，同时操作者要戴上护目镜保护眼睛。

⑥ 个人遇到易燃、挥发性药物在身上引起燃烧时，不要向对方泼水，要用大块布或脱下自己的工作服去盖灭。

⑦ 如烧伤或高温烫伤，皮肤起泡，可用 2％苦味酸（加入 1.5％酒精）水溶液冲洗，并用消毒过的纱布包好，切不可把泡弄破。

（2）化学实验灼烧损伤急救知识　当酸、碱、苛性物质粘到皮肤上造成烫伤时，首先应用大量水仔细冲洗伤处，然后按如下方法处理。

① 酸伤用 10％的碳酸氢钠溶液冲洗。

② 碱伤用 3％的醋酸或 1％的盐酸溶液冲洗。

③ 如皮肤显示红色，则应用 5％高锰酸钾溶液洗 1～2 次后，再盖上用亚麻仁油与石灰水等混合液浸湿的纱布。

④ 当酸落入眼内时，应立即用 5％碳酸氢钠冲洗。当碱落入眼内时，应立即用 3％醋酸液冲洗。

⑤ 氢氟酸烫伤，先用大量水冲洗，再用 5％碳酸钠溶液洗，然后用"2 份甘油、1 份氧化镁"的混合物涂上，用纱布包好。

⑥ 苯烫伤，用水冲后，再用"4mL 酒精和 1mL 5％的三氯化铁"混合液洗涤。

⑦ 磷烧伤不可用水冲，而要用 1％硫酸铜冲洗。

（3）气体中毒的急救

① 使患者脱离毒气区，放在空气新鲜的地方。

② 解开患者的领扣和绷带，使患者呼吸畅通，并且患者身体要注意保温。如呼吸微弱或停止呼吸时，应输入氧气，或进行人工呼吸，立即送入医院进行抢救。

（4）触电的急救

① 关掉电源。

② 切断导线，使导线与受害者分离。可用干燥木棍和绳索，把受害者拖离导线，可抓住受害者衣服干的部分或用干的绳索将其拖开，使受害者与土地分离，可用绝缘材料、干木料、干衣服等垫在身体下面。

③ 急救时急救者必须要能防止触电，要借助于橡皮手套或毛的、丝的织物保护手，脚上穿好套鞋或站在干燥木板上、干燥的衣服上，千万不要麻痹大意。

实验室安全管理

（5）其他　当玻璃割伤时，必须首先将伤口中的玻璃碎片全部取出，然后用酒精消毒，再用消毒棉和纱布包好伤处。

三、药物分析数据的处理

药品检验过程中所测得的数据由于受分析方法、仪器、试剂、操作者及偶然因素的影响不可能绝对准确，总是存在一定的误差。这就需要对实验结果的可靠性作出合理的判断并予以正确表达。

（一）绝对误差和相对误差

每一个物理量都是客观存在的，在一定的条件下具有不以人的意志为转移的客观大小，人们将它称为该物理量的真值。进行测量是想要获得待测量的真值。然而测量要依据一定的理论或方法，使用一定的仪器，在一定的环境中，由具体的人进行。由于实验理论上存在着近似性，方法上难以很完善，实验仪器灵敏度和分辨能力有局限性，周围环境不稳定等因素的影响，待测量的真值是不可能测得的，测量结果和被测量真值之间总会存在或多或少的偏差，这种偏差就叫作测量值的误差。测量误差可用两种方法表示，即绝对误差和相对误差。绝对误差是测量值与真实值之差，以测量值的单位为单位，可以是正值，也可以是负值。测量值越接近真实值，绝对误差越小；反之，则越大。相对误差是以真实值的大小为基础来表示误差值，它可反映误差在真实值中所占的比例，不受测量值单位的影响，实际工作中，常使用相对误差。

（二）系统误差和偶然误差

根据误差的性质，误差可分为系统误差和偶然误差两大类。

系统误差也叫可定误差，它是由于某种确定的原因引起的，一般有固定的方向（正或负）和大小，重复测定时重复出现。根据系统误差的来源，又可分为方法误差、仪器误差、试剂误差及操作误差等。方法误差是由分析方法本身不完善或选用不当所造成的。对误差较大的分析方法必须寻找新的方法加以改正。试剂误差是由于试剂不纯而造成的误差。试剂误差可以通过更换试剂来克服，也可用"空白试验"的方法测知误差的大小加以校正。仪器误差是由于仪器不够准确造成的误差。仪器误差可通过预先校正仪器，选用符合要求的仪器或求出其校正值加以克服。操作误差是由于分析者操作不符合要求造成的误差。操作误差可通过做对照试验或请有经验的分析人员校正而减免。

偶然误差也称不可定误差或随机误差，它是由偶然的原因所引起的，其大小和正负都不固定，但多次测定就会发现绝对值大的误差出现的概率小，绝对值小的误差出现的概率大，正、负偶然误差出现的概率大致相同。所以，可通过增加平行测定的次数，来减少测定的偶然误差。

（三）误差的表示

目前在药物检验中常用的误差表示方法如下。

1. 偏差

在实际工作中，经常用多次分析结果的算术平均值当作真实值，与各个测得的数值进行比较，这样比较出来的值称为偏差。偏差表示分析数据的再现性，也就是精密度，偏差有绝对偏差与相对偏差之分。

绝对偏差（d）：
$$d = 测得值 - 算术平均值$$

相对偏差（Rd）：
$$Rd = \frac{绝对偏差}{算术平均值} \times 100\%$$

2. 标准偏差

标准偏差（SD 或 S）反映一组测定数据的离散程度。由于偏差只能表示每个数据与平均值的关系，为了突出较大偏差存在的影响，使用标准偏差表示比较合适。标准偏差 S 越大，数据越分散，因此它能够表示测定条件的随机波动性。

相对标准偏差（RSD）也称为变异系数（CV）。当两组均值相差较大时，不能用标准偏差来比较两组间变异大小，而要用相对标准偏差来表示，它是标准偏差与平均值之商。

$$平均值（\overline{x}）= \frac{\sum\limits_{i=1}^{n} x_i}{n} = \frac{x_1 + x_2 + \cdots + x_n}{n}$$

$$标准偏差（S）= \sqrt{\frac{\sum\limits_{i=1}^{n}(x_i - \overline{x})^2}{n-1}}$$

$$相对标准偏差（RSD）= \frac{S}{\overline{x}} \times 100\%$$

（四）有效数字及有效位数

1. 有效数字

系指在检验工作中所能得到的有实际意义的数值。其最后一位数字欠准是允许的，这种由可靠数字和最后一位不确定数字组成的数值，即为有效数字。最后一位数字的欠准程度通常只能是上下差1单位。

例如，万分之一分析天平称得某药物的重量为0.1305g，这些数字中，0.130是准确的，最后一位数字"5"是欠准的，可能有±1个单位的误差，即其实际重量是在（0.1305±0.0001）g范围内的某一数值。又如，使用10mL滴定管量取10mL溶液时，应写成10.00mL，即四位有效数字。因为小数点后第二位的"0"，可能有±0.01的误差。

从0到9的10个数字中，只有0既可以是有效数字，也可以是只作定位用的无效数字，其余的数都只能作有效数字。

2. 有效数字的定位（数位）

是指确定欠准数字的位置。这个位置确定后，其后面的数字均为无效数字。

3. 有效位数

① 在没有小数位且以若干个零结尾的数值中，有效位数系指从非零数字最左一位向右数得到的位数减去无效零（即仅为定位用的零）的个数。

② 在其他十进位数中，有效数字系指从非零数字最左一位向右数而得到的位数。

③ 非连续型数值（如个数、分数、倍数）是没有欠准数字的，其有效位数可视为无限多位。

④ pH值等对数值，其有效位数是由其小数点后的位数决定的，其整数部分只表明其真数的乘方次数。

⑤ 有效数字的首位数字为8或9时，其有效位数可以多计一位。例如：95.9%与115%，都可以看成是三位有效位数；99.0%与101.0%都可以看成是四位有效数字。

（五）数值的修约及其进舍规则

数值修约是指对拟修约数值中超出需要保留位数时的舍弃，根据舍弃数来保留最后一位数或最后几位数。

进舍规则：四舍六入五考虑，五后非零则进一，五后全零看五前，五前偶舍奇进一，不论数字多少位，都要一次修约成。但在按英、美、日药典方法修约时，按四舍五入进舍即可。在相对标准偏差（RSD）中，采用"只进不舍"的原则。例如：0.163%、0.52%宜修约为0.17%、0.6%。

不许连续修约。拟修约数字应在确定修约位数后一次修约获得结果，而不得多次按前面规则连续修约。例如：修约 15.5533，修约到个位数。正确的做法为：15.5533—16；不正确的做法为：15.5533—15.553—15.55—15.6—16。

（六）有效数字的计算规则

在分析测定过程中，一般都要经过几个测量步骤，获得几个准确度不同的数据。对于这些数据，必须按照一定的规则进行运算。在进行数学运算时，对加减法和乘除法中有效数字的处理是不同的。常用的有效数字运算基本规则如下。

（1）加减法则　许多数值相加减时，应以诸数值中绝对误差最大（即小数点后位数最少）的数值为准，以确定其他数值在运算中保留的位数和决定计算结果的有效位数。

例如：$13.65 + 0.00823 + 1.633 = ?$

本例是数值相加减，在三个数值中 13.65 的绝对误差最大，因此将其他各数均暂先保留至千分位，即把 0.00823 修约成 0.008，1.633 不变，进行运算：$13.65 + 0.008 + 1.633 = 15.291$，最后对计算结果进行修约，15.291 应只保留百分位，进而修约成 15.29。

（2）乘除法则　许多数值相乘除时，应以诸数值中相对误差最大（即有效位数最少）的数值为准，确定其他数值在运算中保留的位数和决定计算结果的有效位数。

例如：$14.131 \times 0.07654 \div 0.78 = ?$

本例是数值相乘除，在三个数值中，0.78 的有效位数最少，仅为两位有效位数，因此各数值均应暂先保留三位有效位数进行运算，最后结果再修约为两位有效位数。$14.131 \times 0.07654 \div 0.78 = 14.131 \times 0.0765 \div 0.78 = 1.08 \div 0.78 = 1.38$。

在运算过程中，为减少舍入误差，其他数值的修约可以暂时多保留一位，等运算得到结果时，再根据有效位数弃去多余的数字。

（七）注意事项

① 正确记录检测所得的数值。应根据取样量、量具的精度、检测方法的允许误差和标准中的限度规定，确定数字的有效位数（或数位），检测值必须与测量的准确度相符合，记录全部准确数字和一位欠准数字。

② 正确掌握和运用规则。进行计算时，应执行进舍规则和运算规则，如用计算器进行计算，也应将计算结果经修约后再记录下来。如由工作站出的数据，可按有效数字修约原则修约后判定。

③ 在判定药品质量是否符合规定之前，应将全部数据根据有效数字和数值修约规则进行运算，并根据《中国药典》（2020 年版）二部"凡例"第二十五条及国家标准 GB/T 8170—2008《数值修约规则与极限数值的表示和判定》中规定的"修约值比较法"，将计算结果修约到标准中所规定的有效位，而后进行判定。

四、原始记录及报告单的书写规定

检验记录是出具检验报告单的依据，是进行科学研究和技术总结的原始资料。为保证药品检验工作的科学性和规范化，检验记录必须做到"记录原始、真实，内容完整、齐全，书写清晰、整洁"。

药品检验报告单是对药品质量作出的技术鉴定，是具有法律效力的技术文件。药检人员应本着严肃负责的态度，根据检验记录，认真填写"检验单"，经逐级审核后，由有关领导签发"药品检验报告单"。要求做到"依据准确，数据无误，结论明确，文字简洁，书写清晰，格式规范"，每一张药品检验报告单只针对一个批号。

（一）原始记录书写规定

1. 记录基本要求

（1）检验原始记录应采用统一印制的活页记录纸和各类专用检验记录表格，并用蓝黑墨水或碳素笔书写（绘图可用铅笔）。凡用微机打印的数据与图谱，应剪贴于记录上的适宜处，并有操作者签名；如系用热敏纸打印的数据，为防止日久褪色难以识别，应以蓝黑墨水或碳素笔将主要数据记录于记录纸上。

（2）检验人员在检验前，应注意检品标签与所填检验单的内容是否相符，逐一查对检品的编号、品名、规格、批号和效期，生产单位或产地，检验目的和收检日期，以及样品的数量和封装情况等。并将样品的编号与品名记录于检验记录纸上。

（3）检验记录中，应先写明检验的依据。凡按《中国药典》、部颁标准或国外药典检验者，应列出标准名称、版本和页数；凡按送验者所附检验资料或有关文献检验者，应先检查其是否符合要求，并将前述有关资料的影印件附于检验记录之后，或标明归档编码。

（4）检验过程中，可按检验顺序依次记录各检验项目，内容包括：项目名称，检验日期，操作方法，实验条件（如实验温度，仪器名称型号和校正情况等），观察到的现象（不要照抄标准，而应是简要记录检验过程中观察到的真实情况；遇有反常的现象，则应详细记录，并鲜明标出，以便进一步研究），实验数据，计算（注意有效数字和数值的修约及其运算）和结果判断等。这些内容均应及时、完整地记录，严禁事后补记或转抄。如发现记录有误，可用单线划去并保持原有的字迹可辨，不得擦抹涂改；并应在修改处签名或盖章，以示负责。检验或试验结果，无论成败（包括必要的复试），均应详细记录、保存。对废弃的数据或失败的实验，应及时分析其可能的原因，并在原始记录上注明。

（5）检验中使用的标准品或对照品，应记录其来源、批号和使用前的处理；用于含量（或效价）测定的，应注明其含量（或效价）和干燥失重（或水分）。

（6）每个检验项目均应写明标准中规定的限度或范围，根据检验结果作出单项结论（符合规定或不符合规定），并签署检验者的姓名。

（7）在整个检验工作完成后，应将检验记录逐页顺序编号，根据各项检验结果认真填写检验单，并对该被检品作出明确的结论。检验人员签名后，经部门主管或室主任指定的人员对所采用的标准，内容的完整、齐全，以及计算结果和判断的无误等，进行校核并签名。

2. 对每个检验项目记录的要求

检验记录中，可按实验的先后，依次记录各检验项目，不强求与标准上的顺序一致。项目名称应按药品标准规范书写，不得采用习用语，如将片剂的"重量差异"记成"片重差异"，或将"崩解时限"写成"崩解度"等。最后应对该项目的检验结果给出明确的单项结论。

（1）性状

① 外观性状 原料药应根据检验中观察到的情况如实描述药品的外观，不可照抄标准上的规定。如标准规定其外观为"白色或类白色的结晶或结晶性粉末"，可依观察结果记录为"白色结晶性粉末"。标准中的臭、味和引湿性（或风化性）等，一般可不予记录，但遇异常时，应详细描述。

制剂应描述供试品的颜色和外形，例如：a. 本品为白色片；b. 本品为糖衣片，除去糖衣后显白色；c. 本品为无色澄明的液体。外观性状符合规定者，也应作出记录，不可只记录"符合规定"这一结论。对外观异常者（如变色、异臭、潮解、碎片、花斑等）要详细描述。中药材应详细描述药材的外形、大小、色泽、外表面、质地、断面、气味等。

② 溶解度　一般不作为必须检验的项目；但遇有异常需进行此项检查时，应详细记录供试品的称量、溶剂及其用量、温度和溶解时的情况等。

③ 相对密度　记录采用的方法（比重瓶法或韦氏比重秤法）、测定时的温度、测定值或各项称量数据、计算式与结果。

④ 熔点　记录采用第×法，仪器型号或标准温度计的编号及其校正值，除硅油外的传温液名称，升温速度；供试品的干燥条件，初熔及终熔时的温度（估计读数到 $0.1℃$），熔融时是否有同时分解或异常的情况等。每一供试品应至少测定 2 次，取其平均值，并加温度计的校正值；遇有异常结果时，可选用正常的同一药品再次进行测定，记录其结果并进行比较，再得出单项结论。

⑤ 旋光度　记录仪器型号，测定时的温度，供试品的称量及其干燥失重或水分，供试液的配制，旋光管的长度，零点（或停点）和供试液旋光度的测定值各 3 次的读数、平均值，以及比旋度的计算等。

⑥ 折光率　记录仪器型号、温度、校正用物、3 次测定值，取平均值报告。

⑦ 吸收系数　记录仪器型号与狭缝宽度，供试品的称量（平行试验 2 份）及其干燥失重或水分，溶剂名称与检查结果，供试液的溶解稀释过程，测定波长（必要时应附波长校正和空白吸光度）与吸光度值（或附仪器自动打印记录），以及计算式与结果等。

⑧ 酸值（皂化值、羟值或碘值）　记录供试品的称量（除酸值外，均应作平行试验 2 份），各种滴定液的名称及其浓度（mol/L），消耗滴定液的体积（mL），空白试验消耗滴定液的体积（mL），计算式与结果。

（2）检查

① 水分（甲苯法）　记录供试品的称量、出水量、计算结果；并应注明甲苯用水饱和的过程。

② 炽灼残渣（或灰分）　记录炽灼温度、空坩埚恒重值、供试品的称量、炽灼后残渣与坩埚的恒重值、计算结果。

③ 重金属（或铁盐）　记录采用的方法、供试液的制备、标准溶液的浓度和用量、比较结果。

④ 砷盐（或硫化物）　记录采用的方法、供试液的制备、标准溶液的浓度和用量、比较结果。

⑤ 异常毒性　记录小鼠的品系、体重和性别，供试品溶液的配制及其浓度，给药途径及其剂量，静脉给药时的注射速度，实验小鼠在 48h 内的死亡数，结果判断。

⑥ 热原　记录饲养室及实验室温度，家兔的体重与性别，每一家兔正常体温的测定值与计算，供试品溶液的配制（包括稀释过程和所用的溶剂）与浓度，每 1kg 体重的给药剂量及每一家兔的注射量，注射后 3h 内每 1h 的体温测定值，计算每一家兔的升温值，结果判断。

⑦ 降压物质　记录组胺对照品溶液及其稀释液的配制，供试品溶液的配制，实验动物的种类（猫或狗）及性别和体重，麻醉剂的名称及剂量，抗凝剂的名称及用量，记录血压的

仪器名称及型号，动物的基础血压，动物灵敏度的测定，供试品溶液及对照品稀释液的注入体积，测量值与结果判断。并附记录血压的完整图谱。

⑧ 升压物质 记录标准品溶液及其稀释液与供试品溶液的配制，雄性大鼠的品系及体重，麻醉剂的名称及用法用量，肝素溶液的用量，交感神经阻断药的名称及用量，记录血压的仪器名称及型号，动物的基础血压，标准品稀释液和供试品溶液的注入体积，测量值与结果判断。并附记录血压的完整图谱。

⑨ 无菌 记录培养基的名称和批号，对照用菌液的名称，供试品溶液的配制及其预处理方法，供试品溶液的接种量，培养温度，培养期间逐日观察的结果（包括阳性管的生长情况），结果判断。

⑩ 原子吸收分光光度法 记录仪器型号和光源，仪器的工作条件（如波长、狭缝、光源灯电流、火焰类型和火焰状态），对照溶液与供试品溶液的配制（平行试验各 2 份），每一溶液各 3 次的读数，计算结果。

⑪ 乙醇量测定法 记录仪器型号，载体和内标物的名称，柱温，系统适用性试验（理论塔板数、分离度和校正因子的变异系数），标准溶液与供试品溶液的制备（平行试验各 2 份）及其连续 3 次进样的测定结果，平均值。并附色谱图。

⑫ （片剂或滴丸剂的）重量差异 记录 20 片（或丸）的总重量及其平均片（丸）重，限度范围，每片（丸）的重量，超过限度的片数，结果判断。

⑬ 崩解时限 记录仪器型号，介质名称和温度，是否加挡板，在规定时限（注明标准中规定的时限）内的崩解或残存情况，结果判断。

⑭ 含量均匀度 记录供试溶液（必要时，加记对照溶液）的制备方法，仪器型号，测定条件及各测量值，计算结果与判断。

⑮ 溶出度（或释放度） 记录仪器型号，采用的方法，转速，介质名称及其用量，取样时间，限度（Q），测得的各项数据（包括供试溶液的稀释倍数和对照溶液的配制），计算结果与判断。

⑯ （注射液的）澄明度 记录检查的总支（瓶）数，观察到的异物名称和数量，不合格的支（瓶）数，结果判断（保留不合格的检品作为留样，以供复查）。

⑰ （大输液的）不溶性微粒 记录澄明度检查是否符合规定，微孔滤膜和净化水的检查结果，供试品（25mL）的二次检查结果（$\geqslant 10\mu m$ 及 $\geqslant 25\mu m$ 的微粒数）及平均值，计算结果与判断。

⑱ （颗粒剂的）粒度 记录供试品的取样量，不能通过一号筛和能通过四号筛的颗粒和粉末的总量，计算结果与判断。

⑲ 微生物限度 记录供试液的制备方法（含预处理方法）后，再分别记录：a. 细菌数。记录各培养皿中各稀释度的菌落数，空白对照平皿中有无细菌生长，计算，结果判断。b. 霉菌数和酵母菌数。分别记录霉菌及酵母菌在各培养皿中各稀释度的菌落数、空白对照平皿中有无霉菌或酵母菌生长，计算，结果判断。c. 控制菌。记录供试液与阳性对照菌增菌培养的条件及结果，分离培养时所用的培养基、培养条件和培养结果（菌落形态），纯培养所用的培养基和革兰染色镜检结果，生化试验的项目名称及结果，结果判断；必要时，应记录疑似菌进一步鉴定的详细条件和结果。

⑳ 浸出物 记录供试品的称量（平行试验 2 份），溶剂，蒸发皿的恒重，浸出物重量，计算结果。

（3）含量测定

① 容量分析法　记录供试品的称量（平行试验 2 份），简要的操作过程，指示剂的名称，滴定液的名称及其浓度（mol/L），消耗滴定液的体积（mL），空白试验的数据，计算式与结果。电位滴定法应记录采用的电极；非水滴定要记录室温；用于原料药的含量测定时，所用的滴定管与移液管均应记录其校正值。

② 重量分析法　记录供试品的称量（平行试验 2 份），简要的操作方法，干燥或灼烧的温度，滤器（或坩埚）的恒重值，沉淀物或残渣的恒重值，计算式与结果。

③ 紫外-可见分光光度法　记录仪器型号，检查溶剂是否符合要求的数据，吸收池的配对情况，供试品与对照品的称量（平行试验各 2 份）及溶解和稀释情况，核对供试品溶液的最大吸收峰波长是否正确，狭缝宽度，测定波长及其吸光度值（或附仪器自动打印记录），计算式及结果。必要时应记录仪器的波长校正情况。

④ 薄层扫描法　除应按规定记录薄层色谱的有关内容外，尚应记录薄层扫描仪的型号，扫描方式，供试品和对照品的称量（平行试验各 2 份），测定值，结果计算。

⑤ 气相色谱法　记录仪器型号，检测器及其灵敏度，色谱柱长与内径，柱填料与固定相，载气和流速，柱温，进样口与检测器的温度，内标溶液，供试品的预处理，供试品与对照品的称量（平行试验各 2 份）和配制过程，进样量，测定数据，计算式与结果；并附色谱图。标准中如规定有系统适用性试验，应记录该试验的数据（如理论塔板数，分离度，校正因子的相对标准偏差等）。

⑥ 高效液相色谱法　记录仪器型号，检测波长，色谱柱与柱温，流动相与流速，内标溶液，供试品与对照品的称量（平行试验各 2 份）和溶液的配制过程，进样量，测定数据，计算式与结果；并附色谱图。如标准中规定有系统适用性试验，应记录该试验的数据（如理论塔板数，分离度，校正因子的相对标准偏差等）。

⑦ 氨基酸分析　除应记录高效液相色谱法的内容外，还应记录梯度洗脱的情况。

⑧ 抗生素微生物检定法　应记录试验菌的名称，培养基的编号、批号及其 pH 值，灭菌缓冲液的名称及 pH 值，标准品的来源、批号及其纯度或效价，供试品及标准品的称量（平行试验 2 份），溶解及稀释步骤及核对人，高低剂量的设定，抑菌圈测量数据（当用游标卡尺测量直径时，应将测得的数据以框图方式顺双碟数记录；当用抑菌圈测量仪测量面积或直径时，应记录测量仪器的名称及型号，并将打印数据贴附于记录上），计算式与结果，可靠性测验与可信限率的计算。

3. 检品名称

应按药品包装上的品名（中文名或外文名）填写；品名如为商品名，应在商品名之后加括号注明法定名称。

国产药品的法定名，即质量标准规定的名称；进口药品的法定名，按国家药品监督管理局核发的《进口药品注册证》上的名称书写。

4. 剂型

按检品的实际剂型填写。如片剂、胶囊剂、注射剂等。

5. 规格

按质量标准规定填写。如原料药填"原料药（供口服用）"或"原料药（供注射用）"等；片剂或胶囊剂填"××mg"或"0.×g"等；注射液或滴眼剂填"×mL：××mg"等；软膏剂填"×g：××mg"等；没有规格的填"/"。

6. 国别、厂名、生产单位或产地

"产地"仅适用于药材，其余均按药品包装实样填写。

7. 包装

进口原料药的包装系指与药品接触的包装容器，如"纤维桶"或"铝听"等；国产原料药则指收检样品的包装，如"玻瓶分装"或"塑料袋"等。制剂包装应填药品的最小原包装的包装容器，如"塑料瓶"或"铝塑板及纸盒"等。

8. 批号

按药品包装实样上的批号填写。

9. 效期

进口药品按药品包装所示填写，国内药品按药品包装所示填写有效期。

10. 检验项目

有"全检""部分检验"或"单项检验"。"单项检验"应直接填写检验项目名称，如"热原"或"无菌"等。

11. 检验依据

进口药品必须按照国家药品监督管理局颁发的《进口药品注册证》载明的质量标准检验，并按照《进口药品注册证》注明标准编号。国产药品按国家药品监督管理部门批准的质量标准检验。已成册的质量标准应写明标准名称、版本和部、册等，如《中国药典》（2020年版）二部等。不成册的质量标准应写出标准名和标准编号，如"国家药品监督管理局标准（试行）WS-135(X-119)-2010"等。

12. 收检日期

按收到检品的年、月、日填写。

13. 报告日期

为审定签发报告单的日期。

（二）报告单的书写规定

1. 性状

（1）外观性状　在"标准规定"下，按质量标准内容书写。"检验结果"下，合格的写"符合规定"，必要时可按实际情况描述；不合格的，应先写出不符合标准规定之处，再加写"不符合规定"。

（2）熔点、比旋度或吸收系数等物理常数　在"标准规定"下，按质量标准内容书写。在"检验结果"下，写实测数值；不合格的应在数据之后加写"不符合规定"。

2. 鉴别

常由一组试验组成，应将质量标准中鉴别项下的试验序号（1）、（2）、…列在"检验项目"栏下。每一序号之后应加注检验方法简称，如化学反应、薄层色谱、高效液相色谱、紫外光谱、红外光谱、显微特征等。

（1）凡属显色或沉淀反应的，在"标准规定"下写"应呈正反应"；"检验结果"下根据实际反应情况写"呈正反应"或"不呈正反应，不符合规定"。

（2）若鉴别试验采用分光光度法或薄层色谱法，在"标准规定"下按质量标准内容，用简洁的文字书写；"检验结果"下列出具体数据，或写"与对照图谱一致（或不一致）"或"与对照品相同（或不同）"。

3. 检查

（1）pH 值、水分、干燥失重、炽灼残渣或相对密度　若质量标准中有明确数值要求的，应在"标准规定"下写出。在"检验结果"下写实测数值（但炽灼残渣小于 0.1% 时，写"符合规定"）；实测数值超出规定范围时，应在数值之后加写"不符合规定"。

（2）有关物质等（硫酸盐、铁盐、重金属、砷盐、铵盐、氯化物、碘化物、澄明度、澄清度、溶液颜色、酸碱度、易炭化物、重量差异、崩解时限、含量均匀度、不溶性微粒、热原、异常毒性、降压物质、过敏试验或无菌）　若质量标准中有明确数值要求的，应在"标准规定"下写出；但以文字说明为主，且不易用数字或简单的语言确切表达的，此项可写"应符合规定"。在"检验结果"下如测得有准确数值的，写实测数据，数据不符合标准规定时，应在数据之后加写"不符合规定"；如仅为限度，不能测得准确数值的，则写"符合规定"或"不符合规定"。文字叙述中不得夹入数学符号，如"不得过……"不能写成"≤……"，"百万分之十"不能写成"10ppm"等。

（3）溶出度（或释放度）　在"标准规定"下写出具体限度，如"限度（Q）为标示含量的××%"或"不得低于标示含量的××%"。检验合格的，在"检验结果"下写"符合规定"；如不合格，应列出具体测定数据，并加写"不符合规定"。

（4）微生物限度　检验合格的，在"标准规定"下写"应符合规定"，在"检验结果"下写"符合规定"；检验不合格的，在"标准规定"与"检验结果"下均应写具体。

原始记录及报告
单的书写规定

4. 含量测定

在"标准规定"下，按质量标准的内容和格式书写；在"检验结果"下写出相应的实测数值，数值的有效位数应与质量标准中的要求一致。

（三）主要原始记录及检验报告单格式

详见附录。

第四节　药物分析中现代分析方法进展

药品质量是药品安全性和有效性的基础，全面有效地控制药品质量是药物分析学的基本内容。由于药物分析学科的发展依赖于分析技术的进步，因此，必须运用各种有效手段，包括物理、化学、物理化学、生物学以及微生物学的方法，通过各个环节全面保证、控制与提高药品的质量。传统的药物分析，大多是应用化学方法分析药物分子，控制药品质量。在20 世纪 80 年代以前，容量分析法在药物分析方法中一直占有主导和统治地位。然而，现代药物分析无论是分析领域，还是分析技术都已经大大拓展。从静态发展到动态分析，从体外分析发展到体内分析，从品质分析发展到生物活性分析，从单一技术发展到联用技术，从小样本分析发展到高通量分析，从人工分析发展到计算机辅助分析。随着科学技术的发展，药物分析新技术在不断涌现，以求满足药物科学发展的需要。如手性色谱学、高效毛细管电泳、色谱与光谱联用、色谱与质谱联用（LC/MS）、色谱与核磁共振联用技术（LC/NMR）、近红外光谱以及计算机辅助药物分析，使药物分析方法向自动化、智能化和微量化发展。其中毛细管电泳法是一种将电泳技术与色谱技术相结合的新型分离分析方法，可以分离、分析从离子到中性分子，从小分子到大分子的各种化合物，具有分离效率高、速度快及分析仪器自动化程度高等特点。毛细管电泳法可用于多种药物分离、手性药物拆分和血药浓度测定等。药物分析联用技术如 LC/MS、LC/NMR 等，将色谱的高分离性能与 NMR、MS 强大的结构确证能力相结合，具有快速、灵敏和高通量的特点。LC/MS 已成为药物分析、药物体内外代谢研究、药物及其代谢物的高通量分析、药物杂质和降解物的鉴别、手性杂质分析等方面，应用最广泛和最有价值的技术之一。LC/NMR 也已用于药物杂质、反应混合物、降解产物、天然产物、体内体外代谢物的分离与结构分析。本节选取几种近年来在药物分析领域中涌现的、较常用的新型分析技术予以简述。

分析仪器和设备的使用与维护保养管理

一、高效快速的样品前处理技术

样品前处理的主要目的是去除样品中共存干扰物，提高方法的选择性；高效富集目标成分，提高方法的灵敏度，增强仪器性能。传统的样品前处理方法主要有药物结构的破坏、液液萃取、索氏提取等，这些方法虽装置简单、操作方便、成本低廉，但都存在不同程度的缺点。例如液液萃取常因乳化效应使相间分层不彻底，使得样品分析结果重复性存在显著偏差。因此，开发简单、快速、高效、少溶剂或无溶剂的样品前处理方法已成为药物分析的首要要求之一。

1. 固相微萃取技术

固相微萃取是 20 世纪 90 年代兴起的一项新颖的样品前处理与富集技术，集采样、萃取、浓缩和进样于一体的无溶剂样品微萃取新技术。与固相萃取技术相比，其操作更简单，携带更方便，费用更低廉。另外也克服了固相萃取回收率低、吸附剂孔道易堵塞的缺点，因而成为目前所采用的样品前处理技术应用最广泛的方法之一。

2. 超临界流体萃取技术

超临界流体萃取是以超临界流体作为萃取剂，利用其兼有液体和气体双重性质的特点，通过控制温度和压力进行选择性萃取和分离。一般以超临界状态的 CO_2 作为萃取剂，流出液中的 CO_2 在常压下挥发，待测物用溶剂溶解后进行分析检测，是一种绿色提取分离技术。由于其能耗低、提取率高、无环境污染、操作简单、产品纯度好、参数易控制等优点，越来越受到广泛关注。刘芳等建立了川芎 CO_2 超临界流体萃取物的萃取及定量分析方法，利用 HPLC-DAD（高效液相色谱-光电二极管阵列检测器）同时测定川芎 CO_2 超临界流体萃取物中阿魏酸、洋川芎内酯 A 和藁本内酯的含量。

3. 加速溶剂萃取技术

加速溶剂萃取是一种在较高的温度和压力下，用溶剂萃取固体或半固体样品的新颖样品前处理方法，利用升高温度、增大压力来增加物质溶解度和溶质扩散速度，从而提高萃取效率。具有有机溶剂用量少、快速、基体影响小、萃取率高等优点，现已成熟的用溶剂萃取的方法都可用加速溶剂萃取法代替。张玉等应用该技术对柑橘皮中总黄酮提取工艺进行了研究，与常规萃取方法相比，大大缩短了萃取时间，并明显降低了萃取溶剂的使用量。

4. 基质固相分散技术

基质固相分散技术集传统的样品前处理中所需的样品均化、提取、净化等过程，避免了样品均化、沉淀、转溶、乳化等造成的目标分析物的损失。目前广泛应用于食品、农产品及动物组织中药物残留的分析。史惠娟等采用该方法从 3 种基质中提取、净化 28 种拟除虫菊酯类农药，用 GC-MS 法进行检测。

二、液相色谱-质谱/串联质谱联用技术及其在药物分析中的应用

高效液相色谱（HPLC 或 LC）是以液体溶剂作为流动相的色谱技术，一般在室温下操作，可以直接分析不挥发性化合物、极性化合物和大分子化合物（包括蛋白质、多肽、多糖、多聚物等），分析范围广，而且不需衍生化步骤。据统计，在已知化合物中有 70% 是不挥发性的，所以在生命科学、医药领域等方面有广阔的应用潜力。

质谱是强有力的结构解析工具，能为结构定性提供较多的信息，是理想的色谱检测器，不仅特异，而且具有极高的检测灵敏度。串联质谱（MS/MS）是将一个质量选择的操作接到另一个质量选择的后面，在单极质谱给出化合物分子量的信息后，对准分子、离子进行多极裂解，进而获得丰富的化合物碎片信息，确认目标化合物，对目标化合物定量等。串联质谱与单级质谱相比，能明显改善信号的信躁比，具有更高的灵敏度及选择性，其检测水平可以达到皮克（pg）级。

液相色谱-质谱/串联质谱联用是以 HPLC 为分离手段，MS 为检测器的一门综合性分析技术，它集 LC 的高分离能力与 MS 的高灵敏度、极强的定性专属特异性于一体，成为药物研究中不可或缺的有效工具。随着各种离子化技术的不断出现，LC-MS 联用在生物、医药等领域的地位越来越重要。

应用示例。史向国等人用 LC-MS 法鉴定抗生素新药必特螺旋霉素中的多组分，实验结果得到 10 种螺旋霉素类衍生物，并推断出化学结构，通过与对照品的色谱、质谱对比得到验证。实验者认为 LC-MS 法是适合快速分析复杂大环内酯类抗生素的分析方法之一。由于很多微生物发酵产生的大环内酯类抗生素是同类衍生物的混合物，所以 LC-MS 在大环内酯类抗生素的分析中发挥着重要的作用。

三、近红外光谱技术在药物分析领域的应用

近红外光谱（near infrared spectroscopy，NIR）是指波长介于可见光（Vis）与中红外（MIR）区之间的电磁波，美国材料试验学会（ASTM）规定其波长范围为 $780 \sim 2526 \text{nm}$（波数范围约为 $12500 \sim 4000 \text{cm}^{-1}$），NIR 是最早被人们发现的非可见光区域，距今已有 200 多年的历史。近红外光谱分析技术的特点如下：①几乎可以与所有与含氢基团有关的样品理化性质相关，可广泛应用于定性定量分析；②可以获取样品内部深处的物质信息，可用于对复杂样品进行非破坏性测定、原位分析、在线分析和活体分析；③仪器成本低，分析速度快；④分析过程不消耗试剂，不产生污染，属于"绿色分析"技术。

在药学领域中，近红外光谱分析技术现已广泛运用于原料药、辅料的质量评价、包装材料的质控、制剂的定性定量分析、制药过程控制及实时分析和中药分析等。国家药品监督管理局自主研制的药品快检车上均已配备了近红外光谱仪。由于该设备不破坏成品包装即可直接对药品的真伪进行识别，检测速度快、操作简单、成本低，因此在基层药品市场管理特别是农村偏远地区药品的监管中，发挥了不可或缺的作用。

应用示例。①原料药、辅料的质量评价。李军等对国内硫酸氢氯吡格雷原料的晶型进行考查，同时使用示差扫描量热法（DSC）、热重分析法（TG）、中红外和近红外光谱法及 X 射线衍射法进行分析，实验结果表明，国内厂家生产的硫酸氢氯吡格雷原料存在晶型不一致的现象，且上述方法中，以 NIR 法最为简便易行。吕莹应用近红外光谱分析技术，建立了头孢曲松钠色差的检测模型，并快速、准确地测定了头孢曲松的色差，为其他药品色差的快速

检验提供了参考。Candolfi A 等将 SIMCA（多元变量统计分析软件）应用于近红外光谱，成功地鉴别了无水磷酸二钙、乳糖、淀粉、硬脂酸镁和微晶纤维素等十多种制药中常用辅料。Ulmschneider M 等用近红外光谱结合相应的化学计量学校正方法快速非破坏性地鉴别了 11 种固体药用辅料，该方法可在车间、生产线及实验室使用，且样品无需任何预处理。②制剂的定性、定量分析。近红外光谱可以用于直接测定多种形态的样本，如气体、液体、固体和半固体样本，这种特性超越了传统的检测技术，很大程度上节约了检验成本，缩减了实验时间。侯少瑞等以全国不同企业生产的注射用头孢曲松钠为分析对象，用光纤测定近红外漫反射光谱，采用偏最小二乘法，通过不同的光谱预处理方法和选取不同的波段等参数，同时建立了注射用头孢曲松钠的通用型水分测定模型和主成分定量模型，测定结果较为理想。唐海霞等采用偏最小二乘法，并选择一阶导数光谱及对其他因子进行了优化，建立了数学模型，同时对复方甲氧那明胶囊中盐酸甲氧那明、氨茶碱、那可丁、马来酸氯苯那敏 4 个成分的含量进行了测定，方法简便快速，结果准确。冯海以四氢呋喃为溶剂，测定了雌二醇、雌三醇、雌酚酮和安宫黄体酮的混合溶液的近红外光谱，用偏最小二乘法解析重叠光谱，同时求得各组分的含量，并讨论了水分和温度等因素对测量精度的影响。③制剂过程分析及实时分析。制剂过程控制分析是药物分析的一个重要研究内容，由于近红外光谱分析可不破坏样品进行原位测定，可直接对颗粒状、固体状、糊状等样品进行分析，所以在药品生产过程中在线检测及质量控制上的应用日益广泛。例如，可以用于判定中药提取工艺的优化和提取过程的监控，以及物料混合终点、片剂包衣厚度、微球粒径、跨度及包封率的检测等。

目前，很多药品生产商积极与科研单位进行合作，致力于将近红外光谱技术运用于生产实践，以实现生产过程的现代化和生产成本的节约，并取得了卓越的成效。如柯博克等用近红外光谱仪扫描复方丹参滴丸包衣生产过程中的样品，对所得近红外漫反射光谱的预处理方法、有效谱段范围选择进行了讨论，并用偏最小二乘法建立测定滴丸包衣厚度的近红外光谱定量分析校正模型，效果比较理想，可推广应用于中药生产药品包衣过程的在线检测。

四、毛细管气相色谱技术在药物分析领域的应用

毛细管气相色谱法是 Golay 于 1957 年提出的，至今已有 50 多年的历史。近 30 多年来，毛细管材料由金属改变为玻璃，1979 年熔融石英开柱管的问世，更是气相色谱的一大突破，解决了关闭对分析的干扰，提高了操作技术的可靠性。20 世纪 80 年代将固定液固定化，大大提高了色谱柱的稳定性，延长了柱寿命，并使液膜进一步增厚，提高了色谱性能（如可在高温下使用）。1983 年惠普公司推出大孔径毛细管柱，可直接代替填充柱；20 世纪 90 年代 Alltech 公司推出集束毛细管柱、耐高温色谱柱和手性色谱柱。

应用示例。毛细管气相色谱法测定维生素 E 原料的含量。①色谱条件。色谱柱为 DB-1 毛细管柱（$30m \times 0.25mm \times 0.25\mu m$）；载气为高纯氮气；流速 1.2mL/min；柱温 280～290℃；进样口温度和检测器温度 290～300℃；进样方式为无分流进样；进样量 $1\mu L$。②溶液制备。a. 内标溶液制备：取正三十二烷适量，加正己烷溶解并稀释成 1.0mg/mL 的溶液，摇匀，作为内标溶液。b. 对照品溶液制备：取生育酚醋酸酯对照品约 20mg，精密称定，置棕色具塞瓶中，精密加入内标溶液 10.00mL，密塞，振摇，使溶解。c. 试样溶液制备：取试样约 20mg，精密称定，置棕色具塞瓶中，精密加入内标溶液 10.00mL，密塞，振摇，使溶解。③试样测定。取对照品溶液及试样溶液，按色谱条件操作，分别连续进样

3～5次，按峰面积计算校正因子。并用其平均值计算试样中维生素 E 的含量。④实验结果。色谱系统适用性良好，方法的准确性、再现性及重复性均较好（RSD＝0.83%）。线性方程为 $Y = 0.9936X + 0.05296$（$r = 0.9993$），含量符合标准规定。

案例分析

【思考与训练】

1. 苯巴比妥含 $C_{12}H_{12}N_2O_3$ 的合格范围是多少？

2. 评价药物的质量方面有（　　）。

A. 药物的纯度　　　　　　　B. 药物的名称　　　　　　　C. 药物的剂型

D. 药物的毒副作用　　　　　E. 药物的疗效

3. 药物纯度的表示方法有（　　）。

A. 杂质限量检查　　　　　　B. 生物活性　　　　　　　　C. 鉴别

D. 含量测定　　　　　　　　E. 毒性实验

4.《中国药典》2020 年版共有（　　）部。

A. 2　　　　　　B. 3　　　　　　C. 4　　　　　　D. 5　　　　　　E. 1

思考与训练答案

教学说明

第二章
药物鉴别

药物的性状及物理常数的测定
药物鉴别试验方法
药物鉴别试验条件
常见药物的化学鉴别方法

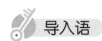

药物的鉴别试验是药品质量检验的首项任务，是杂质检查、含量测定的前提，是用来证明已知药物的真伪，而不是对未知物的定性分析。对于原料药，还应结合性状项下的外观和物理常数进行综合判断。本章将介绍药物主要物理常数的测定、常见药物的化学鉴别、常规鉴别试验方法以及试验条件。

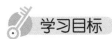

（1）理解及掌握药物鉴别的目的、药物鉴别试验的原理及操作技术；

（2）熟悉药物物理参数相关知识和测定方法；

（3）能对实验结果做出正确评价和处理；

（4）了解药物鉴别方法的新动态。

第一节　药物的性状及物理常数的测定

药物的鉴别试验是根据药物的分子结构、理化性质，采用化学、物理化学或生物学方法来判断药物的真伪。药物鉴别在药物分析中属首项工作，只有证实被分析的药物是真的，才有必要接着进行检查、含量测定。

药典收载的鉴别试验均为用来证实贮藏的药物是否为其所标示的药物。这些方法有一定的专属性，但不能赖以鉴别未知物。对于原料药，还应结合性状项下的外观和物理常数进行综合判断。物理常数的测定结果，不仅对药品具有鉴别意义，也反映药品的纯度，是检定药品质量的主要指标之一。性状观测是药品检验工作的第一步，也是不可省略的极其重要的一步。药品性状反映了药物特有的物理性质，一般包括外观、溶解度和物理常数等。这些参数往往能直接反映出药品的内在质量，对药物的鉴别有着极为重要的意义。

一、药物鉴别试验项目

药物的鉴别试验项目包括"性状"和"鉴别"项下的试验，分为一般鉴别试验和专属鉴别试验。

一般鉴别试验是以药物的化学结构及其物理化学性质为依据，通过化学反应来鉴别药物的真伪，仅供确认单一的化学药物，如果是数种化学药物的混合物或有干扰物质存在时，除另有规定外，应不适用。

通过一般鉴别试验只能证实是某一类药物，而不能证实是哪一种药物。例如，经一般鉴别反应的钠盐试验，证实某一药物为钠盐，但不能辨认是氯化钠、苯甲酸钠或者是其他某一种钠盐药物。要想最后证实被鉴别的物质到底是哪一种药物，必须在一般鉴别试验的基础上，再进行专属鉴别试验，方可确认。

一般鉴别试验的项目有：丙二酰脲类、托烷生物碱类、芳香第一胺类、有机氟化物类、无机金属盐类（钠盐、钾盐、锂盐、钙盐、钡盐、铵盐、镁盐、铁盐、铝盐、锌盐、铜盐、银盐、汞盐、铋盐、锑盐、亚锡盐）、有机酸盐（水杨酸盐、枸橼酸盐、乳酸盐、苯甲酸盐、酒石酸盐）、无机酸盐（亚硫酸盐或亚硫酸氢盐、硫酸盐、硝酸盐、硼酸盐、碳酸盐与碳酸氢盐、醋酸盐、磷酸盐、氯化物、溴化物、碘化物）等。

专属鉴别试验是证实某一种药物的依据，是根据药物间化学结构的差异及其物理化学特性的不同，选用某种药物特有的灵敏定性反应来鉴别药物的真伪。例如巴比妥类药物含有丙二酰脲母核，主要的区别在于 5,5-位取代基和 2-位取代基的不同。苯巴比妥含有苯环，司可巴比妥含有双键，硫喷妥钠含有硫原子，可根据这些取代基的性质，采用各自的专属反应进行鉴别。又如甾体激素类药物含有环戊烷并多氢菲母核，主要的结构差别在于 A 环和 D 环的取代基不同，可利用这些结构特征进行鉴别确证。

药物鉴别
基本知识

综上所述，一般鉴别试验是以某些类别药物的共同化学结构为依据，根据其相同的物理化学性质进行药物真伪的鉴别，以区别不同类别的药物。而专属鉴别试验则是在一般鉴别试验的基础上，利用各种药物的化学结构差异来鉴别药物，以区别同类药物或具有相同化学结构部分的各个药物单体，达到最终确证药物真伪的目的。

二、外观

外观指药物的聚集状态、晶型、色泽以及臭、味等性质。例如，药物厄贝沙坦为白色或类白色粉末或结晶性粉末；药物扑米酮为白色结晶性粉末，无臭，味微苦；药物卡波姆为白色疏松状粉末，有特征性微臭，有引湿性。

三、溶解度

溶解度在一定程度上反映了药品的纯度。《中国药典》采用"极易溶解""易溶""溶解"

"略溶""微溶""极微溶解""几乎不溶或不溶"等来描述药品在不同溶剂中的溶解性能。

不同药物在同一种溶剂中溶解性能不同，同种药物在不同溶剂中溶解性能也不同，可利用这个特性对药物进行鉴别。例如，药物去乙酰毛花苷在甲醇中微溶，在乙醇中极微溶解，在水或氯仿中几乎不溶；药物丙硫氧嘧啶在乙醇中略溶，在水中极微溶解，在氢氧化钠试液或氨试液中溶解；药物丙酸氯倍他索在氯仿中易溶，在乙酸乙酯中溶解，在甲醇或乙醇中略溶，在水中不溶。

四、主要物理常数

物理常数是表示药物的物理性质的重要特征常数，在一定条件下是完全不变的。各种药物因分子结构以及聚集状态不同，反映的物理常数也不同。测定药物的物理常数不仅对药品具有鉴别意义，也可以检查该药品的纯度，还可以用于测定某些药物的含量。

《中国药典》通则中收载有相对密度、馏程、熔点、凝点、比旋度、折光率、吸收系数、黏度、碘值、皂化值和酸值等物理常数的测定方法。在药品质量标准的"性状"项下，常列有该药品的物理常数，作为考核该药品的主要质量标准之一。

（一）相对密度

相对密度系指在相同的温度、压力条件下，某物质的密度与参考物质（水）的密度之比。除另有规定外，温度为 20℃。纯物质在特定条件下具有一定的相对密度，纯度改变，相对密度亦随同改变。因此，测定相对密度，可以区别或检查药品的纯杂程度。

相对密度的测定主要有两种方法。《中国药典》规定，液体药物的相对密度一般用比重瓶（如图 2-1）进行测定；易挥发液体的相对密度，可用韦氏比重秤（见图 2-2）进行测定。此外，当有足够的供试品可供测定，而结果又不需十分精确时，可用比重计来测定，本法操作较为迅速简便。

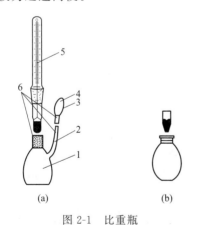

图 2-1　比重瓶

1—比重瓶主体；2—侧管；

3—侧孔；4—罩；5—温度计；6—玻璃磨口

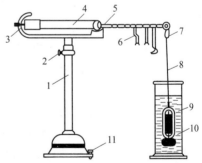

图 2-2　韦氏比重秤

1—支架；2—调节器；3—指针；

4—横梁；5—刀口；6—游码；7—小钩；

8—细铂丝；9—玻璃锤；10—玻璃圆筒；11—调整螺丝

1. 比重瓶法

用比重瓶测定时的环境（指比重瓶和天平的放置环境）温度应略低于 20℃或各品种项下规定的温度。

（1）取洁净、干燥并精密称定重量的比重瓶［见图 2-1(a)］，装满供试品（温度应低于

20℃或各药品项下规定的温度）后，装上温度计（瓶中应无气泡），置 20℃（或各品种项下规定的温度）的水浴中放置若干分钟，使内容物的温度达到 20℃（或各品种项下规定的温度）。用滤纸除去溢出侧管的液体，立即盖上罩。然后将比重瓶自水浴中取出，再用滤纸将比重瓶的外面擦净，精密称定，减去比重瓶的重量，求得供试品的重量后，将供试品倾去，洗净比重瓶，装满新沸过的冷水。再照上法测得同一温度时水的重量，按式（2-1）计算，即得供试品的相对密度。

$$供试品的相对密度=\frac{供试品密度}{纯化水密度}=\frac{供试品重量}{纯化水重量} \tag{2-1}$$

（2）取洁净、干燥并精密称定重量的比重瓶 [见图 2-1（b）]，装满供试品（温度应低于20℃或各品种项下规定的温度）后，插入中心有毛细孔的瓶塞，用滤纸将从塞孔溢出的液体擦干，置 20℃（或各品种项下规定的温度）的恒温水浴中，放置若干分钟，随着供试液温度的上升，过多的液体将不断从塞孔溢出，随时用滤纸将瓶塞顶端擦干，待液体不再由塞孔溢出，迅即将比重瓶自水浴中取出，照上述（1）法，自 "再用滤纸将比重瓶的外面擦净" 起，依法测定，即得。

操作步骤概括为：①精密称定空比重瓶重量（m_1）；②装供试品、恒温、精密称定（m_2）；③装纯化水、恒温、精密称定（m_3）。计算公式如下：

$$相对密度=\frac{m_2-m_1}{m_3-m_1} \tag{2-2}$$

（3）操作注意事项

① 此法测得的相对密度最准确，供试品用量较少。比重瓶的容量规格有 5mL、10mL、25mL、50mL，可根据供试品的量来选择不同规格的比重瓶。一般常用 10mL、25mL 的比重瓶。

② 比重瓶必须是洁净干燥的，一般可先称空瓶重，再装供试品称重，最后装水称重。如此操作比较方便。

③ 供试品或水装瓶时必须注意不要有气泡。如有气泡则应稍放置，待气泡逸出后再调节。如为糖浆、甘油等黏稠液必须小心沿壁加入，因产生气泡很难逸去而影响测量结果。若产生气泡，必要时可以用压缩空气除去。

④ 调节温度时，先将供试品充满瓶内，不加瓶塞，将瓶置于水浴中适当时间后调温，浸渍 10～20min 使达 20℃。水浴温度可视气温而定，冬天室温低，水浴温度可调至比规定温度高一些，如可在约 22℃ 水浴内浸渍到适当温度，取出放置降到 20℃ 即可测定；夏天室温高，水浴温度可调低一些，如可用约 18℃ 水浴浸渍到适当温度，取出放置，温度升到20℃ 即可测定。称重时需迅速进行，以免供试品因膨胀从瓶塞毛细管溢出。称量时可用一般表面皿与比重瓶一起称量，以免液体溢出污染天平，室温超出 20℃ 往往使比重瓶在称量时有水蒸气冷凝于比重瓶外，故需迅速称量；室温低于 20℃ 时，不必快称。毛细管内由于液体体积缩小，使毛细管有部分液体体积缩小而充满气体，其总量可以忽略不计。

⑤ 温度调好后，小心塞紧瓶塞，瓶塞毛细管中必须充满液体，待瓶内无气泡，用滤纸将瓶塞颈部的水拭干，再将比重瓶取出，用滤纸将瓶外全部拭干，此时应用戴细布手套的手指拿住颈部，以免液体受体温影响膨胀外溢。然后快速称量，否则影响结果的准确性。

⑥ 供试品如为油类，测定后应尽量倾出油滴，用乙醚或石油醚冲洗数次，待油类完全洗去，用醇、水冲洗，最后用水冲洗干净，方能测定水的重量。洗瓶时不要忘记洗涤瓶塞。

⑦ 采用新煮沸数分钟并冷却的水，其目的是除去水中少量的空气。

2. 韦氏比重秤法

（1）韦氏比重秤的原理　本法是依据一定体积的物体（如比重秤的玻璃锤）在各种液体中受的浮力与该液体的相对密度成正比。

当供试品量足够供测试用时，可选用此法，其测定结果准确可靠，且手续简便迅速，在秤上可直接读得相对密度的读数。

（2）韦式比重秤的构造　韦式比重秤是由玻璃锤、横梁、支架、砝码和玻璃圆筒等部分构成（见图 2-2）。韦式比重秤的主要部分为玻璃锤，玻璃锤具有一定的体积，当沉入水中时恰好能排开 5g 水。横梁的左半臂分为等距离的 10 等份，为 10 格 1～9 的字样。在第 10 格处有一秤钩，可以挂上玻璃锤及砝码，横梁的左端有一指针，当比重秤平衡时，可与固定支架左上方的另一指针对准。有 4 种游码，每种 2 个。各游码在平衡右端挂钩时，相对密度为 1、0.1、0.01、0.001。如果安放在横梁第 6 格位置上，分别表示相对密度 0.6、0.06、0.006。

（3）韦氏比重秤的使用方法　取 20℃ 时相对密度为 1 的韦氏比重秤，安放在温度适当的室内，应避免受热或受冷、受气流或震动的影响，并将其牢固地安装在操作平台上，其周围不得有强烈磁流或腐蚀气体等。

使用时先将仪器盒内各种物件依次取出，将玻璃锤和玻璃圆筒洗净、干燥，再将调节器螺丝放松，将托架升至适当高度后旋紧螺丝。横梁置于托架的玛瑙刀座上，用等重砝码挂于横梁右端的小钩上，调整水平螺丝，使指针与支架左上方的另一指针对准，即为平衡。

将等重砝码取下，换上整套玻璃锤。此时必须保持平衡，但允许 ±0.005 的误差，否则应予以校正。

用新沸过的冷水将所附玻璃圆筒装至八分满，置 20℃（或各品种项下规定的温度）的水浴中，搅动玻璃圆筒内的水，调节温度至 20℃（或各品种项下规定的温度）。将悬于秤端的玻璃锤浸入圆筒内的水中，秤臂右端悬挂游码于 1.0000 相对密度处，调节调整螺丝或秤臂左端平衡用的螺旋使之平衡，然后将玻璃圆筒内的水倾去，拭干。装入供试液至相同的高度，并用同法调节温度后，再把拭干的玻璃锤浸入供试液中，调节秤臂上游码的数量与位置使之平衡，读取数值，即得供试品的相对密度。

如该比重秤系在 4℃ 时相对密度为 1，则用蒸馏水校准时，游码应悬挂于 0.9982 处，并应将在 20℃ 测得的供试品相对密度除以 0.9982。

操作步骤概括为：①用等重砝码调平衡；②用纯化水校正（相对密度为 1 或 0.9982）；③测量；④计算［按式(2-1)]。

（4）注意事项　比重秤使用前，可用内附的等重砝码校正零点，即将等重砝码悬挂在称端小钩处，调节调整螺丝，使指针与支架左上方另一指针对准，再以一定温度的水调平衡，这样可以决定比重秤是否良好。用蒸馏水调好位置不再变动。装供试品的玻璃圆筒必须干燥。玻璃圆筒装水与供试品的高度应当一致，这样玻璃锤浸入液面的深度前后就会一致，玻璃锤应全部浸入液面内。

（二）旋光度

1. 原理

普通光线是一种横波，光波的振动方向与光线的行进方向垂直，其振动方向不断地改变着。当经过一定方法处理后，改变了光线向各个方向传播的

药物相对
密度的测定

性质，而变成仅沿一个固定方向作直线振动，此光线称为直线偏振光，和偏振光振动方向相垂直的平面叫作偏振面。

平面偏振光通过含有某些光学活性的化合物液体或溶液时，能引起旋光现象，使偏振光的平面向左或向右旋转，旋转的度数称为旋光度。影响物质旋光度的因素很多，除化合物特性外，还有偏振光通过供试液层的波长和厚度、通过光线的波长和温度。《中国药典》规定，除另有规定外，采用钠光谱的 D 线（589.3nm）测定旋光度，测定管长度为 1dm（如使用其他管长，应进行换算），测定温度为 20℃。在一定波长与温度下，当偏振光透过长 1dm、每 1mL 中含有旋光性物质 1g 的溶液时，测得的旋光度称为比旋度。测定比旋度（或旋光度）可以鉴别或检查光学活性药品的纯杂程度，亦可用以测定光学活性药品的含量。

2. **测定方法**

旋光度测定一般应在溶液配制后 30min 内进行测定，用读数至 0.01°并经过检定的旋光计。将测定管用供试液体或溶液（取固体供试品，按各品种项下的方法制成）冲洗数次，缓缓注入供试液体或溶液适量（注意勿使气泡产生），置于旋光计内检测读数，即得供试液的旋光度。使偏振光向右旋转者（顺时针方向）为右旋，以"＋"符号表示；使偏振光向左旋转者（反时针方向）为左旋，以"－"符号表示。用同法读取旋光度 3 次，取 3 次的平均数，照下式计算，即得供试品的比旋度。

$$\text{对液体供试品} \quad [\alpha]_D^t = \frac{a}{ld} \tag{2-3}$$

$$\text{对固体供试品} \quad [\alpha]_D^t = \frac{100a}{lc} \tag{2-4}$$

式中，$[\alpha]_D^t$ 为比旋度；D 为钠光谱的 D 线；t 为测定时的温度，℃；l 为测定管长度，dm；a 为测得的旋光度；d 为液体的相对密度；c 为每 100mL 溶液中含有被测物质的重量，g（按干燥品或无水物计算）。

旋光计的检定可用标准石英旋光管进行，读数误差应符合规定。按各品种项下规定的方法配制供试品溶液，在规定的温度和时间内测定，首先将室温调至规定温度。具体操作如下。

① 打开稳压电源开关，稍等片刻，待电压表指针稳定地指示在 220V 处。然后打开旋光仪电源开关，经 5min 钠光灯发光稳定后再工作。

② 装入一定温度下供试品所用的溶剂冲洗 3～4 遍，然后缓缓注入适量溶剂，排尽气泡，小心盖上玻璃片、橡皮圈和螺旋盖，用擦镜纸擦干通光面两端的雾状液滴，置于旋光计样品室内，校正零点或测定零点。测定管安放时，应注意标记的位置和方向，盖上箱盖。打开"示数"，调节零位，使旋光示值为"0"。

③ 取出测定管，将空白溶液倒出，用供试品溶液冲洗 3～4 遍，将供试品溶液缓缓注入测定管，用擦镜纸擦净测定管，特别要擦净两端的通光面，按相同的位置和方向正确地放入样品室内，盖好箱盖。

④ 逐次按下复测按钮，重复读取旋光度 3 次，取 3 次的平均值作为测定结果。

⑤ 测定完毕后，取出测定管，将测定管用纯化水洗净。应晾干，防尘保存。

⑥ 关闭"示数"开关，示数盘复原。关闭"电源"开关。

⑦ 关闭稳压电源开关，关闭总电源开关。罩好防尘罩，填写操作记录。

3. **注意事项**

① 配制溶液及测定时，均应调节温度至（20±0.5）℃（或各品种项下规定的温度）。供

试的液体或固体物质的溶液应不显浑浊或含有混悬的小粒。如有上述情况时，应预先滤过，并弃去初滤液。

② 每次测定前应以溶剂作空白校正，测定后，再校正 1 次，以确定在测定时零点有无变动，如第 2 次校正时发现旋光度差值超过±0.01 表明零点有变动，则应重新测定旋光度。测定供试品与空白校正，应按相同的位置和方向放置测定管于仪器样品室，并注意测定管内不应有气泡，否则影响测定的准确度。

③ 测定管使用后，尤其在盛放有机溶剂后，必须立即洗净，以免橡皮圈受损发黏。测定管每次洗涤后，切不可置烘箱中干燥，以免发生变形、橡皮圈发黏。

④ 测定管两端的通光面，使用时须特别小心，避免碰撞和触摸，只能以擦镜纸揩拭，以防磨损。应保护其光亮、清洁，否则影响测定结果。测定管螺帽不宜旋得过紧，以免产生应力，影响读数。

⑤ 钠光灯使用时间一般勿连续使用超过 2h，并不宜经常开关。当关熄钠光灯后，如果要继续使用，应等钠光灯冷后再开。

⑥ 仪器应放置于干燥通风处，防止潮气侵蚀，整流器应注意散热。搬动仪器应小心轻放，避免震动。

⑦ 光源积灰或损坏，可打开机壳擦净或更换。机械部分摩擦阻力增大，可以打开后门板，在伞形齿轮、蜗轮蜗杆处加少许润滑油。如果仪器出现停转或其他元件损坏的故障，应按电路图详细检查。

⑧ 物质的旋光度与测定光源、测定波长、溶剂、浓度和温度等因素有关。因此，表示物质的旋光度时应注明测定条件。

⑨ 当已知供试品具有外消旋作用或旋光转化现象时，则应采取相应的措施，对样品制备的时间以及将溶液装入旋光管的间隔测定时间进行规定。

4. 应用

用比旋度作为药物分析方法的药物有很多，主要用于药物的鉴别，其次用于药物的含量测定。

（1）药物的鉴别　旋光性物质的比旋度为物理常量，故比旋度可作为定性鉴别的依据，用测定结果与《中国药典》中旋光物质的比旋度比较是否一致，测定时要注意与《中国药典》规定条件一致。例如，维生素 C 的比旋度测定：取本品，精密称定，加水溶解并定量稀释使成每 1mL 中约含 0.10g 的溶液，依法测定，比旋度为＋20.5°至＋21.5°。

（2）含量的测定　对已知比旋度的药物，可测定旋光度，然后计算含量。如《中国药典》中葡萄糖注射液的含量测定：精密量取本品适量（约相当于葡萄糖 10g），置 100mL 量瓶中，加氨试液 0.2mL（10％或 10％以下规格的本品可直接取样测定），用水稀释至刻度，摇匀，静置 10min，在 25℃时，依法测定旋光度，与 2.0852 相乘，即得供试量中含有 $C_6H_{12}O_6 \cdot H_2O$ 的重量（g）。

（三）折光率

折光率是物质的物理常数之一，常用于某些药物、药物合成原料、中间体等的定性鉴别及纯度检查，也可以用于定量分析溶液的成分比例或浓度。如《中国药典》（2015 年版）中挥发油、油脂和有机溶剂药物的"性状"项下都列有"折光率"一项。

折光率测定法具有操作简便、快速、消耗供试品少等优点。但折光率较窄（1.30～1.70）、测定易挥发的供试品误差较大，不易得到准确结果。

1. 原理

光线自一种透明介质进入另一种透明介质时，由于两种介质的密度不同，光的传播速度发生变化，使光线在两种介质的平滑界面上发生折射现象。常用的折光率系指光线在空气中传播的速度与在供试品中传播速度的比值。根据折射定律，折光率（n）是光线入射角（i）的正弦与折射角（r）的正弦之比值，为一常数，且等于该光线在两种介质中的速度（v_1 和 v_2）之比（见图 2-3、式 2-5）。

$$n = \frac{\sin i}{\sin r} = \frac{v_1}{v_2} \tag{2-5}$$

当光线从光疏介质进入光密介质，且它的入射角接近或等于 90℃时，折射角就达到最高限度，此时的折射角称为临界角（r_c），折光计的视野为明暗各半（见图 2-4 和图 2-5）。而此时的折光率为：

$$n = \frac{\sin 90°}{\sin r_c} = \frac{1}{\sin r_c} \tag{2-6}$$

只要求出 r_c，即可求得 n，仪器已将 r_c 换算为 n，即可以在折光计读数窗上直接读出 n 值。

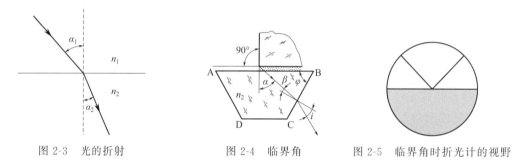

图 2-3 光的折射　　　　　　图 2-4 临界角　　　　图 2-5 临界角时折光计的视野

2. 测定方法

《中国药典》规定采用钠光谱的 D 线（589.3nm）测定供试品相对于空气的折光率（如用阿贝折光计或与其相当的仪器，可用白光光源），除另有规定外，供试品温度为 20℃。测定用的折光计须能读数至 0.0001，测量范围 1.3～1.7，如用阿贝折光计或与其相当的仪器，测定时应调节温度至（20±0.5）℃（或各品种项下规定的温度），测量后再重复读数 2 次，3 次读数的平均值即为供试品的折光率。具体方法如下。

（1）准备工作　将仪器（见图 2-6）置于有充足光线的平台上，但不可受日光直射，并装上温度计，置 20℃恒温室中至少 1h，或连接 20℃恒温水浴至少 30min，以保持稳定的温度，然后使折射棱镜上透光处朝向光源，将镜筒拉向观察者，使成一适当倾斜度，对准反光镜，使视野内光线最明亮为止。

（2）折光计的校正　测定前，折光计读数应使用纯化水或仪器所附玻璃块进行校正，以保证测定结果的准确度。

① 用纯化水校正　纯化水在 20℃时的折光率为 1.3330，25℃时为 1.3325，40℃时为 1.3305。其校正操作步骤与测定供试品相同。

② 用标准玻璃块校正　将仪器置于（1）项所述环境中，光线不经反射镜直接射入棱镜，将下面的棱镜拉开，上面的棱镜平放，镜筒略向观察者下方，取标准玻璃块，将一滴溴萘液涂于其大光滑面，使黏附于上面棱镜的光滑面上，并使小光滑面朝向光线，然后旋转补偿旋钮，使视野虹彩基本消失，并转动刻度调节钮，使视野的明暗分界线恰位于视野内十字

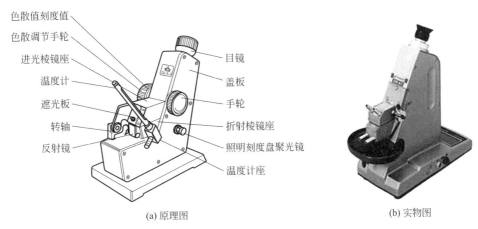

图 2-6　折光计

交叉点上，则不必校正，否则将棱镜恰好调至玻璃块规定的折光率处，用附件小钥匙插入镜筒旁的小方孔内螺丝上，轻轻转动，直至明暗分界线恰好移到十字交叉处之交叉点上。

（3）样品的测定　将仪器置于（1）项所述环境中，拉开棱镜，用棉花蘸取乙醚擦净上下棱镜，待乙醚挥干，用滴管吸取供试品 1～2 滴，滴于下棱镜面上，合拢棱镜。转动刻度尺按钮，使读数在供试品折光率附近，旋转补偿调节钮，使视野的明暗分界线恰位于视野内十字交叉点上，记下刻度尺上的读数，测量后再重复读数 2 次，3 次读数的平均值即为供试品的折光率。

3. 影响折光率测定的因素

物质的折光率因温度或入射光波长的不同而改变。透光物质的温度升高，折光率变小；入射光的波长越短，折光率就越大。折光率以 n_D^t 表示，D 为钠光谱的 D 线，t 为测定时的温度。

（1）温度　由于温度升高，物质的密度减小，因此折光率也减小。校正因温度引起误差的方法有：①采用同温度溶剂（水）的折光率来校正，即同时测定水的折光率。②采用公式校正，即采用温度每升高 1℃时，溶液折光率的差来校正。

$$n_D^T = n_D^t + 0.0001(t-T)（水溶液）$$
$$n_D^T = n_D^t + 0.0038(t-T)（油溶液）$$

式中，t 为已知折光率 n 的温度；T 为要换算的温度。

（2）波长　光线波长 λ 影响光速，所以也影响折光率。波长越小，折光率越大。《中国药典》规定采用钠光谱的 D 线（$\lambda = 589.3nm$）作为标准光源；普通光源（如日光灯）在一般折光计中采用。

（3）压力　压力增大时，物质的密度增大，因而折光率增大。压力的变化对气体折光率的测定影响较大。

4. 应用

测定折光率可以区别不同的油类（如定性鉴别）或检查某些药品的纯杂程度（药品的折光率 n 与溶液浓度 c 成正比）。

（1）标准曲线法　先测定一系列标准溶液的折光率，然后作 n-c 曲线。再测样品的折光率（$n_{样}$），最后在曲线上求样品的浓度（$c_{样}$）。

（2）折光率因素法　药物的浓度 c 与折光率 n 线性关系较好时，则可用下式表示：

$$c = \frac{n - n_0}{F} \tag{2-7}$$

式中，n_0 为相同测定条件下水的折光率。已知折光率因素 F，则可求得浓度 c。F 值可通过实验求得，也可通过查表查得。

例如，有一氯化钾溶液，在 20℃ 时测得折光率为 1.3564，溶剂水在 20℃ 的折光率为 1.3330，已知氯化钾的折光率因素（F）为 0.00117，可计算得该氯化钾溶液的浓度为 20.00g/mL。

（四）黏度

黏度系指流体对流动的阻抗能力，药典中采用动力黏度、运动黏度及特性黏数来表示。测定液体药品或药品溶液的黏度，可以区别或检查其纯杂程度。

液体分牛顿流体和非牛顿流体两种。牛顿流体流动时所需切应力不随流速的改变而改变，纯液体和低分子物质的溶液属于此类；非牛顿流体流动时所需切应力随流速的改变而改变，高聚物的溶液、混悬液、乳剂分散液体和表面活性剂的溶液属于此类。

黏度随温度的不同而有显著变化，但通常随压力的不同，发生的变化较小。液体黏度随着温度升高而减小，气体黏度则随温度升高而增大。液体以 1cm/s 的速度流动时，在每 $1cm^2$ 平面上所需切应力的大小，称为动力黏度，用 η 表示，常以 mPa·s 为单位。在相同温度下，牛顿流体的动力黏度与其密度的比值，即得该液体的运动黏度，用 γ 表示，以 mm^2/s 为单位。《中国药典》采用在规定条件下测定供试品在平氏黏度计中的流出时间（s），与该黏度计用已知黏度的标准液测得的黏度计常数相乘，即得供试品的运动黏度。高聚物稀溶液的相对黏度的对数值与其浓度的比值，称为该高聚物的特性黏数。根据高聚物的特性黏数可以计算其平均分子量。

《中国药典》收载三种测定方法，采用毛细管式和旋转式两种黏度计。

1. 仪器

恒温水浴、温度计、秒表、平氏毛细管黏度计、乌氏毛细管黏度计、旋转黏度计。

2. 测定方法

（1）第一法　用平氏毛细管黏度计测定流体的运动黏度或动力黏度。

照各品种项下的规定，取内径符合要求的平氏毛细管黏度计 1 支（见图 2-7），在支管 F 上连接一橡皮管，用手指堵住管口 2，倒置黏度计，将管口 1 插入供试品（或供试溶液，下同）中，自橡皮管的另一端抽气，使供试品充满球 C 与 A 并达到测定线 m_2 处，提出黏度计并迅速倒转，抹去黏附于管外的供试品，取下橡皮管使连接于管口 1 上，将黏度计垂直固定于恒温水浴中，并使水浴的液面高于球 C 的中部，放置 15min 后，自橡皮管的另一端抽气，使供试品充满球 A 并超过测定线 m_1，开放橡皮管口，使供试品在管内自然下落，用秒表准确记录液面自测定线 m_1 下降至测定线 m_2 处的流出时间。不重装试样，依法重复测定 3 次，每次测定值与平均值的差值不得超过平均值的 ±0.25%。另取一份供试品同样操作，以先后两次取样测得的总平均值按式(2-8)或式(2-9)计算，即为供试品的运动黏度或供试溶液的动力黏度。

$$运动黏度\ \gamma = Kt \tag{2-8}$$

$$动力黏度\ \eta = 10^{-6} Kt\rho \tag{2-9}$$

式中，K 为用已知黏度的标准液测得的黏度计常数，mm^2/s^2；t 为测得的平均流出时间，s；ρ 为供试品在相同温度下的密度，g/cm^3。除另有规定外，测定时的温度应为 20℃ ±0.1℃，此时 $\rho = d_{20}^{20} \times 0.9982$，$d_{20}^{20}$ 为供试品在 20℃ 时的相对密度。

（2）**第二法** 用乌氏毛细管黏度计（见图 2-8）测定高分子聚合物极稀溶液的特性黏数，以用来计算平均分子量。

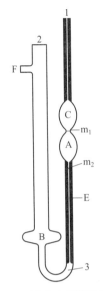

图 2-7 平氏毛细管黏度计

1—主管；2—宽管；3—弯管；

A—测定球；B—储器；C—缓冲球；

E—毛细管；F—支管；m_1、m_2—环形测定线

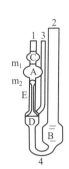

图 2-8 乌氏毛细管黏度计

1—主管；2—宽管；3—侧管；

4—弯管；A—测定球；B—储器；C—缓冲球；

D—悬挂水平储器；E—毛细管；m_1、m_2—环形测定线

（3）**第三法** 用旋转式黏度计测定动力黏度。该法通过测定转子在流体内以一定角速度相对运动时其表面受到的扭矩的方式来计算牛顿流体（剪切非依赖型）或非牛顿流体（剪切依赖型）的动力黏度。

药物黏度的测定

（五）馏程

《中国药典》规定，馏程系指一种液体照下述方法蒸馏，校正到标准大气压力 $[101.3\text{kPa}(760\text{mmHg})]$ 下，自开始馏出第 5 滴算起，至供试品仅剩 3～4mL 或一定比例的容积馏出时的温度范围。

某些液体药品具有一定的馏程，测定馏程可以区别或检查药品的纯杂程度。

1. 仪器装置

仪器装置见图 2-9。A 为蒸馏瓶；B 为冷凝管，馏程在 130℃ 以下用水冷却，馏程在 130℃ 以上用空气冷凝管；C 为具有 0.5mL 刻度的 25mL 量筒；D 为分浸型具有 0.2℃ 刻度的温度计，预先经过校正，温度计汞球的上端与蒸馏瓶出口支管的下壁相齐；根据供试品馏程的不同，可选用不同的加热器，通常馏程在 80℃ 以下时用水浴（其液面始终不得超过供试品液面），80℃ 以上时用直接火焰或其他电热器加热。

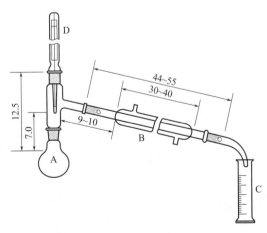

图 2-9 蒸馏装置图（单位：cm）

2. 测定方法

取供试品 25mL，经长颈的干燥小漏斗转移至干燥蒸馏瓶中，加入洁净的无釉小瓷片数片，插上带有磨口的温度计，冷凝管的下端通过接流管接以 25mL 量筒为接收器。如用直接火焰加热，则将蒸馏瓶置石棉板中心的小圆孔上（石棉板宽 12～15cm，厚 0.3～0.5cm，孔径 2.5～3.0cm），并使蒸馏瓶壁与小圆孔边缘紧密贴合，以免汽化后的蒸气继续受热。然后用直接火焰加热使供试品受热沸腾，调节加热强度，使每分钟馏出 2～3mL，注意检读自冷凝管开始馏出第 5 滴时与供试品仅剩 3～4mL 或一定比例的容积馏出时，温度计上所显示的温度范围，即为供试品的馏程。

测定时，如要求供试品在馏程范围内馏出不少于 90% 以上时，应使用 100mL 蒸馏瓶，并量取供试品 50mL，接收器用 50mL 量筒。测定时，气压如在 101.3kPa（760mmHg）以上，每高 0.36kPa（2.7mmHg），应将测得的温度减去 0.1℃；如在 101.3kPa（760mmHg）以下，每低 0.36kPa（2.7mmHg），应增加 0.1℃。

3. 注意事项

（1）加热源选择　常用的加热源有煤气灯或酒精灯、电加热器等。采用电加热器时，通过控制其功率来调节加热速度，蒸馏瓶下方垫有带圆孔的隔热板，根据被测样品沸点的高低选择合理的孔径，以保证加热稳定、均匀；当测试低沸点样品时，最好使用煤气灯或酒精灯加热，并且保证蒸馏瓶周围空气的温度不高于烧瓶内部蒸气的温度，否则可能导致干点使测量结果偏高。

（2）蒸馏速度控制　蒸馏速度对馏程测定结果的影响比较大，应保持在从加热开始到出现第一滴馏出液的时间为 10min 左右，并且保持馏出液的速度为 2～3mL/min（约 1 滴/s）。加热速度过慢，则不能维持恒定的蒸馏速度，但也不能过快，尤其是当测定低沸点样品时往往造成干点过高，或者当混合物中被测组分的量不太高且有前馏分时，加热过快，对分析结果影响较大。

（3）冷却效果调节　冷却介质（如水）与被冷却样品蒸气之间应保持一定的温差，以保证必要的冷却效果，防止样品蒸气冷凝不完全而导致蒸馏收率降低或者冷凝管局部过热而爆裂。

（4）温度计的使用　温度计的选择和使用对馏程测定结果的影响至关重要，温度计的分度和范围需符合标准的规定。另外，温度计的位置要适当，应保证温度计的感温泡完全被样品蒸气所包围。

（5）读数　在控制蒸馏条件后，初馏点的读数一般比较容易掌握，但是干点、终馏点和分解点的读数却比较难以把握。干点是最后一滴液体从蒸馏瓶最低点蒸发的瞬间温度计所显示的温度，这时候不用考虑蒸馏瓶壁上回流的液体是否存在。一般情况下，干点以后继续加热，会出现温度计读数停止上升并开始下降的现象，记录此时温度计的最高温度读数就得到终馏点。如果在蒸馏过程中没有发生所预期的降温，则自蒸馏收率达到 95% 时开始计时，5min 时所得到的温度计的读数作为终点馏程测定读数。

（6）为防止爆沸现象，应加止爆剂。

（六）熔点

1. 熔点的含义

熔点（melting point）系指一种物质按规定方法测定，由固体熔化成液体的温度或融熔同时分解的温度或在熔化时初熔至终熔经历的温度范围。依法测定熔点，可以鉴别或检查药物的纯杂程度。因此熔点在药品标准中是比较重要的测定项目。

测定熔点的药品，应是遇热晶型不转化，其初熔点和终熔点容易分辨；融熔同时分解是指某一药品在一定温度产生气泡、上升、变色或浑浊等现象。

药品的熔点与分子结构有关，当构成晶格的单位（对有机化合物来说一般是分子；无机化合物的晶格由离子或原子组成）受热，动能增加到足以克服各单位间相互作用力，即格子力，晶格便崩溃涣散，这时的温度就是固体的熔点。每种纯的固体有机化合物都有自己独特的晶型结构和分子间力，要熔化固体，就需要一定的达到熔点的热能，因此每种固体物质都有独特的熔点。同时，熔点在一定程度上反映了物质固态时的格子力的大小，这种力量越大，其熔点也越高。格子力的大小受分子间作用力的本性、分子结构与性状以及晶格类型三种因素的支配，因此，有些结晶性固体物质，其化学结构相同，但晶型不同，熔点也就不同。而同一药品往往因晶型不同，其疗效也就不一样，所以，可以通过熔点测定来判断其晶型。如无味氯霉素 A 晶型的熔点为 89～95℃，B 晶型的熔点为 86～91℃，化合物分子中引入能形成氢键的官能团后，其熔点升高；同系物中，熔点随分子量的增大而升高；分子结构越对称，越利于排成整齐的形式，造成更大的格子力，则熔点也越高。

2. 熔点测定仪器

（1）一般仪器用具

① 容器　供放置传温液用，可用硬质玻璃制成的烧杯、圆底烧瓶、b 形玻璃管或其他适宜的容器，能耐电炉丝或直火加热，规格大小可按温度计及使用的需要来选择。

② 搅拌器　系一粗细适宜的玻璃棒，末端弯成小圈，圈的直径较容器内径略小，然后弯成直角，上端略弯，以便搅动（亦可用电动发动机带动）。当传温液用硅油、液状石蜡以电阻丝置容器内加热时，可采用磁力搅拌器搅拌。

③ 温度计　供测定传温液的温度及供试品熔点用。《中国药典》规定可用分浸型具有 0.5℃ 刻度的温度计，预先用熔点测定用对照品校正。校正时温度计浸入传温液的深度应与测定供试品时浸入传温液的深度一致。

纯化学品的熔点恒定，熔距极短，可常用来校正温度计。测得各熔点 3 次，3 次结果之间不得超过 0.5℃，取其平均值，以其熔点温度为横坐标，温度校正数值为纵坐标，绘制得到温度计校正曲线，以后该温度计的校正值即由此曲线查得。亦可用已知熔点的对照品与供试品同时测定，以校正温度计的误差。同一支温度计出现无规律的增或减时就不能使用了。150℃ 以下的温度计校正值不超过 0.5℃，150℃ 以上的温度计校正值不能超过 1℃，标准温度计每年至少校正一次。

④ 熔点测定毛细管（简称毛细管）　供放置供试品用，应选用中性硬质玻璃毛细管，市场有售。需用时用重铬酸钾洗液浸泡过夜，然后用自来水和纯化水洗干净，干燥后一端熔封即可应用。管长约 9cm 以上（浸入传温液 6cm 以上时，管长应适当增加，使露出液面 3cm以上），内径 0.9～1.1mm，壁厚 0.10～0.15mm。为便于保存，可拉制成两倍长度的毛细管，两端熔封，临用时居中截开，分成两支使用。

⑤ 传温液　熔点在 80℃ 以下者用水；熔点在 80℃ 以上者用液状石蜡或硅油等；熔点300℃ 以上者用硫酸钾-硫酸溶液（3：7）。目前常用硅油作为传温液，其优点是无色透明、对热稳定且无腐蚀性。使用后如变黑，可用活性炭处理脱色。

（2）内热式熔点测定装置　本装置将电热丝直接浸入传温液内，利用调压变压器控制电热丝的电压，以间接控制传温液的温度和升温速度，并用磁力搅拌器进行搅拌。

① 电热加热传温液　在一支 600mL 硬质高型烧杯内装硅油或液状石蜡等不良导体，传温液内插入温度计及电热加热器，电热加热器的制法是将市售的 220V 电热丝（300W、500W 或 800W 者均可），按需要截取约相当于 200～300W 绕于玻璃杯或一块圆形小磁板上，电热丝两端通过玻璃管引出，用磁接线板与一般电线连接于调压变压器的输出接头上，玻璃管用橡皮塞固定烧杯壁（或由生产电热杯工厂加工成全封闭型加热器装入烧杯更好），另将温度计用橡皮塞固定在烧杯中部，使温度计汞球部的底端与加热器上表面距离 2.5cm 以上。本装置宜安放在玻璃橱内。

② 调压变压器　输入电压有 110V、220V 两种，一般多是 220V；输出电压 0～250V，最大功率 1kW（当电热丝功率较低时，也可用 0.5kW）。另用一只 0～250V（或 0～150V）交流伏特计并联于输出部分，以指示电热丝的实际工作电压，及便于控制传温液的温度。

③ 磁力搅拌器　一般采用市售的电磁搅拌器。磁体宜选用重量轻、磁力强者，否则重心不稳，容易摇晃。另用一小段铁丝封在玻璃管内作为搅拌棒。若气温较低（如冬天），传温液较黏稠，小搅拌棒可能发生崩跳现象，可先将传温液加温至 30℃ 以上再搅拌。

本套装置简单、使用方便，能准确控制升温速度，所测得熔点与外热式者相同，而且重现性很好，但因电热丝直接浸入传温液，必须注意不可用硫酸等腐蚀性液体或导体作传温液。

3. 熔点测定方法

依照待测药物的性质不同，测定方法分为下列 3 种，各品种项下未注明时，均系指第一法，一般熔点多采用前两种方法进行测定。

（1）第一法　测定易粉碎的固体药品

① 传温液加热法　取供试品适量，研成细粉，除另有规定外，应按照各药品项下干燥失重的条件进行干燥。若该药品不检查干燥失重、熔点范围低限在 135℃ 以上、受热不分解，可采用 105℃ 干燥；熔点在 135℃ 以下或受热分解的供试品，可在五氧化二磷干燥器中干燥 24h 或用其他适宜的干燥方法干燥，如恒温减压干燥。

分取供试品适量，置熔点测定用毛细管中，轻击管壁或借助长短适宜的洁净玻璃管，垂直放在表面皿或其他适宜的硬质物体上，将毛细管自上口放入使自由落下，反复数次，使粉末紧密集结在毛细管的熔封端，装入供试品的高度为 3mm。另将温度计放入盛装传温液的容器中，使温度计汞球部的底端与容器的底部距离 2.5cm 以上（用内加热的容器，温度计汞球部的底端与加热器上表面距离 2.5cm 以上）；加入传温液以使传温液受热后的液面恰在温度计的分浸线处。将传温液加热，等温度上升至较规定的熔点低限约低 10℃ 时，将装有供试品的毛细管浸入传温液，贴附在温度计上（可用橡皮圈或毛细管夹固定），位置须使毛细管的内容物部分恰在温度计汞球中部；继续加热，调节升温速率为每分钟上升 1.0～1.5℃，加热时须不断搅拌，使传温液温度保持均匀，记录供试品在初熔至终熔时的温度，重复测定 3 次，取其平均值，即得。

测定熔融同时分解的供试品时，方法如上述，但调节升温速率使每分钟上升 2.5～3.0℃；供试品开始局部液化时（或开始产生气泡时）的温度作为初熔温度；供试品固相消失，全部液化时的温度作为终熔温度。遇有固相消失不明显时，应以供试品分解物开始膨胀上升时的温度作为终熔温度。某些药品无法分辨其初熔、终熔时，可以将发生突变时的温度作为熔点。

② 电热块加热法　系采用自动熔点仪的熔点测定法。自动熔点仪有透射光和反射光两

种测光方式，某些仪器兼具两种测光方式，大部分自动熔点测定仪可置多根毛细管同时测定。

分取经干燥处理（同①法）的供试品适量，置熔点测定用毛细管（同①法）中；将自动熔点仪加热块加热至规定的熔点低限约低 10℃ 时，将装有供试品的毛细管插入加热块中，继续加热，调节升温速率使每分钟上升 1.0～1.5℃，重复测定 3 次，取其平均值，即得。

测定熔融同时分解的供试品时，方法如上述，但调节升温速率使每分钟上升 2.5～3.0℃。

遇有色粉末、熔融同时分解、固相消失不明显且生成分解物导致体积膨胀、或含结晶水或结晶性溶剂的供试品时，可适当调整仪器参数，提高判断熔点变化的准确性。当透射和反射测光方式受干扰时，可允许目视观察熔点变化。

自动熔点仪的温度示值要定期采用熔点标准品进行校正。必要时，供试品测定应随行采用标准品校正仪器。

（2）第二法　测定不易粉碎的固体药品（如脂肪、脂肪酸、石蜡、羊毛脂等）

取供试品，注意用尽可能低的温度熔融后，吸入两端开口的毛细管（同第一法，但管端不熔封）中，使高达约 10mm。在 10℃ 或 10℃ 以下的冷处静置 24h，或置冰上放冷不少于2h，凝固后用橡皮圈将毛细管紧缚在温度计（同第一法）上，使毛细管的内容物部分恰在温度计汞球中部。照第一法将毛细管连同温度计浸入传温液中，供试品的上端应在传温液液面下约 10mm 处；小心加热，待温度上升至较规定的熔点低限尚低约 5℃ 时，调节升温速率，使每分钟上升不超过 0.5℃，至供试品在毛细管中开始上升时，检读温度计上显示的温度，即得。

（3）第三法　测定凡士林或其他类似物质

取供试品适量，缓缓搅拌并加热至温度达 90～92℃ 时，放入一平底耐热容器中，使供试品厚度达到 12mm±1mm，放冷至较规定的熔点上限高 8～10℃。取刻度为 0.2℃、水银球长 18～28mm、直径 5～6mm 的温度计（其上部预先套上软木塞，在塞子边缘开一小槽），使冷至 5℃ 后，擦干并小心地将温度计汞球部垂直插入上述熔融的供试品中，直至碰到容器的底部（浸没 12mm），随即取出，直立悬置，等黏附在温度计球部的供试品表面浑浊时，将温度计浸入 16℃ 以下的水中 5min，取出，再将温度计插入一外径约 25mm、长 150mm 的试管中，塞紧，使温度计悬于其中，并使温度计球部的底端距试管底部约为 15mm。将试管浸入约 16℃ 的水浴中，调节试管的高度使温度计上分浸线同水面相平；加热使水浴温度以每分钟 2℃ 的速率升至 38℃，再以每分钟 1℃ 的速率升温至供试品的第一滴脱离温度计为止。检读温度计上显示的温度，即可作为供试品的近似熔点。再取供试品，照前法反复测定数次；如前后 3 次测得的熔点相差不超过 1℃，可取 3 次的平均值作为供试品的熔点；如 3次测得的熔点相差超过 1℃ 时，可再测定 2 次，并取 5 次的平均值作为供试品的熔点。

4. 熔点测定注意事项

（1）毛细管的内径大小　由于毛细管内装入供试品的量对熔点测定结果有影响，内径大了，终熔温度会偏高 0.2～0.4℃，故毛细管的内径必须按规定选择使用。

（2）温度计的使用　温度计必须经过校正，最好绘制校正曲线，否则测定结果不准确。

（3）传温液的使用　应用不同传温液测定某些药物的熔点时，所得的结果不一致。因此选择传温液必须按规定选用，也可选用确知对测定结果无影响的适宜的传温液。因硫酸具有腐蚀性、磷酸能腐蚀温度计，故 300℃ 以下用硅油或液状石蜡作为传温液较好。传温液用后要盖好，以免污染，尤其是硫酸钾-硫酸传温液用后必须盖严，以免吸收水分后不能使用。

硫酸钾-硫酸液冷却后即凝固，再使用时必须在水浴内加温至周围大部分熔化，然后再小火直接加热使其熔化，否则一开始就用直火加热，受热太猛，固体迅速膨胀，会使烧杯炸裂，硫酸流出而造成事故。在硫酸钾-硫酸传温液中，温度计用完后，提出液面，冷却后再擦干，切勿立即用水冲洗，否则温度计汞球会破裂。

（4）供试品的使用　供试品必须研细并经干燥，才能使测定的结果准确。熔点范围低限在135℃以上，受热不分解的供试品，可采用105℃干燥；熔点在135℃以下或受热分解的供试品，可在五氧化二磷中干燥过夜。一般来说，除另有规定外，应按照各品种项下干燥失重的温度干燥。

供试品装入熔点测定管时应尽量装紧，可用一长短适宜的洁净长玻璃管，垂直放在玻璃板或适宜的硬质物体上，将毛细管自上口放入，使自由下落，反复数次，使粉末紧密集结管底为止。

供试品若为在空气中易被氧化的药品，如维生素 D_2、维生素 D_3 等，在研磨与测定中易氧化变质，应按规定"迅速压碎粉末后，置熔点管中，减压熔封，依法测定"。

（5）加热要求　升温速度对熔点测定结果有明显影响，所以应严格控制升温速度。一般的供试品在加热到比规定的熔点尚低约10℃时，升温以每分钟上升1.5℃为宜；熔融分解的供试品，升温速度尽可能保持每分钟上升3℃。仪器应有调压器，要反复调节好升温速度（宜用秒表计时），再开始测定供试品。

（6）熔点判断　应以熔点测定管内供试品开始局部液化（出现明显液滴）时的温度作为初熔温度；供试品全部熔化（澄明）时的温度作为终熔温度。熔点至少应测定3次，求平均值。供试品在熔点测定毛细管内受热出现膨胀发松、物面不平的现象俗称"发毛"；向中心聚集紧缩的现象俗称"收缩"；变软而形成软质柱的现象俗称"软化"，以及形成软质柱状物的同时，管壁上有时出现细微液点，及软质柱尚无液化现象俗称"出汗"。这几种变化过程，均不作初熔判断。样品受热现象见图 2-10。

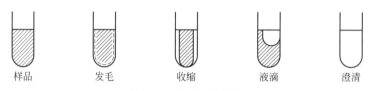

样品　　发毛　　收缩　　液滴　　澄清

图 2-10　样品受热现象

在以上几个过程后形成的"软质柱状物"，尚无液点出现，也不能作初熔判断。供试品"发毛""收缩"及"软化"阶段过长时，说明供试品质量较差。

熔融同时分解点的判断。熔融同时分解的药物，必须严格按《中国药典》规定的温度放入并升温，供试品开始局部液化或开始产生气泡时的温度作为初熔温度；供试品固相消失全部液化时的温度作为终熔温度。有时固相消失不明显，应以供试品分解开始膨胀上升时的温度作为终熔温度。由于各物质熔融分解时的情况不一致，某些药品无法分辨初熔、终熔时，可记录其发生突变时的温度（如颜色突然变深、供试品突然迅速膨胀上升的温度）作为熔点，此时只有一个温度数据。

（7）读数要求　测定时读取温度计（0.5～1.0℃分度）读数宜估计到0.1℃。记录时，有的采取0.1℃及0.2℃以下舍去，或3进2舍的办法，0.3～0.7℃写成0.5℃，0.8～0.9℃进为1℃。亦可采用四舍五入。

供试品测定结果在该药品规定熔点范围边缘时，应至少重复测定3次，并换人核对，两人相差应小于 0.2℃，条件变化时应重新校正温度计，以减少观察误差。

（8）进口药品的测定　进口药品须按国外药品标准测定，各国药典对药品的熔点都有特殊的规定，测定时宜仔细研究，以保证得到准确数据。

药物旋光度、
熔点的测定

【思考与训练】

1. 测定熔点时产生误差的因素有哪些？
2. 两个样品的熔点相同，能否确定它们是同一种物质？

思考与训练答案 1

第二节　药物鉴别试验方法

药物的鉴别方法要求专属性强、重现性好、灵敏度高，以及操作简便、快速等。常用鉴别方法有化学鉴别法、光谱鉴别法和色谱鉴别法。

一、化学鉴别法

化学鉴别法是根据药物与化学试剂在一定条件下发生离子反应或官能团反应生成不同颜色、不同沉淀、放出不同气体、呈现不同荧光，从而做出定性分析结论的方法。如果供试品的反应现象与质量标准中的鉴别项目和反应相同，则认定为同一种药物。其特点是反应迅速、现象明显。

化学鉴别法主要有以下几种方法：呈色反应鉴别法、沉淀生成反应鉴别法、生成气体反应鉴别法、生成荧光反应鉴别法、褪色反应鉴别法、生成衍生物测定熔点鉴别法等。

1. 呈色反应鉴别法

呈色反应鉴别法是指供试品溶液中加入适当的试剂溶液，在一定条件下进行反应，生成易于观测的有色产物。在鉴别试验中最为常用的反应类型有以下几种。

（1）三氯化铁呈色反应　一般药物中都含有酚羟基或水解后产生酚羟基。

（2）异羟肟酸铁反应　多为芳香酸及其酯类、酰胺类药物。

（3）茚三酮呈色反应　一般在药物的化学结构中含有脂肪氨基。

（4）重氮化-偶合显色反应　药物中一般都有芳伯氨基或能产生芳伯氨基。

（5）氧化还原显色反应及其他颜色反应。

2. 沉淀生成反应鉴别法

沉淀生成反应鉴别法是指供试品溶液中加入适当的试剂溶液，在一定条件下进行反应，生成不同颜色和具有特殊形状的沉淀。常用的沉淀反应有以下几种。

（1）与重金属离子的沉淀反应　在一定条件下，药物和重金属离子反应，生成不同形式的沉淀。

（2）与硫氰化铬铵（雷氏盐）的沉淀反应　这类药物多为生物碱及其盐和具有芳香环的有机碱及其盐。

（3）其他沉淀反应。

3. 生成气体反应鉴别法

生成气体反应鉴别法主要包括以下几种。

（1）大多数的胺（铵）类药物、酰脲类药物以及某些酰胺类药物，可经强碱处理后，加热，产生氨（胺）气。

（2）化学结构中含硫的药物，可经强酸处理后，加热，产生硫化氢气体。

（3）含碘有机药物经直火加热，可生成紫色碘蒸气。

（4）含醋酸酯和乙酰胺类药物，经硫酸水解后，加乙醇可产生乙酸乙酯的香味。

4. 褪色反应鉴别法

具有不饱和键的药物与高锰酸钾或溴水反应，可使高锰酸钾或溴水褪色，如司可巴妥钠。

5. 氧化还原反应鉴别法

如药物与碘液的反应等。

6. 生成荧光反应鉴别法

荧光鉴别反应是将供试品溶解后在适当的溶剂中，直接观察或加入试剂反应后观察荧光的鉴别方法。该方法灵敏度较高，专属性较强。测定对象一般是含有较长共轭链的有机药物。常用的荧光发射形式有以下几个类型。

（1）药物本身可在可见光（或紫外光）下发射荧光。

（2）药物溶液加硫酸使呈酸性后，在可见光下或紫外光下发射荧光。

（3）药物与某些试剂如溴、间苯二酚、衍生化收集试剂等反应，于可见光下发射荧光。

7. 生成衍生物测定熔点鉴别法

利用甾醇、甾酮类药物与一些试剂反应生成酯、肟、缩氨基脲或水解甾体生成相应母体，测定熔点而进行鉴别。

药物鉴别
试验方法

化学鉴别法是药物分析中最常用的鉴别方法，具有一定的专属性和灵敏度，且简便易行。如阴阳离子鉴别反应的专属性灵敏度都比较高，所以，简单无机药物只要用阴阳离子分析就可确定其成分。而有机定性分析也有一定的专属性，把几种有机定性分析反应综合起来进行分析归纳，就可以作出准确结论。

二、光谱鉴别法

1. 紫外-可见分光光度法

用紫外-可见分光光度法对药品进行定性鉴别，主要是根据光谱上的一些特征吸收，包括最大吸收波长、最小吸收波长、肩峰、吸收系数、吸光度比值等，特别是最大吸收波长、吸收系数是鉴定药品常用的物理常数。含有芳香环或共轭双键的药物在紫外光区有特征吸收，含有生色团和助色团的药物在可见光区有特征吸收，它们都可用紫外-可见分光光度法进行鉴别。常用方法如下。

（1）标准品对照法　即对比吸收曲线的一致性。按药品质量标准将供试品和对照品用规定溶剂分别配成一定浓度的溶液，在规定波长区域内绘制吸收曲线，供试品和对照品的图谱应一致。这里所谓的"一致"是指吸收曲线的峰位、峰形和相对强度均一致。

（2）规定吸收波长法　即对比最大吸收和最小吸收波长的一致性。例如，《中国药典》2020年版二部中鉴别布洛芬时，用0.4%氢氧化钠溶液配成每1mL中约含布洛芬0.25mg

的溶液，按紫外-可见分光光度法测定，在265nm和273nm的波长处有最大吸收，在245nm和271nm波长处有最小吸收，在259nm处有一肩峰。

（3）规定吸收波长和相应的吸光度法　即对比最大吸收波长和相应吸光度的一致性。按药品质量标准，将供试品用规定溶剂配成一定浓度的供试液，按紫外-可见分光光度法在规定波长区域内测定最大吸收波长和相应的吸光度，与药品质量标准中规定的最大吸收波长和相应的吸光度对比，如果相同就是同一种药物。药典中所讲的"吸光度约为A"是指测定值应在$A\pm5\% \ A$以内。

（4）规定吸收波长和吸光度比值法　即对比最大、最小吸收波长和相应吸光度比值的一致性。例如，鉴别维生素B_{12}注射液时，精密称取本品适量，用水配成含维生素B_{12} 25μg/mL的溶液，按紫外-可见分光光度法测定吸光度，在361nm和550nm波长处有最大吸收，361nm和550nm波长处吸光度比值应为3.15～3.45。又如，鉴别维生素K_1时，用三甲基戊烷制成10μg/mL溶液，按紫外-可见分光光度法测定，在243nm、249nm、261nm和270nm波长处有最大吸收，在228nm、246nm、254nm和266nm波长处有最小吸收，254nm处和249nm处吸光度比值应为0.70～0.75。

紫外光谱
鉴别法

2. 红外光谱法

红外光谱的测定原理是用一定频率的红外线聚焦照射被分析的试样，如果分子中某个基团的振动频率与照射红外线相同就会产生共振，这个基团就吸收一定频率的红外线，把分子吸收红外线的情况用仪器记录下来，便能得到全面反映试样成分特征的光谱，从而推测化合物的类型和结构。

红外光谱法是一种专属性很强、应用较广（可用于固体、液体、气体样品）的鉴别方法。用红外光谱法鉴别药物时常用直接法，即将供试品的红外光谱与相应的标准红外光谱直接比较，核对是否一致；如不一致，应按该药品图谱中备注的方法进行预处理后再行录制、核对。也可采用对照品法，即将供试品与相应的对照品在同样条件下绘制红外吸收光谱，直接对比是否一致。也常将供试品的红外光谱和标准图谱或对照品图谱，按吸收峰的强度，由强到弱的顺序，逐个记录第一强峰（A）、第二强峰（B）和第三强峰（C）的波数，相互对比。

除多晶型、具有不可重复转晶的药品外，所有原料药几乎均可用红外光谱进行鉴别。《中国药典》与《英国药典》中的红外光谱鉴别法是将依法绘制的供试品红外光谱与《药品红外光谱集》中的相应的对照光谱全谱谱形进行比较。即首先是谱带的有无，然后是各谱带的相对强弱。若供试品的光谱图与对照光谱图中的峰位、峰形、相对强度都一致，一般可判定两个化合物为同一物质。《美国药典》则是采用供试品与对照品分别在相同条件下绘制红外光谱，然后进行全谱谱形的比较。JP则采用与标准红外光谱对比法和用对照品对比法两种方法。

《中国药典》收载的光谱图，系用分辨率为$2cm^{-1}$条件绘制，基线一般控制在90%透光率以上，供试品取样量一般控制在使其最强吸收峰在10%透光率以下。

应用实例——异烟肼的红外光谱鉴别

异烟肼又称雷米封、异烟酰肼，是抗结核药。水溶性好，口服易吸收。毒性很小，穿透性强。其化学结构式为：

异烟肼中含有吡啶环、酰胺键，有特征的红外吸收。异烟肼的红外光谱图中，可见以下官能团及各自的相关吸收。① 吡啶环：C—H 3010cm^{-1}（s）及 3020cm^{-1}（s）；环的骨架 1600cm^{-1}（s）、1551cm^{-1}（s，与酰胺带Ⅱ重叠）、1490cm^{-1}（s）及 1410cm^{-1}（s）；面外 C—H（邻接 2 个）845cm^{-1}（s）。②酰胺：N—H 3120cm^{-1}（s）；酰胺带Ⅰ，C $=$ O 的 1645cm^{-1}（s）；酰胺带Ⅲ，C—N 的 1335cm^{-1}（s）。③肼基上的伯胺：N—H 的 3300cm^{-1}（m）等。

实验步骤如下。取本品约 1mg，置玛瑙研钵中，加入干燥的溴化钾细粉约 200mg，充分研磨均匀，置于直径为 13mm 的压片模具中，使铺布均匀，抽真空约 2min 后，边抽气边加压至 0.8×10^6 kPa，保持压力 2min，撤去压力并放气后取出制成的供试片，目视检测应透明、均匀且无明显的颗粒。将供试片置于仪器的样品光路中，另在参比光路中置一按同法制成的溴化钾空白片作为补偿，录制光谱图。将所得供试品红外光吸收图谱与对照图谱（光谱集 166 图）比较，两个图谱应一致。

红外光谱鉴别法

【思考与训练】

如何应用红外吸收图谱进行药物鉴别？

思考与训练答案2

三、色谱鉴别法

色谱鉴别法是利用不同物质在不同色谱条件下，产生各自的特征色谱行为［比移值(R_f）或保留时间(R_t）］进行鉴别试验。药典中一般采用与对照品（或经确证的已知药品）在相同条件下进行色谱分离，并进行比较鉴别。以此来验证药物及其制剂的真伪。

1. 薄层色谱法

该法是色谱鉴别方法中常用的方法，一般采用对照品（或标准品）比较法，将供试品和对照品按药典规定，用同种溶剂配成同样浓度的溶液，在同一薄层板上点样、展开、显色，供试品所显主斑点的颜色、位置应与对照品的主斑点相同。

例如，丙酸睾酮注射液的鉴别方法为：取本品适量（约相当于丙酸睾酮 10mg），加无水乙醇 10mL，强力振摇，置冰浴中放置使分层，取上层乙醇溶液置离心管中离心，取上清液作为供试品溶液；另取丙酸睾酮对照品，加无水乙醇制成每 1mL 中含 1.0mg 的溶液，作为对照品溶液。照薄层色谱法试验，吸取上述两种溶液各 10μL，分别点于同一硅胶 GF$_{254}$ 薄层板上，以二氯甲烷-甲醇（19∶0.5）为展开剂，展开后，晾干，置紫外灯（254nm）下检视。供试品溶液所显主斑点的颜色和位置应与对照品溶液的主斑点相同。

2. 高效液相色谱法

一般规定按供试品"含量测定"项下的色谱条件进行试验。要求供试品和对照品色谱峰的保留时间应一致。采用内标法时，要求药物与内标物峰的保留时间比值也应相同。

2020 年版《中国药典》中大量使用了高效液相色谱法鉴别药物。如采用高效液相色谱法鉴别胰岛素。①在含量测定项下记录的色谱图中，供试品溶液主峰的保留时间应与对照品溶液主峰的保留时间一致。②照高效液相色谱法（通则 0512）试验。取供试品适量，加 0.1％三氟醋酸溶液溶解并稀释制成每 1mL 中含 10mg 的溶液，取 20μL，加 0.2mol/L 三羟甲基氨基甲烷-盐酸缓冲液（pH7.3）20μL、0.1％ V8 酶溶液 20μL 与水 140μL，混匀，置 37℃水浴中 2h 后，加磷酸 3μL，作为供试液；另取胰岛素对照品适量，同法制备，作为对照品溶液。以 0.2mol/L 硫酸盐缓冲液（pH 2.3）-乙腈（90∶10）为流动相 A，以乙腈-水（50∶50）为流动相 B，按规定条件进行梯度洗脱。取对照液和供试液各 25μL，分别注入液相色谱仪，记录色谱图。供试品溶液的肽图谱应与对照品溶液的肽图谱一致。

3. 气相色谱鉴别法

鉴别的方法与原理类似高效液相色谱法，此处不再赘述。

第三节 药物鉴别试验条件

鉴别试验是以所采用的化学反应或物理特性产生的明显的、易于觉察的特征变化为依据。因此，能影响鉴别试验判定结果的特征变化的因素都是应当精心选择和严格控制的。也就是说，鉴别试验应该在规定条件下完成，否则鉴别试验的结果是不可信的。影响鉴别试验的因素主要有以下几个方面。

一、溶液的浓度

主要指被鉴别药物的浓度，及所用试剂的浓度。由于鉴别试验多采用观察沉淀、颜色或测定各种光学参数（如，λ_{min}、A、$E^{1\%}_{1cm}$ 等）的变化来判定结果，而药物和有关试剂的浓度会直接影响上述的各种变化。为了使鉴别结果准确，必须严格规定溶液的浓度。

二、溶液的温度

温度对化学反应的影响很大，一般温度每升高 10℃，可使反应速率增加 2～4 倍。但温度的升高也可使某些生成物分解，导致颜色变浅，甚至观察不到阳性结果。

三、溶液的酸碱度

许多鉴别反应都需要在一定酸碱度的条件下才能进行。溶液酸碱度的作用，在于能使各反应物有足够的浓度处于反应活化状态，使反应生成物处于稳定和易于观测的状态。

四、干扰成分

在鉴别试验中，如果药物结构中的其他部分或药物制剂中的其他组分也可参加鉴别反应，将对试验结果产生干扰。有这种情况时，须选择专属性更高的鉴别方法，或分离后再进行鉴别。

五、试验时间

有机化合物的化学反应和无机化合物不同，一般反应速率较慢，达到预期试验结果需要较长的时间。这是因为有机化合物是以共价键相结合，化学反应能否进行，依赖于共价键的断裂和新价键形成的难易，这些价键的更替需要一定的反应时间和条件。同时，在化学反应过程中，有时存在着许多中间阶段，甚至需加入催化剂才能启动反应。因此，使鉴别反应完成，需要一定时间。

六、药物鉴别试验的灵敏度

鉴别试验是以灵敏的专属反应为依据，在合适的条件下进行试验判定。鉴别反应的灵敏度越高，则所需要的药物量就越少。

在一定条件下，能在尽可能稀的溶液中观测出尽可能少量的供试品，反应对这一要求所能满足的程度，即称为反应的灵敏度。它以两个相互有关的量，即最低检出量和最低检出浓度来表示。最低检出量又称检出限量，以 m 表示，即应用某一反应，在一定的条件下，能够观测出结果的供试品的最小量，其单位通常用微克（μg）表示。最低检出量越小，反应越灵敏。最低检出浓度又称界限浓度，是指在一定条件下，若 1 份被测物溶解在 G 份溶剂中能被测出，而在大于 G 份溶剂中不能被检出，则 $1：G$ 就是这一供试品的最低检出浓度。

影响药物鉴别
试验的主要因素

在实际工作中，常采用以下措施来提高反应的灵敏度。①加入与水互不相溶的有机溶剂。在鉴别试验中，如生成物具有颜色并颜色很浅时，可利用加入少量与水互不相溶的有机溶剂，浓集有色生成物，使有机溶剂中颜色变深，易于观测。②改进观测方法。例如，将目视观测溶液的颜色改为可见分光光度法；将观测生成沉淀改为比浊度法等。

第四节 常见药物的化学鉴别方法

鉴别药品时经常使用的化学鉴别法，《中国药典》和《美国药典》均称为一般鉴别试验，《英国药典》和《日本药局方》称为定性反应。

一、芳香第一胺类药物鉴别反应

（1）鉴别原理 对乙酰氨基酚、磺胺嘧啶、盐酸普鲁卡因及其注射液等芳香第一胺类药物，或水解后能生成芳香第一胺类的药物，均可与亚硝酸钠发生重氮化反应，生成的重氮盐与碱性 β-萘酚形成偶氮染料。

（2）鉴别方法 取供试品约 50mg，加稀盐酸 1mL，必要时缓缓煮沸使溶解，加 0.1mol/L 亚硝酸钠溶液数滴，加与 0.1mol/L 亚硝酸钠溶液等体积的 1mol/L 脲溶液振摇 1min，滴加碱性 β-萘酚试液数滴，视供试品不同，生成由粉红到猩红色的沉淀。

$$\text{R}-C_6H_4-NH_2 + HNO_2 + H^+ \longrightarrow \text{R}-C_6H_4-\overset{+}{N}\equiv N + 2 H_2O$$

$$\text{R}-C_6H_4-\overset{+}{N}\equiv N + \text{(naphthol)}-OH + NaOH \longrightarrow \text{(偶氮染料)} + H_2O + Na^+$$

粉红色~猩红色

二、茚三酮鉴别反应

α-氨基酸、伯胺和某些羟基胺类药物可与茚三酮在加热时反应生成紫色、蓝色或红紫色产物。有色物质不是单一化合物，而是几种缩合产物的混合物，可用下列总反应式表示其原理。

三、丙二酰脲类鉴别反应

（1）鉴别原理　苯巴比妥及其钠盐、司可巴比妥、异戊巴比妥及其钠盐等原料药及其制剂的分子结构中均以丙二酰脲为母体，都能在弱碱性溶液中与硝酸银作用生成二银盐的白色沉淀，也能与铜吡啶试液作用显紫色。

（2）鉴别方法

① 与银盐反应　取供试品约 0.1g，加碳酸钠试液 1mL 与水 10mL，振摇 2min，滤过，滤液中逐滴加入硝酸银试液，即生成白色沉淀，振摇，沉淀即溶解；继续滴加过量的硝酸银试液，沉淀不再溶解。

② 与铜盐反应　取供试品约 50mg，加吡啶溶液（1→10）5mL，溶解后，加铜吡啶试液 1mL，即显紫色或生成紫色沉淀。

四、有机氟化物鉴别反应

地塞米松磷酸钠及其注射液、醋酸曲安奈德及其注射液、醋酸地塞米松及其片剂、诺氟沙星、醋酸氟轻松、醋酸氟轻可的松等有机氟化物药物中都含有氟。为把有机氟转化为无机氟离子，用氧瓶燃烧法进行破坏，用水和氢氧化钠溶液为吸收液，然后鉴别氟离子。

（1）鉴别原理　在 pH＝4.3 时，茜素氟蓝与硝酸亚铈试液中的 Ce^{3+} 以 1∶1 结合成红色配合物，当有 F^- 存在时，三者以 1∶1∶1 结合成蓝紫色的配合物，检出限量为 0.2×10^{-6}。

（2）鉴别方法　取供试品约 7mg，照氧瓶燃烧法进行有机破坏，用水 20mL 与 0.01mol/L 氢氧化钠溶液 6.5mL 为吸收液，待燃烧完毕后，充分振摇，取吸收液 2mL，加茜素氟蓝试液 0.5mL，再加 12％醋酸钠的稀醋酸溶液 0.2mL，用水稀释至 4mL，加硝酸亚铈试液 0.5mL，即显蓝紫色。同时做空白对照试验。

五、托烷生物碱类鉴别反应

（1）鉴别原理　氢溴酸山莨菪碱及其片剂、注射液，氢溴酸东莨菪碱及其片剂、注射液，消旋山莨菪碱及其片剂、盐酸消旋山莨菪碱注射液，硫酸阿托品及其片剂、注射液等药物的分子结构，都是由莨菪烷衍生物（又称托烷衍生物）与莨菪酸生成的酯，称为托烷生物碱类。它们分子中都含有莨菪酸的结构，与发烟硝酸共热，即得黄色的三硝基（或二硝基）衍生物，冷却后加醇制氢氧化钾少许，即显深紫色。

（2）鉴别方法　取供试品约 10mg，加发烟硝酸 5 滴，置水浴上蒸干，即得黄色的残渣，放冷，加乙醇 2～3 滴，加固体氢氧化钾一小颗粒，即显深紫色。

莨菪酸

$$O_2N-\underset{NO_2}{\overset{COOH}{\underset{NO_2}{\bigcirc}}} + KOH \longrightarrow O_2N-\underset{N}{\overset{CHCH_2OH}{\bigcirc}}NO_2 + H_2O + CO_2\uparrow$$

深紫色

若供试品量少，形成紫色不明显时，可投入氢氧化钾颗粒少许，即可在氢氧化钾表面形成深紫色。氢溴酸后马托品虽然也属于托烷生物碱类，但由于分子中没有莨菪酸的结构，故与发烟硝酸共热，冷却后加氢氧化钾不呈紫色，可供区别。

六、水杨酸盐、苯甲酸盐、乳酸盐、枸橼酸盐、酒石酸盐鉴别反应

（一）水杨酸盐的鉴别

水杨酸、阿司匹林及其片剂、肠溶片和栓剂、双水杨酯及其片剂、水杨酸镁及其片剂等药物，用水杨酸盐鉴别试验进行鉴别。

（1）取供试品的中性或弱酸性稀溶液，加三氯化铁试液 1 滴，即显紫色。

（2）取供试品溶液，加稀盐酸，即析出白色水杨酸沉淀；分离，沉淀在醋酸铵试液中溶解。

（二）苯甲酸盐的鉴别

（1）取供试品的中性溶液，滴加三氯化铁试液，即生成赭色沉淀；加稀盐酸，变为白色沉淀。

（2）取供试品，置干燥试管中，加硫酸后，加热，不炭化，但析出苯甲酸，并在试管内壁凝结成白色升华物。

（三）乳酸盐的鉴别

乳酸钙及其片剂、乳酸钠及其注射液、乳酸钠林格注射液等药物，用乳酸盐鉴别试验进行鉴别。

（1）鉴别原理 乳酸盐在酸性溶液中被溴试液氧化为乙醛，遇亚硝基铁氰化钠生成暗绿色的缩合产物。加硫酸铵是为了增加下层溶液的相对密度。

（2）鉴别方法 取供试品溶液 5mL（约相当于乳酸 5mg），置试管中，加溴试液 1mL 与稀硫酸 0.5mL，置水浴上加热，并用玻棒小心搅拌至褪色，加硫酸铵 4g，混匀，沿管壁逐滴加入 10% 亚硝基铁氰化钠的稀硫酸溶液 0.2mL 和浓氨试液 1mL，使成两液层；在放置 30min 内，两液层的接界处出现一暗绿色的环。

$$2CH_3-CH(OH)-COOH+O_2 \longrightarrow 2CH_3CHO+2CO_2\uparrow+2H_2O$$
$$CH_3CHO+[Fe(CN)_5NO]^{2-}+2OH^- \longrightarrow [Fe(CN)_5ON=CHCHO]^{4-}+2H_2O$$

暗绿色

（四）枸橼酸盐的鉴别

《中国药典》二部中有枸橼酸乙胺嗪及其片剂、枸橼酸芬太尼及其注射液、枸橼酸哌嗪及其片剂、枸橼酸钠及其输血用注射液、枸橼酸钾、枸橼酸铋钾及其片剂、枸橼酸喷托维林及其片剂和滴丸、枸橼酸氯米芬及其片剂和胶囊等药物，用枸橼酸盐鉴别试验鉴别，方法有下述两种。

（1）第一法 取供试品溶液 2mL（约相当于枸橼酸 10mg），加稀硫酸数滴，加热至沸，加高锰酸钾试液数滴，振摇，紫色即消失；溶液分成两份，一份中加硫酸汞试液 1 滴，另一份

中逐滴加入溴试液，均生成白色沉淀。其反应原理为：枸橼酸被高锰酸钾氧化为丙酮二羧酸（也可称为 β-酮戊二酸），与硫酸汞形成复盐沉淀；与溴试液产生五溴丙酮，均为白色沉淀。

$$2\underset{\underset{CH_2COOH}{|}}{\overset{\overset{CH_2COOH}{|}}{C(OH)COOH}} + O_2 \longrightarrow 2\underset{\underset{CH_2COOH}{|}}{\overset{\overset{CH_2COOH}{|}}{C=O}} + 2CO_2 + 2H_2O$$

$$2\,HgSO_4 + 2H_2O \longrightarrow Hg_2(OH)_2SO_4 + 2CO_2 + H_2SO_4$$

$$\underset{O}{\overset{O}{\underset{\|}{\overset{\|}{S}}}}\underset{OHgOH}{\overset{OHgOH}{}} + \underset{HOOCCH_2}{\overset{HOOCCH_2}{}}C=O \longrightarrow \underset{O}{\overset{O}{\underset{\|}{\overset{\|}{S}}}}\underset{OHgO-C-CH_2}{\overset{OHgO-C-CH_2}{}}C=O\downarrow + 2H_2O$$
白色

$$\underset{\underset{CH_2COOH}{|}}{\overset{\overset{CH_2COOH}{|}}{C=O}} + 5Br_2 \longrightarrow 2CO_2 + 5HBr + \underset{\underset{CBr_3}{|}}{\overset{\overset{CHBr_2}{|}}{C=O}}\downarrow$$
白色

高锰酸钾的用量应加以控制，若加入高锰酸钾过多，丙酮二羧酸可进一步氧化为二氧化碳和水，再加硫酸汞或溴水时均不生成白色沉淀。应注意逐滴加入溴水，边加边振摇，以免过量溴水被五溴丙酮吸附而使沉淀呈黄色。

（2）第二法　取供试品约 5mg，加吡啶-醋酐（3：1）约 5mL，振摇，即生成黄色到红色或紫红色的溶液，本反应机理不明。枸橼酸铋钾及其片剂用本法鉴别。

（五）酒石酸盐的鉴别

《中国药典》中酒石酸美托洛尔及其片剂等药物，用酒石酸盐鉴别反应进行鉴别。

（1）取供试品的中性溶液，置洁净的试管中，加氨制硝酸银试液数滴，置水浴中加热，银即游离并附在管的内壁成银镜。

（2）取供试品溶液，加醋酸成酸性后，加硫酸亚铁试液 1 滴和过氧化氢试液 1 滴，待溶液褪色后，用氢氧化钠试液碱化，溶液即显紫色。

七、钠盐、钾盐的鉴别

1. 测定原理

钠的火焰光谱的主要谱线有 589.0nm、589.6nm，故显黄色。钾盐的火焰光谱的主要谱线有 766.49nm、769.90nm 等，由于人眼在此波长附近敏感度较差，故显紫色。如有钠盐混存，因钠盐灵敏度很高，遮盖了钾盐的紫色，需透过蓝色钴玻璃将钠焰的黄色滤去，此时火焰显粉红色。

2. 鉴别方法

（1）钠盐

① 取铂丝，用盐酸湿润后，蘸取供试品，在无色火焰中燃烧，火焰即显鲜黄色。

② 取供试品约 100mg，置 10mL 试管中，加水 2mL 溶解，加 15％碳酸钾溶液 2mL，加热至沸，应不得有沉淀生成；加焦锑酸钾试液 4mL，加热至沸，置冰水中冷却，必要时，用玻棒摩擦试管内壁，应有致密的沉淀生成。

（2）钾盐

① 取铂丝，用盐酸湿润后，蘸取供试品，在无色火焰中燃烧，火焰即显紫色；但有少

量的钠盐混存时，须隔蓝色玻璃透视，方能辨认。

② 取供试品，加热炽灼除去可能杂有的铵盐，放冷后，加水溶解，再加 0.1%四苯硼钠溶液与醋酸，即生成白色沉淀。

八、铁盐、亚铁盐的鉴别

（一）亚铁盐的鉴别

（1）取供试品溶液，滴加铁氰化钾试液，即生成深蓝色沉淀；分离，沉淀在稀盐酸中不溶，但加氢氧化钠试液，即分解成棕色沉淀。

（2）取供试品溶液，加 1%邻二氮菲的乙醇溶液数滴，即显深红色。

（二）铁盐的鉴别

（1）取供试品溶液，滴加亚铁氰化钾试液，即生成深蓝色沉淀；分离，沉淀在稀盐酸中不溶，但加氢氧化钠试液，即分解成棕色沉淀。

（2）取供试品溶液，滴加硫氰酸铵试液，即显血红色。

九、硫酸盐、亚硫酸盐或亚硫酸氢盐的鉴别

（一）硫酸盐的鉴别

（1）取供试品溶液，滴加氯化钡试液，即生成白色沉淀；分离，沉淀在盐酸或硝酸中均不溶解。

（2）取供试品溶液，滴加醋酸铅试液，即生成白色沉淀；分离，沉淀在醋酸铵试液或氢氧化钠试液中溶解。

（3）取供试品溶液，加盐酸，不生成白色沉淀（与硫代硫酸盐区别）。

（二）亚硫酸盐或亚硫酸氢盐的鉴别

（1）取供试品，加盐酸，即产生二氧化硫的气体，有刺激性特臭，并能使硝酸亚汞试液湿润的滤纸显黑色。

（2）取供试品溶液，滴加碘试液，碘的颜色即消褪。

十、硝酸盐、磷酸盐与醋酸盐的鉴别

（一）硝酸盐的鉴别

（1）取供试品溶液，置试管中，加等量的硫酸，小心混合，冷后，沿管壁加硫酸亚铁试液，使成两液层，接界面显棕色。

（2）取供试品溶液，加硫酸与铜丝（或铜屑），加热，即产生红棕色的蒸气。

（3）取供试品溶液，滴加高锰酸钾试液，紫色不应褪去（与亚硝酸盐区别）。

（二）磷酸盐的鉴别

（1）取供试品的中性溶液，加硝酸银试液，即生成浅黄色沉淀；分离，沉淀在氨试液或稀硝酸中均易溶解。

（2）取供试品溶液，加氯化铵镁试液，即生成白色结晶性沉淀。

（3）取供试品溶液，加钼酸铵试液与硝酸后，加热即生成黄色沉淀；分离，沉淀能在氨试液中溶解。

（三）醋酸盐的鉴别

（1）取供试品，加硫酸和乙醇后，加热，即分解产生醋酸乙酯的香气。

（2）取供试品的中性溶液，加三氯化铁试液1滴，溶液呈深红色，加稀无机酸，红色即褪去。

十一、铵盐、加碱加热后放出氨或胺的鉴别反应

（1）鉴别原理　酰胺、内酰胺、磺酰胺、胺类和铵盐等能与酸生成盐的药物，在过量碱作用下水解，受热时放出氨或胺，有氨或胺臭，并可使湿润的红色石蕊试纸变蓝。氨与硝酸亚汞反应析出单质汞。

（2）鉴别方法

① 取供试品，加过量的氢氧化钠试液后，加热，即分解，产生氨臭；遇用水湿润的红色石蕊试纸，能使之变蓝色，并能使硝酸亚汞试液湿润的滤纸显黑色。

$$NH_4^+ + OH^- \longrightarrow NH_3\uparrow + H_2O$$

$$RCONH_2 + NaOH \xrightarrow{\triangle} RCOONa + NH_3\uparrow$$

$$RNH_2 \cdot HX + NaOH \xrightarrow{\triangle} RNH_2\uparrow + NaX + H_2O$$

$$4NH_3 + 2Hg_2(NO_3)_2 + H_2O \longrightarrow O{<}^{Hg}_{Hg}{>}NH_2 \cdot NO_3 + 2Hg\downarrow + 3NH_4NO_3$$

② 取供试品溶液，加碱性碘化汞钾试液1滴，即生成红棕色沉淀。

十二、卤化物的鉴别

（一）氯化物鉴别

（1）取供试品溶液，加稀硝酸使成酸性后，滴加硝酸银试液，即生成白色凝乳状沉淀；分离，沉淀加氨试液即溶解，再加稀硝酸酸化后，沉淀复生成。如供试品为生物碱或其他有机碱的盐酸盐，须先加氨试液使成碱性，将析出的沉淀滤过除去，取滤液进行试验。

（2）取供试品少量，置试管中，加等量的二氧化锰，混匀，加硫酸湿润，缓缓加热，即产生氯气，能使用水湿润的碘化钾淀粉试纸显蓝色。

（二）溴化物的鉴别

（1）取供试品溶液，滴加硝酸银试液，即生成淡黄色凝乳状沉淀；分离，沉淀能在氨试液中微溶，但在硝酸中几乎不溶。

（2）取供试品溶液，滴加氯试液，溴即游离，加三氯甲烷振摇，三氯甲烷层显黄色或红棕色。

（三）碘化物的鉴别

（1）取供试品溶液，滴加硝酸银试液，即生成黄色凝乳状沉淀；分离，沉淀在硝酸或氨试液中均不溶解。

（2）取供试品溶液，加少量的氯试液，碘即游离；如加三氯甲烷振摇，三氯甲烷层显紫色；如加淀粉指示液，溶液显蓝色。

十三、高锰酸钾褪色反应

含有不饱和双键或含有侧链芳烃的药物，在酸性溶液中与高锰酸钾试液作用，可将高锰

酸钾还原，使紫色消褪。盐酸丙卡巴肼分子中有肼基，在碳酸钠存在下可使高锰酸钾褪色。

十四、与醋酸铅反应

含巯基的药物可与醋酸铅试液作用生成有色沉淀。有些含硫有机药物在适当条件下与某些试剂作用放出硫化氢气体，可使醋酸铅试纸变成黑色。

十五、与碘化汞钾试剂反应

乙胺嘧啶片、别嘌醇及其片剂、硫酸双肼屈嗪及其片剂等含氮有机药物，均可与碘化汞钾（$K_2[HgI_4]$）试剂反应，生成白色或黄色沉淀或其他颜色沉淀。

十六、与亚硝基铁氰化钠反应

含有巯基（—SH）的硫醇或能被还原生成巯基的硫醚、硫酮类药物，在微碱性条件下均可与亚硝基铁氰化钠试液反应，生成酒红色产物，关于有色络合物的准确组成目前尚不清楚。

十七、银盐、锂盐、铜盐与亚锡盐的鉴别

（一）银盐的鉴别

（1）取供试品溶液，加稀盐酸，即生成白色凝乳状沉淀；分离，沉淀能在氨试液中溶解，加稀硝酸酸化后，沉淀复生成。

（2）取供试品的中性溶液，滴加铬酸钾试液，即生成砖红色沉淀；分离，沉淀能在硝酸中溶解。

（二）锂盐的鉴别

（1）取供试品溶液，加氢氧化钠试液碱化后，加入碳酸钠试液，煮沸，即生成白色沉淀；分离，沉淀能在氯化铵试液中溶解。

（2）取铂丝，用盐酸湿润后，蘸取供试品，在无色火焰中燃烧，火焰显胭脂红色。

（3）取供试品适量，加入稀硫酸或可溶性硫酸盐溶液，不生成沉淀（与锶盐区别）。

（三）铜盐的鉴别

（1）取供试品溶液，滴加氨试液，即生成淡蓝色沉淀；再加过量的氨试液，沉淀即溶解，生成深蓝色溶液。

（2）取供试品溶液，加亚铁氰化钾试液，即显红棕色或生成红棕色沉淀。

（四）亚锡盐的鉴别

取供试品的水溶液1滴，点于磷钼酸铵试纸上，试纸应显蓝色。

十八、汞盐、亚汞盐的鉴别

（一）亚汞盐的鉴别

（1）取供试品，加氨试液或氢氧化钠试液，即变黑色。

（2）取供试品，加碘化钾试液，振摇，即生成黄绿色沉淀，瞬即变为灰绿色，并逐渐转变为灰黑色。

（二）汞盐的鉴别

（1）取供试品溶液，加氢氧化钠试液，即生成黄色沉淀。

（2）取供试品的中性溶液，加碘化钾试液，即生成猩红色沉淀，沉淀能在过量的碘化钾试液中溶解；再以氢氧化钠试液碱化，加铵盐即生成红棕色的沉淀。

（3）取不含过量硝酸的供试品溶液，涂于光亮的铜箔表面，擦拭后即生成一层光亮似银的沉积物。

十九、钙盐、钡盐与镁盐的鉴别

（一）钙盐的鉴别

（1）取铂丝，用盐酸湿润后，蘸取供试品，在无色火焰中燃烧，火焰即显砖红色。

（2）取供试品溶液（1→20），加甲基红指示液 2 滴，用氨试液中和，再滴加盐酸至恰呈酸性，加草酸铵试液，即生成白色沉淀；分离，沉淀不溶于醋酸，但可溶于稀盐酸。

（二）钡盐的鉴别

（1）取铂丝，用盐酸湿润后，蘸取供试品，在无色火焰中燃烧，火焰即显黄绿色；通过绿色玻璃透视，火焰显蓝色。

（2）取供试品溶液，滴加稀硫酸，即生成白色沉淀；分离，沉淀在盐酸或硝酸中均不溶解。

（三）镁盐的鉴别

（1）取供试品溶液，加氨试液，即生成白色沉淀；滴加氯化铵试液，沉淀溶解；再加磷酸氢二钠试液 1 滴，振摇，即生成白色沉淀。沉淀在氨试液中不溶解。

（2）取供试品溶液，加氢氧化钠试液，即生成白色沉淀。分离，沉淀分成两份，一份中加过量的氢氧化钠试液，沉淀不溶解；另一份中加碘试液，沉淀转为红棕色。

二十、锌盐、锑盐与铋盐的鉴别

（一）锌盐的鉴别

（1）取供试品溶液，加亚铁氰化钾试液，即生成白色沉淀；分离，沉淀在稀盐酸中不溶解。

（2）取供试品制成中性或碱性溶液，加硫化钠试液，即生成白色沉淀。

（二）锑盐的鉴别

（1）取供试品溶液，加醋酸成酸性后，置水浴上加热，趁热加硫代硫酸钠试液数滴，逐渐生成橙红色沉淀。

（2）取供试品溶液，加盐酸成酸性后，通硫化氢，即生成橙色沉淀；分离，沉淀能在硫化铵试液或硫化钠试液中溶解。

（三）铋盐的鉴别

（1）取供试品溶液，滴加碘化钾试液，即生成红棕色溶液或暗棕色沉淀；分离，沉淀能在过量碘化钾试液中溶解成黄棕色的溶液，再加水稀释，又生成橙色沉淀。

（2）取供试品溶液，用稀硫酸酸化，加 10％硫脲溶液，即显深黄色。

二十一、铝盐、硼酸盐的鉴别

（一）铝盐的鉴别

（1）取供试品溶液，滴加氢氧化钠试液，即生成白色胶状沉淀；分离，沉淀能在过量的氢氧化钠试液中溶解。

（2）取供试品溶液，加氨试液至生成白色胶状沉淀，滴加茜素磺酸钠指示液数滴，沉淀即显樱红色。

（二）硼酸盐的鉴别

（1）取供试品溶液，加盐酸成酸性后，能使姜黄试纸变成棕红色；放置干燥，颜色即变深，用氨试液湿润，即变为绿黑色。

（2）取供试品，加硫酸，混合后，加甲醇，点火燃烧，即发生边缘带绿色的火焰。

二十二、碳酸盐与碳酸氢盐的鉴别

（1）取供试品溶液，加稀酸，即泡沸，产生二氧化碳气体，导入氢氧化钙试液中，即生成白色沉淀。

（2）取供试品溶液，加硫酸镁试液，如为碳酸盐溶液，即生成白色沉淀；如为碳酸氢盐溶液，须煮沸，始生成白色沉淀。

（3）取供试品溶液，加酚酞指示液，如为碳酸盐溶液，即显深红色；如为碳酸氢盐溶液，不变色或仅显微红色。

【思考与训练】

填空题

1. 在药物质量标准中，鉴别试验的项目包括_____及_____两个大项。

2. 药物检验中最常用的鉴别方法是_____。

3. 芳香第一胺类鉴别反应是指_____。

4. 薄层色谱鉴别法是利用_____进行鉴别。

5. 高效液相色谱鉴别法是利用_____进行鉴别。

6. 化学鉴别法是利用_____进行鉴别。

思考与训练答案 3

第三章
药物杂质检查

药物一般杂质检查
药物特殊杂质检查

 导入语

　　药物杂质是指药物中存在的无治疗作用或影响药物的稳定性和疗效，甚至对人体健康有害的微量物质，主要由生产过程中引入，或贮存过程中产生。杂质检查是药物纯度评价的一项重要内容，为保证药品质量，确保用药安全、有效，必须检查杂质，控制药物纯度。杂质检查是限量检查。本章将介绍药物一般杂质及特殊杂质的检查方法。

学习目标

　　（1）能正确理解药物的纯度含义、杂质的来源；
　　（2）能区分杂质种类，熟悉杂质限量的计算；
　　（3）掌握一般杂质和特殊杂质的含义、检测原理及检查方法；
　　（4）能对检验结果做出正确判断。

第一节　药物一般杂质检查

一、药物杂质概述

　　药物的纯度，是指药物的纯净程度。药物的纯度和化学试剂的纯度在要求上不同。药物只有合格品与不合格品；而一般化学试剂分为 4 个等级（基准试剂、优级纯、分析纯、化学纯）。前者主要从用药安全、有效性以及对药物稳定性的影响等方面考虑；后者则从杂质可能引起的化学变化对使用的影响，以及试剂的使用范围和使用目的来规定的，并不考虑杂质对生物体的生理作用及毒副作用。因此，药监管理部门规定，不能以一般化学药品及化学试剂代替药用规格，更不能把化学试剂当作药品直接用于临床治疗。在药物的研究、生产、供应和临床使用等方面，必须保证药物的纯度，才能保证药物的有效和安全。通常可从药物的外观性状、理化常数、杂质检查和含量测定等方面，作为一个有联系的整体来表明和评定药物的纯度，所以在药物的质量标准中就规定了药物的纯度要求。

药物中的杂质是指药物中存在的无治疗作用甚至对人体健康有害或影响疗效的物质。为了确保用药安全有效，杂质检查是控制药物质量的一项重要指标。在不影响疗效、制剂、贮存和人体健康的原则下，药品所含杂质的限度应尽量做到不影响药品的质量即可，允许有一定的限量。药物中的杂质主要有两个来源，即生产过程中引入和贮存过程中产生。

药物生产过程中由于所用原料不纯或所用原料中有一部分未反应完全，以及反应中间物与反应副产物的存在，在精制时未能完全除去等，都会使产品中存在杂质。例如，药用氯化钠是以海盐、井盐、岩盐或高温盐精制得到的，这样从原料中就可能带入溴化物、碘化物、硫酸盐、钡盐、钾盐、钙盐、镁盐、砷盐、重金属等杂质；又如，以水杨酸为原料合成阿司匹林，由于乙酰化不完全，可引入水杨酸；在生产中使用金属器皿、管道，可能带入砷、铁等金属杂质。

药物在贮藏过程中在温度、湿度、日光、空气等外界条件影响下，或因微生物的作用，引起药物发生水解、氧化、分解、异构化、晶型转变、聚合、潮解和发霉等变化，使药物中产生有关的杂质。不仅使药物的外观性状发生改变，更重要的是降低了药物的稳定性和质量，甚至失去疗效或对人体产生毒害。例如，阿司匹林遇水会逐渐分解成水杨酸、醋酸；四环素在酸性条件下可发生差向异构化反应，生成毒性高、活性低的差向四环素。

以上这些杂质对人体毒害较大，必须加以控制。

二、药物杂质分类

药物中的杂质按其来源可分为一般杂质和特殊杂质。一般杂质是指在自然界中分布较广泛，在多种药物的生产和贮藏过程中容易引入的杂质。如酸、碱、水分、氯化物、硫酸盐、砷盐、重金属、氰化物、铁盐、铵盐、易炭化物、干燥失重、炽灼残渣、溶液颜色与澄清度、有机溶剂残留量等。特殊杂质是指在个别药物中独特存在的杂质，系在制备过程和贮藏过程中，根据药物的性质、生产方法和工艺条件可能产生的某一杂质，并非其他药物均能产生，这种杂质列入个别药物的检查项下。

药物的杂质按其性质可分为信号杂质和有害杂质。信号杂质一般无害，但其含量的多少可以反映出药物的纯度水平，氯化物、硫酸盐等就属于信号杂质。有害杂质，如重金属、砷盐、氰化物等，对人体有害，在药品标准中必须严格控制。

药物中所含杂质按其结构又可分为无机杂质和有机杂质。无机杂质如 Cl^-、SO_4^{2-}、

S^{2-}、CN^-、As 盐、重金属等。有机杂质如有机药物中引入的原料、中间体、副产物、分解物、异构体、残留溶剂等。有机杂质的项目名称可参考下列原则。

① 检查对象明确为某一物质时，就以该杂质的化学名作为项目名称。如氯贝丁酯中的"对氯酚"，盐酸苯海索中的"哌啶苯丙酮"，盐酸林可霉素中的"林可霉素 B"，以及胰蛋白酶的"糜蛋白酶"等。如果该杂质的化学名太长，又无通用的简称，可参考螺内酯项下的"巯基化合物"、肾上腺素的"酮体"等，选用相宜的项目名称，在质量标准起草说明中应写明已明确杂质的结构式。

② 检查对象不能明确为某一单一物质而又仅知为某一类物质时，则其项目名称可采用"其他甾体""其他生物碱""其他氨基酸""还原酸""脂肪酸""芳香第一胺""含氯化合物""残留溶剂"或"有关物质"等。

一般将与主药有密切相关的原料、中间体、副产物或分解产物等的特殊杂质称为有关物质。

③ 未知杂质，仅根据检测方法选用项目名称，如"杂质吸光度""易氧化物""易炭化物""不挥发物""挥发性杂质"等。

药典中规定的各种杂质检查项目，系指该药品在按既定工艺进行生产和正常贮藏过程中可能含有或产生并需要控制的杂质。凡药典未规定检查的杂质，一般不需要检查。对危害人体健康、影响药物稳定性的杂质，必须严格控制其限量。

三、药物杂质的限量计算

药物中含有杂质是影响纯度的主要因素，如药物中含有超过限量的杂质，就有可能使理化常数变动，外观性状产生变异，并影响药物的稳定性；杂质增多也使含量明显偏低或活性降低，毒副作用显著增加。因此，药物的杂质检查是控制药物纯度的一个非常重要的方面，所以药物的杂质检查也可称为纯度检查。

药典中规定的杂质检查均为限量（或限度）检查（limit test）。杂质限量是指药物中所含杂质的最大允许量，通常用百分之几（%）或百万分之几来表示。检查时可用杂质的纯品或对照品在相同条件下来比较。杂质限量（L）可用下式计算：

$$杂质限量(L) = \frac{杂质最大允许量}{供试品量} \times 100\%$$

$$= \frac{标准溶液体积(V) \times 标准溶液浓度(c)}{供试品量(S)} \times 100\%$$

也有的杂质检查不用标准液对比，只在一定条件下观察有无正反应出现。

对于一些保持药物稳定性的保存剂或稳定剂，不认为是杂质，但需检查是否在允许范围内。对人体有毒的杂质控制较严，如砷，不得过百万分之十；重金属，不得过百万分之二十等。

杂质限量的计算方法举例如下。

【例 3-1】 药品中杂质限量的计算。取对乙酰氨基酚 2.0g，加水 100mL，加热溶解后冷却，滤过，取滤液 25mL，按《中国药典》规定检查氯化物，结果与标准氯化钠溶液（每 1mL 含 Cl^- 0.01mg）5.0mL 制成的对照液比较，不得更深，求氯化物的限量为多少？

解

$$L(\%) = \frac{5 \times 0.01}{2 \times 1000 \times \frac{25}{100}} \times 100\% = 0.01\%$$

【**例 3-2**】 标准溶液体积的计算。取葡萄糖 4.0g，按《中国药典》重金属检查法第一法检查时，重金属不得过百万分之五，问应取标准铅溶液（10μg Pb/mL）多少毫升？

解

$$5 = \frac{V \times 0.01}{4 \times 1000} \times 10^6$$

$$V = \frac{4 \times 1000 \times 5}{0.01 \times 10^6} = 2.0 (\text{mL})$$

【**例 3-3**】 供试品量的计算。按《中国药典》规定检查氯化钠中的砷盐。取标准砷溶液（1μg As/mL）2.0mL 制备标准砷斑，规定含砷量不得超过 0.00004％，问应取供试品多少克？

解

$$0.00004\% = \frac{2 \times 0.001}{S \times 1000}$$

$$S = \frac{2 \times 0.001}{0.00004\% \times 1000} = 5.0 (\text{g})$$

在计算杂质限量时，应注意：公式中单位要统一（可统一取 g、mg、μg 之一）；样品是否经过稀释并取出一部分来试验；限量表示方法（％或百万分之几）；求什么（S、V、L、c）。

药物杂质

四、药物杂质的限量检查

药物中存在的杂质不仅影响药物的质量，还可以反映出生产中存在的问题。因此，进行杂质检查不仅可保证用药安全与有效，而且可用于考核生产工艺和企业管理是否正常。

单纯从杂质产生的影响看，杂质含量越少越好，但要把药物中的杂质完全除掉，势必造成生产操作上的困难，降低产率，增加成本；同时，从药物的效用、贮藏上来看，也是没必要的。因此，在不致对人体有害、不影响疗效以及便于生产、调制、贮藏的原则下，对于药物中可能存在的杂质允许有一定的限量。药典对每种杂质的检查均规定了杂质限量。

药典中规定的杂质检查是限量检查或限度检查，也就是说，在进行杂质检查时，不需要测定出药物中杂质的准确含量，只检查药物中所含杂质是否符合限量的规定即可。如图 3-1 所示。

药典中的杂质检查按照操作方法不同，分为下述三种类型。

（1）标准对照法　这是最常用的方法。又叫限量检查法，系指取限度量的待检杂质的对照物质配成对照液，另取一定量供试品配成供试品溶液，在相同条件下处理，比较反应结果，判断供试品中所含杂质限度是否符合规定，如比色或比浊。

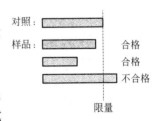

图 3-1　杂质限量示意图

（2）灵敏度法　灵敏度法是用反应的灵敏度来控制杂质限量。在供试品溶液中加入试剂，在试验条件下，不得有正反应发生。如纯化水中酸碱度的检查。

（3）比较法　比较法是取一定量的供试品，在规定的条件下测定待检杂质的吸光度，与规定的限量比较，不得更大，以此来判断供试品中的杂质限量。本法特点是准确测得杂质的吸光度并与规定限量比较，不需对照物质。

五、药物一般杂质的检测方法

(一) 酸碱度检查

酸碱度检查是指用药典规定的方法对药物中的酸度、碱度及酸碱度等酸碱性杂质进行检查。检查时应以新沸并放冷至室温的水为溶剂。不溶于水的药物，可用中性乙醇等有机溶剂溶解。

纯净的药物在加水溶解或制成过饱和的混悬液后，其水溶液的 pH 值应较为恒定，否则显示其受到酸、碱物质的污染，或有水解现象产生。因此，进行酸碱度检查是保证药品质量的一项措施。《中国药典》用酸度、碱度、酸碱度和 pH 值来衡量药物中的酸碱性杂质。凡检查时采用碱液滴定或规定的 pH 值小于 7.0 的称"酸度"。凡检查时采用酸液滴定或规定的 pH 值大于 7.0 的称"碱度"。

药典采用下述三种方法测定酸碱度。①酸碱滴定法。在一定指示液下，用酸或碱滴定供试品溶液中的碱性或酸性杂质，以消耗酸或碱滴定液的体积（mL）作为限度指标。②指示液法。将一定量指示液的变色 pH 值范围作为供试液中酸碱性杂质的限度指标。③pH 值测定法。用电位法测定供试品溶液的 pH 值，衡量其酸碱性杂质是否符合限量规定。

(二) 氯化物检查

(1) 检测原理　药物中微量的氯化物在硝酸酸性条件下与硝酸银反应，生成氯化银微粒而显白色浑浊，再与一定量的标准氯化钠溶液和硝酸银在同样条件下用同法处理生成的氯化银浑浊程度相比较，判定供试品中氯化物是否符合限量规定。反应式为：

$$Cl^- + Ag^+ \longrightarrow AgCl \downarrow (白)$$

加硝酸能加速 AgCl 沉淀的生成，产生较好的乳浊，并且避免 Ag_2CO_3、Ag_2O 和 Ag_3PO_4 等沉淀的形成，消除这些阴离子的干扰。本法以 50mL 供试液中含稀硝酸 10mL 为宜。过多会增大氯化银的溶解度，使浊度降低。

氯化物的检测灵敏度为 $1\mu g$ Cl/mL，以 $20\sim80\mu g/50mL$ 为宜，相当于标准 NaCl 溶液（$10\mu g$ Cl/mL） $2.0\sim8.0mL$，所显浑浊梯度明显，因此，应考虑供试品取样量，使氯化物含量在此范围内。

(2) 标准氯化钠溶液的制备　称取在 110℃ 干燥至恒重的氯化钠 0.165g，置 1000mL 量瓶中，加水适量使溶解并稀释至刻度，摇匀，作为贮备液。临用前，精密量取贮备液 10mL，置 100mL 量瓶中，加水稀释至刻度，摇匀，即得（每 1mL 相当于 $10\mu g$ 的 Cl）。

(3) 检测方法　除另有规定外，取各品种项下规定量的供试品，置 50mL 纳氏比色管中，加 H_2O 溶解使成 25mL（溶液如显碱性，可滴加硝酸使成中性），再加稀硝酸 10mL；溶液如不澄清，应滤过；加 H_2O 使成约 40mL，摇匀，即得供试品溶液。另取该品种项下规定量的标准 NaCl 溶液置 50mL 纳氏比色管中，加稀硝酸 10mL，加 H_2O 使成 40mL，摇匀，即得对照液。于供试品溶液与对照溶液中分别加入 $AgNO_3$ 试液 1.0mL，用 H_2O 稀释使成 50mL，摇匀，在暗处放置 5min，同置黑色背景上，从比色管上方向下观察、比较，即得。

(4) 注意事项

① 测定有干扰的药物，需进行干扰的消除。

a. 供试品液浑浊：可用含硝酸的蒸馏水洗净滤纸中氯化物后过滤来消除浑浊对氯化物

检查的干扰。

b. 供试品有色：除另有规定外，可取供试品溶液 2 份，分别置于 50mL 纳氏比色管中，一份中加硝酸银试液 1.0mL，摇匀，放置 10min，如显浑浊，可反复滤过，至滤液完全澄清，再加规定量的标准氯化钠溶液与水适量使成 50mL，摇匀，在暗处放置 5min，作为对照溶液；另一份中加硝酸银试液 1.0mL 与水适量使成 50mL，摇匀，在暗处放置 5min；两份同置黑色背景上，从比色管上方向下观察所产生的浑浊，比较，即得，供试品管的浑浊浅于对照管的浑浊，为符合规定。

② 对含 Cl 的不同存在状态的药物，需处理后检查。

a. 溶于水的药物，直接依法检查测定。

b. 不溶于水的药物，加水振摇，过滤，取滤液检查。若药物在稀乙醇或丙酮中有一定溶解度，可加稀乙醇或丙酮溶解后再检查。也可采用超声、加热等方法，使 Cl 溶解，取滤液或上清液进行检查。

③ 温度对氯化银的浊度有影响，以 30～40℃ 产生的浑浊最大，结果也恒定，但作为限度检查，标准品与供试品在相同条件下操作后比较，仍可在室温进行。

④ 供试品管与对照管应同时操作，加入试剂的顺序应一致，应注意按操作规定进行。先制成 40mL 水溶液，再加入硝酸银试液 1.0mL，以免在较高浓度的氯化物下局部产生浑浊，影响比浊。最后摇匀在暗处放置 5min，避免阳光直接照射。

氯化物检查

（三）硫酸盐检查

（1）检测原理　在稀盐酸酸性条件下，药物中微量的硫酸盐与氯化钡反应生成硫酸钡的微粒而显白色浑浊，与一定量的标准硫酸钾溶液在相同条件下产生的硫酸钡浑浊程度比较，判定供试品中的硫酸盐是否符合限量规定。反应式为：

$$SO_4^{2-} + Ba^{2+} \longrightarrow BaSO_4 \downarrow （白色）$$

加 HCl 使成酸性，可防止 $BaCO_3$、$Ba_3(PO_4)_2$ 沉淀的形成而影响比浊，但酸度过大可使硫酸钡溶解，降低检查灵敏度。以 50mL 供试液中含 2mL 稀盐酸为宜。

SO_4 的浓度以 0.1～0.5mg SO_4/50mL 为宜，相当于标准 K_2SO_4 溶液（0.1mg SO_4/mL）1.0～5.0mL。检测温度为 25～30℃。

（2）标准硫酸钾溶液的制备　称取在 105℃ 干燥至恒重的硫酸钾 0.181g，置 1000mL 量瓶中，加水适量使溶解并稀释至刻度，摇匀，即得（每 1mL 相当于 100μg 的 SO_4）。

（3）检测方法　除另有规定外，取各品种项下规定量的供试品，置 50mL 纳氏比色管中，加 H_2O 溶解使成约 40mL（溶液如显碱性，可滴加盐酸使成中性）；溶液如不澄清，应滤过；再加稀盐酸 2mL，摇匀，即得供试品溶液。另取该品种项下规定量的标准硫酸钾溶液置 50mL 纳氏比色管中，加 H_2O 使成约 40mL，加稀盐酸 2mL，摇匀，即得对照液。于供试品溶液与对照溶液中分别加入 25% 氯化钡溶液 5mL，用 H_2O 稀释使成 50mL，充分摇匀，放置 10min，同置黑色背景上，从比色管上方向下观察、比较，即得。

（4）注意事项

① 操作中如需使用滤纸滤过，可预先用含有盐酸的酸性水洗净滤纸中可能带有的硫酸盐，再过滤供试品溶液，使其澄清。

② 氯化钡溶液存放时间过久，如有沉淀析出，应取上清液使用。加入氯化钡溶液后，应充分摇匀，以免影响浊度。

③ 若供试品有色，除另有规定外，可取供试溶液 2 份，分别置于 50mL 纳氏比色管中，一份中加 25％氯化钡溶液 5mL，摇匀，放置 10min，如显浑浊，可反复滤过，至滤液完全澄清，再加规定量的标准硫酸钾溶液与水适量使成 50mL，摇匀，放置 10min，作为对照溶液；另一份中加 25％氯化钡溶液 5mL 与水适量使成 50mL，摇匀，放置 10min；二份同置黑色背景上，从比色管上方向下观察、比较，即得。

硫酸盐检查

（四）铁盐检查

（1）检测原理　三价铁在盐酸酸性溶液中与硫氰酸盐生成红色可溶性的硫氰酸铁配位离子，与一定量标准铁溶液用同法处理后进行比色。反应式为：

$$Fe^{3+} + 6SCN^- \longrightarrow [Fe(SCN)_6]^{3-}（红色）$$

反应在盐酸酸性溶液中进行，可防止铁离子水解。酸度为稀盐酸 4mL/50mL。Fe 的浓度以 0.01mg～0.05mg/50mL 为宜，即相当于标准铁溶液 1.0～5.0mL。

（2）标准铁溶液的制备　称取硫酸铁铵 $[FeNH_4(SO_4)_2 \cdot 12H_2O]$ 0.863g，置 1000mL 量瓶中，加水溶解后，加硫酸 2.5mL，用水稀释至刻度，摇匀，作为贮备液。临用前，精密量取贮备液 10mL，置 100mL 量瓶中，加水稀释至刻度，摇匀，即得（每 1mL 相当于 $10\mu g$ 的 Fe）。

（3）检测方法　除另有规定外，取各品种项下规定量的供试品，置 50mL 纳氏比色管中，加 H_2O 溶解使成 25mL，加稀盐酸 4mL 与过硫酸铵 50mg，用 H_2O 稀释使成 35mL后，加 30％硫氰酸铵溶液 3mL，再加水适量稀释成 50mL，摇匀；如显色，立即与标准铁溶液一定量制成的对照液（取该品种项下规定量的标准铁溶液，置 50mL 纳氏比色管中，加水使成 25mL，加稀盐酸 4mL 与过硫酸铵 50mg，用 H_2O 稀释使成 35mL，加 30％硫氰酸铵溶液 3mL，再加水适量稀释成 50mL，摇匀）比较，即得。

比较颜色时，供试液管与对照液管同置白色背景上，从比色管上方向下观察。

（4）注意事项

① 配制标准硫酸铁铵时，为防止水解，需加适量硫酸。

② 反应可逆，加过量试剂可提高反应灵敏度。

③ 一些阴离子（如 Cl^-、PO_4^{3-}、SO_4^{2-}、枸橼酸根）能与 Fe^{3+} 形成有色配位物而干扰检查，可增加酸度和显色剂用量。

④ 环状结构的有机药物需经炽灼破坏。

⑤ 当有 Fe^{2+} 存在时，加氧化剂过硫酸铵氧化 Fe^{2+} 成 Fe^{3+}。

⑥ 当供试液管与对照液管色调不一致，或所呈硫氰酸铁的颜色较浅不便比较时，可分别移入分液漏斗中，各加正丁醇 20mL 提取，待分层后，将正丁醇层移置 50mL 纳氏比色管中，再用正丁醇稀释至 25mL，比较，即得。

铁盐杂质检查

（五）重金属检查

重金属系指在一定条件下能与硫代乙酰胺或硫化钠作用显色的金属杂质，如银、铅、铜、镉、汞、锡、砷、镍、钴、锌等。由于生产中遇到铅的机会较多，且铅又易在体内积蓄中毒，所以检查时以铅为代表。重金属影响药物的稳定性及安全性。《中国药典》收载 3 种方法。

标准铅溶液的制备方法如下：称取硝酸铅 0.1599g，置 1000mL 量瓶中，加硝酸 5mL与水 50mL 溶解后，用水稀释至刻度，摇匀，作为贮备液。精密量取贮备液 10mL，置

100mL 量瓶中，加水稀释至刻度，摇匀，即得（每 1mL 相当于 $10\mu g$ 的 Pb）。本液仅供当日使用。

配制与贮存用的玻璃容器均不得含铅。

第一法 直接测定法

该法为最常用的方法，适用于供试品不经有机破坏，溶于水、稀酸和乙醇的药物，在酸性溶液中显色的重金属限量检查。

（1）检测原理 硫代乙酰胺在弱酸性条件下水解，产生硫化氢，与重金属离子生成黄色到黑色的硫化物悬浊液，与一定量标准铅溶液经同法处理后所呈的颜色比较。反应式为：

$$CH_3CSNH_2 + H_2O \longrightarrow CH_3CONH_2 + H_2S$$

$$Pb^{2+} + H_2S \longrightarrow PbS\downarrow（黄\sim黑色）+ 2H^+$$

（2）操作方法 除另有规定外，取 25mL 纳氏比色管三支（甲、乙、丙管）。甲管中加标准铅溶液一定量与醋酸盐缓冲液（pH 3.5）2mL 后，加水或各品种项下规定的溶剂稀释成 25mL；乙管中加入按各品种项下规定的方法制成的供试液 25mL；丙管中加入与乙管相同量的供试品，加配制供试品溶液的溶剂适量使溶解，再加与甲管相同量的标准铅溶液与醋酸盐缓冲液（pH 3.5）2mL 后，用溶剂稀释成 25mL。若供试液带颜色，可在甲管中滴加少量的稀焦糖溶液或其他无干扰的有色溶液，使之与乙管、丙管一致。再在甲、乙、丙三管中分别加硫代乙酰胺试液各 2mL，摇匀，放置 2min，同置白纸上，自上向下透视，当丙管中显出的颜色不浅于甲管时，乙管中显示出的颜色与甲管比较，不得更深。如丙管中显出的颜色浅于甲管，应取样按第二法重新检查。

配制供试品溶液时，如使用的盐酸超过 1.0mL，氨试液超过 2mL，或加入其他试剂进行处理者，除另有规定外，甲管溶液应取同样同量的试剂置瓷皿中蒸干后，加醋酸盐缓冲液（pH 3.5）2mL 与水 15mL，微热溶解后，移置纳氏比色管中，加标准铅溶液一定量，再用水或各品种项下规定的溶剂稀释成 25mL。

（3）注意事项

① 溶液 pH。溶液的 pH 对重金属离子与 H_2S 呈色反应影响较大。pH 为 3.0～3.5 时，呈色较完全。酸度增大，呈色变浅甚至不呈色。所以用 pH 3.5 的醋酸盐缓冲液控制溶液的 pH 值。

② 观察比较。重金属检查是比较样品管和对照管所产生的颜色。由于是进行比色，所以要在白色的背景上，由上向下观察。

③ 干扰的排除。如在甲管中滴加稀焦糖溶液或其他无干扰的有色溶液，仍不能使颜色一致时，应取样按第二法检查。供试品如含高铁盐影响重金属检查时，可在甲、乙、丙三管中分别加入相同量的维生素 C 0.5～1.0g，再照上述方法检查。

第二法 炽灼破坏后测定法

该法适用于含芳环、杂环以及不溶于水、稀酸及乙醇的有机药物。取炽灼残渣项下遗留的残渣，经处理后在酸性溶液中显色的重金属限量检查。

（1）检测原理 重金属能与芳环、杂环形成较牢固的共价键，而不能直接被检出，因此可先炽灼破坏，使与有机分子结合的重金属游离后，再进行检查。采用硫酸为有机破坏剂，温度在 500～600℃使完全灰化。所得残渣加硝酸进一步破坏，蒸干。加盐酸转化为易溶于水的氯化物，与对照试验比较。

（2）操作方法 除另有规定外，当需改用第二法检查时，取各品种项下规定量的供试品，按炽灼残渣检查法进行炽灼处理，然后取遗留残渣；或直接取炽灼残渣项下遗留的残渣；如供试品为溶液，则取各品种项下规定量的溶液，蒸发至干，再按上述方法处理后取遗留的残渣；加硝酸 0.5mL，蒸干，至氧化氮蒸气除尽后（或取供试品一定量，缓缓炽灼至完全炭化，放冷，加硫酸 0.5～1.0mL，使恰湿润，用低温加热至硫酸除尽后，加硝酸 0.5mL，蒸干，至氧化氮蒸气除尽后，放冷，在 500～600℃ 炽灼使完全灰化），放冷，加盐酸 2mL，置水浴上蒸干后加水 15mL，滴加氨试液至对酚酞指示液显微粉红色。再加醋酸盐缓冲液（pH 3.5）2mL，微热溶解后，移置纳氏比色管中，加水稀释成 25mL，作为乙管。另取配制供试品溶液的试剂，置瓷皿中蒸干后，加醋酸盐缓冲液（pH 3.5）2mL 与水 15mL，微热溶解后，移置纳氏比色管中，加标准铅溶液一定量，再用水稀释成 25mL，作为甲管。再在甲、乙两管中分别加入硫代乙酰胺试液各 2mL，摇匀，放置 2min，同置白纸上，自上向下透视，乙管中显出的颜色与甲管比较，不得更深。

第三法　适用于溶于碱而不溶于稀酸或在稀酸中即生成沉淀的药物

重金属杂质检查

（1）检测原理　在碱性条件下，以 Na_2S 为显色剂，Pb^{2+} 与 S^{2-} 作用生成 PbS 的混悬液，与一定量标准铅溶液经同法处理所呈颜色比较，判断供试品中重金属的限量。

（2）操作方法　除另有规定外，取供试品适量，加氢氧化钠试液 5mL 与水 20mL 溶解后，置纳氏比色管中，加硫化钠试液 5 滴，摇匀，与一定量的标准铅溶液同样处理后的颜色比较，不得更深。

（六）砷盐的检查

砷为毒性杂质，必须严格控制其限量。砷盐的检查，各国药典所采用的方法不同，大致有古蔡氏法、二乙基二硫代氨基甲酸银法、白田道夫法等。《中国药典》采用古蔡氏法和二乙基二硫代氨基甲酸银法。

标准砷溶液的制备方法如下：称取三氧化二砷 0.132g，置 1000mL 量瓶中，加 20% 氢氧化钠溶液 5mL 溶解后，用适量的稀硫酸中和，再加稀硫酸 10mL，用水稀释至刻度，摇匀，作为贮备液。临用前，精密量取贮备液 10mL，置 1000mL 量瓶中，加稀硫酸 10mL，用水稀释至刻度，摇匀，即得（每 1mL 含 1μg 的 As）。

第一法　古蔡氏法

（1）检测原理　本法利用金属锌与盐酸作用产生新生态的氢，与药物中微量亚砷盐反应生成具有挥发性的砷化氢，根据砷化氢的量与溴化汞试纸产生黄色、棕色或深棕色的砷斑，与同样条件下一定量标准砷溶液所生成的砷斑比较，便可测出供试品中含砷盐的限量。反应式如下：

$$As^{3+} + 2Zn + 3H^+ \longrightarrow 3Zn^{2+} + AsH_3 \uparrow$$

$$AsO_3^{3-} + 3Zn + 9H^+ \longrightarrow AsH_3 \uparrow + 3Zn^{2+} + 3H_2O$$

$$AsO_4^{3-} + 4Zn + 11H^+ \longrightarrow 4Zn^{2+} + 4H_2O + AsH_3 \uparrow$$

$$AsH_3 + 3HgBr_2 \longrightarrow 3HBr + As(HgBr)_3 （黄色）$$

$$2As(HgBr)_3 + AsH_3 \longrightarrow 3AsH(HgBr)_2 （棕色）$$

$$As(HgBr)_3 + AsH_3 \longrightarrow 3HBr + As_2Hg_3 （黑棕色）$$

（2）试剂的作用

① KI-$SnCl_2$ 的作用是交替还原作用。首先将 AsO_4^{3-} 还原成 AsO_3^{3-}，生成的碘再被还原

成碘离子。溶液中的碘离子与反应中产生的锌离子能形成配合物，使生成砷化氢的反应不断进行。

$$AsO_4^{3-} + 2I^- + 2H^+ \longrightarrow AsO_3^{3-} + I_2 + H_2O$$
$$AsO_4^{3-} + Sn^{2+} + 2H^+ \longrightarrow AsO_3^{3-} + Sn^{4+} + H_2O$$
$$I_2 + Sn^{2+} \longrightarrow 2I^- + Sn^{4+}$$
$$4I^- + Zn^{2+} \longrightarrow [ZnI_4]^{2-}$$

② Zn 粒与氯化亚锡作用，在其面上形成 Zn-Sn 齐，起去极化作用，从而使氢气均匀而连续地发生。

③ Pb（AC）$_2$ 棉的作用是消除供试品中可能含有的少量的硫化物。因在酸性溶液中硫化物即生成硫化氢气体，它能与溴化汞作用生成硫化汞的色斑而影响测定结果，故用醋酸铅棉花吸收硫化氢，排除干扰。

（3）干扰的排除

① 若供试品含 S^{2-}、SO_3^{2-}、$S_2O_3^{2-}$ 等，因在酸中生成 H_2S、SO_2，与 HgBr 作用生成 HgS 或 Hg，干扰砷斑检查，可用硝酸氧化成硫酸盐消除。

② 如供试品为铁盐，可消除还原剂（碘化钾、氯化亚锡）而影响测定条件，并能氧化砷化氢，干扰测定，故需先加酸性氯化亚锡使黄色褪去，即将高铁离子还原为低价铁而消除干扰。

③ 如供试品为含锑药物，锑盐被还原为 SbH_3，进而与 $HgBr_2$ 试纸作用，产生灰色锑斑，干扰砷斑的检查，可改用白田道夫（Betterdorff）法。

（4）反应最佳条件

① Zn 粒的大小以能通过 1 号筛（850～2000μm）为宜。用量约为 2g。所用 Zn 粒应不含砷。当所用 Zn 粒粒度较大时，用量应酌情增加，反应时间应延长为 1h。

② 溶液的酸度。供试液酸度为 2mol/L 盐酸。

③ 反应时间及温度。在 25～40℃下，反应 45min。

（5）仪器装置 如图 3-2 所示。A 为 100mL 标准磨口锥形瓶；B 为中空的标准磨口塞，上连导气管 C（外径为 8.0mm，内径为 6.0mm，全长约 180mm）；D 为具孔的有机玻璃旋塞，其上部为圆形平面，中央有一圆孔，孔径与导气管 C 的内径一致，其下部孔径与导气管 C 的外径相适应，将导气管 C 的顶端套入旋塞下部孔内，并使管壁与旋塞的圆孔相吻合，黏合固定；E 为中央具有圆孔（孔径 6.0mm）的有机玻璃旋塞盖，与 D 紧密吻合。

测试时，于导气管 C 中装入醋酸铅棉花 60mg（装管高度为 60～80mm），再于旋塞 D 的顶端平面上放一片溴化汞试纸（试纸大小以能覆盖孔径而不露出平面外为宜），盖上旋塞盖 E 并旋紧，即得。

（6）标准砷斑的制备 精密量取标准砷溶液 2mL，置 A 瓶中，加盐酸 5mL 与水 21mL，再加碘化钾试液 5mL 与酸性氯化亚锡试液 5 滴，在室温放置 10min 后，加锌粒 2g，立即将照上法装妥的导气管 C 密塞于 A 瓶上，并将 A 瓶置 25～40℃水浴中，反应 45min，取出溴化汞纸试，即得。

若供试品需经有机破坏后再进行砷检查，则应取标准砷溶液代

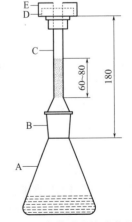

图 3-2 古蔡氏法检砷装置
（单位：mm）

替供试品，照该品种项下规定的方法同法处理后，依法制备标准砷斑。

（7）检查方法　取按各品种项下规定的方法制成的供试液，置 A 瓶中，照标准砷斑的制备，自"再加碘化钾试液 5mL"起，依法操作。将生成的砷斑与标准砷斑比较，不得更深。

（8）注意事项

① 所用仪器和试液等照本法检查，均不应生成砷斑，或至多生成仅可辨认的斑痕。

② 制备标准砷斑或标准砷对照液，应与供试品检查同时进行。因砷斑不稳定，反应中应保持干燥及避光，并立即比较，标准砷溶液应于实验当天配制，标准砷贮备液存放时间一般不超过一年。

③ 由于 $2\mu g$ 砷所产生的砷斑色度最灵敏，所以最好取 2mL 标准砷溶液来作对照比较。

④ 醋酸铅棉花用量多或塞得过紧会影响砷化氢的通过，因此导气管中的醋酸铅棉花要保持疏松、干燥，不要塞入近下端，既能免除硫化氢的干扰，又可使砷化氢在反应中保存干燥及避光。

第二法　Ag-DDC 法（二乙基二硫代氨基甲酸银法）

（1）检测原理　本法是利用砷化氢与 Ag-DDC 吡啶溶液作用，使 Ag-DDC 中的银还原为红色胶态银，比较供试溶液与标准砷对照液的颜色；或以 Ag-DDC 溶液为空白，于 510nm 的波长处测定吸光度，以判定含砷盐的限度或测定砷含量。供试品溶液的吸光度不得大于标准砷溶液的吸光度。反应式为：

$$AsH_3\uparrow + 6\ Ag\text{-}DDC + 3\ C_5H_5N \Longrightarrow As(DDC)_3 + 6\ Ag（红色胶态银）+ 3\ C_5H_5N \cdot HDDC$$

本法灵敏度高（$0.5\mu g\ As/30mL$），在 $1\sim10\ \mu g\ As/40mL$ 浓度范围内线性关系良好，呈色可稳定 2h，重现性好，可采用标准对照法进行定量。

本反应可逆，加入有机碱使与 HDDC 结合，有利于反应向右定量进行完全。

《中国药典》采用 0.25% Ag-DDC 的含 1.8% 三乙胺-氯仿试液为吸收液，呈色稳定性及试剂稳定性均好，低毒无臭，与砷化氢产生的颜色在 510nm 波长处有最大吸收。

（2）试剂的作用　同古蔡氏法。

（3）仪器装置　如图 3-3 所示。A 为 100mL 标准磨口锥形瓶；B 为中空的标准磨口塞，上连导气管 C ［见图 3-3（b），一端外径为 8mm，内径 6mm；另一端长为 180mm，外径 4mm，内径 1.6mm，尖端内径为 1mm］；D 为平底玻璃管（长 180mm，内径 10mm，于 5.0mL 处有一刻度）。

测试时，于导气管 C 中装入醋酸铅棉花 60mg（装管高度约 80mm），并于 D 管中精密加入二乙基二硫代氨基甲酸银试液 5mL。

（4）标准砷对照液的制备　精密量取标准砷溶液 2mL，置 A 瓶中，加盐酸 5mL 与水 21mL，再加碘化钾试液 5mL 与酸性氯化亚锡试液 5 滴，在室温放置 10min 后，加锌粒 2g，立即将照上法装妥的导气管 C 密塞于 A 瓶上，使生成的砷化氢气体导入 D 管中，并将 A 瓶置 25～40℃ 水浴中反应 45min，取出 D 管，添加三氯甲烷至刻度，混匀，即得。

若供试品需经有机破坏后再进行砷检查，则应取标准砷溶液代替供试品，照各药品项下规定的方法同法处理后，依法制备标准砷对照液。

（5）检查方法　取照各品种项下规定的方法制成的供试液置 A 瓶中，照标准砷对照液的制备，自"再加碘化钾试液 5mL"起，依法操作。将所得溶液与标准砷对照液同置白色背景上，从 D 管上方向下观察、比较，所得溶液的颜色不得比标准砷对照液更深。必要时，

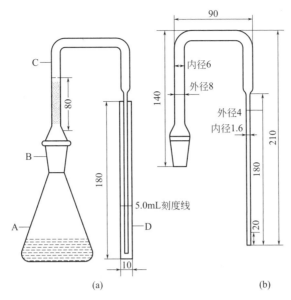

图 3-3　Ag-DDC 法检砷装置（单位：mm）

可将所得溶液移至 1cm 吸收池中，照紫外-分光光度法在 510nm 波长处以二乙基二硫代氨基甲酸银试液作空白，测定吸光度，与标准砷对照液按同法测得的吸光度比较，即得。

（6）注意事项

① 二乙基二硫代氨基甲酸银试液在配制 2 周内稳定。当供试液中含砷 $0.75 \sim 7.5 \mu g$ 时显色反应的线性关系较好，2h 内稳定，重现性好。

② 若有锑存在，氯化亚锡与碘化钾可抑制锑化氢生成，锑化氢与 Ag-DDC 的反应灵敏度较低，约 $35 \mu g$ 的锑化氢反应后的吸光度与 $1 \mu g$ 的砷化氢相当，所以，反应液中加氯化亚锡与碘化钾，则 $50 \mu g$ 锑也不干扰测定。

③ 如遇室温低，依法操作时标准砷对照液不显色，可将 D 管置 $25 \sim 40 ℃$ 水浴中加温显色。

④ 本法操作时由于砷化氢气体导入盛有 5mL 的二乙基二硫代氨基甲酸银试液中，在 $25 \sim 40 ℃$ 水浴中反应 45min 后有部分三氯甲烷挥发，因此比色前应添加三氯甲烷至 5.00mL，摇匀，比色。因二乙基二硫代氨基甲酸银试液带浅黄绿色，因此测定吸光度时要用此试液作空白。

砷盐检查

（七）炽灼残渣检查

（1）检测原理　有机药物经炽灼炭化，再加硫酸湿润，低温加热至硫酸蒸气除尽后，于高温（$700 \sim 800 ℃$）炽灼至完全灰化，使有机物破坏分解变为挥发性物质逸出，残留的非挥发性无机杂质（多为金属的氧化物或无机盐类）称为炽灼残渣，或称为硫酸盐灰分。

（2）检查方法　取供试品 $1.0 \sim 2.0g$ 或各品种项下规定的重量，置已炽灼至恒重的坩埚中，精密称定，缓缓炽灼至完全炭化，放冷至室温。除另有规定外，加硫酸 $0.5 \sim 1mL$ 使湿润，低温加热至硫酸蒸气除尽后，在 $700 \sim 800 ℃$ 炽灼使完全灰化，移置干燥器内，放冷至室温，精密称定后，再在 $700 \sim 800 ℃$ 炽灼至恒重，即得。

如需将残渣留作重金属检查，则炽灼温度必须控制在 $500 \sim 600 ℃$。

结果计算：

$$残渣(\%) = \frac{残渣及坩埚重 - 坩埚重}{供试品重} \times 100\%$$

（3）注意事项

① 取样量应根据供试品规定的残渣限度来决定。如规定限度为 0.1%，取样在 1g 左右；限度为 0.05%，以 2g 为宜；限度为 1% 者，取样可在 1g 以下；如遇特别贵的药品，可考虑减少取样。

② 炭化时应控制电炉温度，缓缓炽灼，避免供试品骤然膨胀而逸出。炽灼至供试品全部炭化呈黑色，不冒浓烟为止。灰化时，应加热至硫酸蒸气除尽，白烟完全消失。

③ 坩埚取出时由于温度极高，应在炉口稍冷后再置于干燥器中，不能把刚取出的坩埚置于冷处，以免坩埚炸裂。

④ 恒重，除另有规定外，系指供试品连续 2 次炽灼后称重的重量差异在 0.3mg 以下。炽灼至恒重的第二次称重，应在连续炽灼 30min 后进行。

⑤ 坩埚从高温炉取出的先后顺序，在干燥器内放冷时间，以及称量顺序，均应前后一致。每一干燥器内同时放置坩埚最好不超过 4 个，否则不易恒重。

⑥ 为了避免混淆，所用磁坩埚应编号标记，简单常用的方法是用三氯化铁溶液在坩埚上书写数字，加热灼烧后即显示数字。

⑦ 炽灼残渣用的硫酸，应注意其纯度，必要时可做空白试验。

⑧ 如供试品分子结构中含有碱金属或氟元素，则应采用铂坩埚。

（八）溶液的颜色检查

（1）检查方法　药物溶液的颜色及其与规定颜色的差异能在一定程度上反映药物的纯度。可将药物溶液的颜色与规定的标准比色液比较，或在规定的波长处测定吸光度，以检查其颜色。

品种项下规定的"无色"系指供试品溶液的颜色相同于水或所用溶剂，"几乎无色"系指供试品溶液的颜色不深于相应色调 0.5 号标准比色液。

检查方法有目视比色法、分光光度法、色差计法。

① 目视比色法　取规定量的供试品，加水溶解，置 25mL 纳氏比色管中，加水稀释至 10mL。另取规定色调和色号的标准比色液 10mL，置于另一 25mL 纳氏比色管中，两管同置白色背景前，平视观察；色泽较浅时，同置白色背景上，自上而下透视。供试品管呈现的颜色与对照管比较，不得更深。

② 分光光度法　测定吸光度更能反映溶液颜色的变化。一般制成水溶液于规定波长处测定吸光度，不得超过规定值。

除另有规定外，取各品种项下规定量的供试品，加水溶解使成 10mL，必要时滤过，滤液照紫外-可见分光光度法于规定波长处测定，吸光度不得超过规定值。

③ 色差计法　本法是通过色差计直接测定溶液的透射三刺激值，对其颜色进行定量表述和分析的方法。当目视比色法较难判定供试品与标准比色液之间的差异时，应考虑采用本法进行测定与判断。

供试品与标准比色液之间的颜色差异，可以通过分别比较它们与水之间的色差值来得到，也可以通过直接比较它们之间的色差值来得到。

（2）标准比色液的配制　药典规定用 0.800mg/mL 的重铬酸钾液、59.5mg/mL 的氯化钴液（$CoCl_2 \cdot 6H_2O$）、62.4mg/mL 的硫酸铜液（$CuSO_4 \cdot 5H_2O$）为标准色原液。按一定比例配成绿黄色、黄绿色、黄色、橙黄色、橙红色、棕红色 6 种色调的标准贮备液。每种色调液又按一定比例加水稀释成 11 种色号共计 55 种标准比色液。

① 比色用重铬酸钾液的配制　精密称取在120℃干燥至恒重的基准重铬酸钾0.4000g，置500mL量瓶中，加适量水溶解并稀释至刻度，摇匀，即得。每1mL溶液中含0.800mg的 $K_2Cr_2O_7$。

② 比色用硫酸铜液的配制　取硫酸铜约32.5g，加适量的盐酸溶液（1→40）使溶解成500mL，精密量取10mL，置碘量瓶中，加水50mL、醋酸4mL与碘化钾2g，用硫代硫酸钠滴定液（0.1mol/L）滴定，至近终点时，加淀粉指示液2mL，继续滴定至蓝色消失。每1mL硫代硫酸钠滴定液（0.1mol/L）相当于24.97mg的 $CuSO_4 \cdot 5H_2O$。根据上述测定结果，在剩余的原溶液中加适量的盐酸溶液（1→40），使每1mL溶液中含62.4mg的 $CuSO_4 \cdot 5H_2O$，即得。

③ 比色用氯化钴液的配制　取氯化钴约32.5g，加适量的盐酸溶液（1→40）使溶解成500mL，精密量取2mL，置锥形瓶中，加水200mL，摇匀，加氨试液至溶液由浅红色转变至绿色后，加醋酸-醋酸钠缓冲液（pH 6.0）10mL，加热至60℃，再加二甲酚橙指示液5滴，用乙二胺四醋酸二钠滴定液（0.05mol/L）滴定至溶液显黄色，每1mL乙二胺四醋酸二钠滴定液（0.05mol/L）相当于11.90mg的 $CoCl_2 \cdot 6H_2O$。根据上述测定结果，在剩余的原溶液中加适量的盐酸溶液（1→40），使每1mL溶液中含59.5mg的 $CoCl_2 \cdot 6H_2O$，即得。

④ 各种色调标准贮备液的配制　按表3-1精密量取比色用氯化钴液、比色用重铬酸钾液、比色用硫酸铜液与水，混合摇匀，即得。

表 3-1　各种色调标准贮备液的配制

色调	比色用氯化钴液/mL	比色用重铬酸钾液/mL	比色用硫酸铜液/mL	水/mL
绿黄色	—	27	15	58
黄绿色	1.2	22.8	7.2	68.8
黄色	4.0	23.3	0	72.7
橙黄色	10.6	19.0	4.0	66.4
橙红色	12.0	20.0	0	68.0
棕红色	22.5	12.5	20.0	45.0

⑤ 各种色调色号标准比色液的配制　按表3-2精密量取各色调标准贮备液与水，混合摇匀，即得。

表 3-2　各种色调色号标准比色液的配制

色号	0.5	1	2	3	4	5	6	7	8	9	10
贮备液/mL	0.25	0.5	1.0	1.5	2.0	2.5	3.0	4.5	6.0	7.5	10.0
加水量/mL	9.75	9.5	9.0	8.5	8.0	7.5	7.0	5.5	4.0	2.5	0

（九）溶液澄清度的检查

第一法（目视法）

（1）检查原理　可利用硫酸肼与乌洛托品（六亚甲基四胺）反应制备浊度标准液。除另有规定外，应采用第一法进行检查；第一法无法准确判定两者的澄清度差异时，改用第二法进行测定并以其测定结果进行判定。多数澄清度检查以水为溶剂，有时也用酸、碱或有机溶剂作溶剂。

（2）浊度标准液的制备

① 浊度标准贮备液的制备　称取于105℃干燥至恒重的硫酸肼1.00g，置100mL量瓶

中，加水适量使溶解，必要时可在 40℃ 的水浴中温热溶解，并用水稀释至刻度，摇匀，放置 4～6h；取此溶液与等体积的 10% 乌洛托品溶液混合，摇匀，于 25℃ 避光静置 24h，即得。本液置冷处避光保存，可在 2 个月内使用，用前摇匀。

② 浊度标准原液的制备　取浊度标准贮备液 15.0mL，置 1000mL 量瓶中，加水稀释至刻度，摇匀，取适量，置 1cm 吸收池中，照紫外-可见分光光度法在 550nm 的波长处测定，其吸光度应在 0.12～0.15 范围内。本液应在 48h 内使用，用前摇匀。

③ 浊度标准液的制备　取浊度标准原液与水，按表 3-3 配制，即得。本液应临用时制备，使用前充分摇匀。

表 3-3　浊度标准液的制备

浊度级号	0.5	1	2	3	4
浊度标准原液/mL	2.50	5.0	10.0	30.0	50.0
水/mL	97.50	95.0	90.0	70.0	50.0

（3）检查方法　本法系在室温条件下，将用水稀释至一定浓度的供试品溶液与等量的浊度标准液分别置于配对的比浊用玻璃管（内径 15～16mm，平底，具塞，以无色、透明、中性硬质玻璃制成）中，在浊度标准液制备 5min 后，在暗室内垂直同置于伞棚灯下，照度为 1000 lx，从水平方向观察、比较。除另有规定外，供试品溶解后应立即检视。

（4）结果与判断　比较结果，如供试液管的浊度浅于或等于 0.5 级号的浊度标准液，即为澄清；如浅于或等于规定级号，判为符合规定。反之，不符合规定。品种项下规定的"澄清"，系指供试品溶液的澄清度相同于所用溶剂，或不超过 0.5 号浊度标准液。"几乎澄清"是指供试品溶液的浊度介于 0.5 号至 1 号浊度标准液的浊度之间。

第二法（浊度仪法）

（1）检查原理　供试品溶液的浊度用浊度仪测定。溶液中不同大小、不同特性的微粒物质包括有色物质均可使入射光产生散射，通过测定透射光或散射光的强度，可以检查供试品溶液的浊度。仪器测定模式通常有三种类型，透射光式、散射光式和透射光-散射光比较测量模式（比率浊度模式）。

（2）检查方法　按照仪器说明书要求并采用规定的浊度液进行校正。溶液直接取样测定；原料药或其他剂型按照各论项下的标准规定制备供试品溶液，临用时制备。分别取供试品溶液和相应浊度标准液进行测定，测定前应摇匀，并避免产生气泡，读取浊度值。供试品溶液浊度值不得大于相应浊度标准液的浊度值。

（十）干燥失重的检查

（1）检查原理　药品的干燥失重，系指药品在规定的条件下，经干燥后所减失的重量，以百分率表示。主要指水分，也包括其他挥发性物质。

（2）检查方法　取供试品，混合均匀（如为较大的结晶，应先迅速捣碎使成 2mm 以下的小粒）。取约 1g 或各品种项下规定的重量，置与供试品相同条件下干燥至恒重的扁形称量瓶中，精密称定，除另有规定外，在 105℃ 干燥至恒重。从减失的重量和取样量计算供试品的干燥失重。

（3）结果与判断　计算结果与标准规定比较，数值小于或等于限度值时，判为符合规定。反之，不符合规定。

（4）干燥条件　《中国药典》规定的干燥条件主要有以下几种。

① 常压恒温干燥法　适用于受热较稳定的药物。将供试品置相同条件下已干燥恒重的扁形称量瓶中，于烘箱内在规定温度下干燥至恒重，从减失的重量和取样量计算供试品的干燥失重。干燥时间一般在达到指定温度±2℃干燥 2～4h，再称至恒重为止。干燥温度一般为 105℃。注意事项如下。

a. 恒重操作。除另有规定外，恒重系指供试品连续两次干燥后称重的重量差异在 0.3mg 以下。干燥至恒重的第二次及以后各次称重均应在规定温度下干燥 1h 后进行。

b. 对含水量大且熔点低的样品，先在低温下除去大部分水，再升温至规定温度，干燥至恒重。

c. 为使水分及挥发性物质易于挥散，供试品干燥时应平铺于扁形称量瓶中，厚度不超过 5mm；如为疏松物质，厚度不可超过 10mm。

d. 放入烘箱或干燥器进行干燥时，应将瓶盖取下，置称量瓶旁，或将瓶盖半开进行干燥；取出时，须将称量瓶盖好。置烘箱内干燥的供试品，应在干燥后取出置干燥器内放冷至室温，然后再称定重量。

e. 供试品如未达规定的干燥温度即融化时，除另有规定外，应先将供试品在低于熔化温度 5～10℃的温度下干燥至大部分水分除去后，再按规定条件干燥。

② 干燥剂干燥法　适用于受热易分解或易挥发的供试品。可分为常压和减压两种。将供试品置于干燥器中，利用干燥器内的干燥剂吸收水分至恒重。

常用的干燥剂有硅胶、无水氯化钙或五氧化二磷等。五氧化二磷（P_2O_5）吸水效力最强，吸水量和吸水速度较好，但价格贵，不适于普遍使用。P_2O_5 吸水后产生 H_3PO_4，若样品对酸不稳定，可能会受影响。硅胶吸水力仅次于五氧化二磷，价格便宜，并可反复使用，故为最常用的一种干燥剂。

③ 恒温减压干燥法　适用于熔点低、受热不稳定及难去除水分的药物。系指在一定温度下减压干燥的方法，在减压条件下，可降低干燥温度和缩短干燥时间。常采用电热减压干燥箱，除另有规定外，温度设为 60℃，压力应在 2.67kPa（20mmHg）以下，常用的干燥剂为五氧化二磷。

炽灼残渣、干燥失重的检查

（十一）易炭化物的检查

（1）检测原理　本法是检查药品中夹杂有遇硫酸易炭化或易氧化而呈色的有机杂质。此系不易炭化有机药品由于制造过程中所残留或在贮藏期间分解所产生的有机杂质，这类杂质多数结构未知，常采用与标准比色液比色的方法进行检查（标准比色液为 $CoCl_2$、$K_2Cr_2O_7$、$CuSO_4$）。检查时，将一定量的供试品加入硫酸溶解后，静置，产生的颜色与标准比色液比较，以控制易炭化物限量。

（2）检查方法　取内径一致的比色管两支，甲管中加各品种项下规定的对照液 5mL；乙管中加硫酸［含 H_2SO_4 94.5％～95.5％（g/g）］5mL 后，分次缓缓加入规定量的供试品，振摇使溶解。除另有规定外，静置 15min 后，将甲、乙两管同置白色背景前，平视观察，供试液管中所显颜色不得较对照液管更深。

供试品如为固体，应先研成细粉。如需加热才能溶解时，可取供试品与硫酸混合均匀，加热溶解后，放冷至室温，再移置比色管中。

（3）结果与判断　供试液管中显色浅于对照液管，判为符合规定。反之，则不符合。

（4）注意事项

① 硫酸对呈色很灵敏，因此硫酸浓度必须严格掌握在 94.5％～95.5％（g/g）。

② 比色管应洁净，如乙管中加硫酸后，在供试品加入之前已显色，应重新洗涤比色管，干燥后再使用。

③ 乙管必须先加硫酸后，再分次缓缓加入供试品，边加边振摇，使溶解完全，以防供试品黏结在管底或因一次加入量过多而导致供试品结成团后溶解困难。

④ 供试液与标准比色液的比色管的刻度高度应相似，检查自侧面透视，以免观察结果不准确。

⑤ 检查时根据供试品易炭化所显色泽，规定使用的比色号。如马来酸氯苯那敏用黄色1号标准比色液比较。

⑥ 标准比色液也可根据需要取各种比色用贮备液配制而成。如阿司匹林易炭化物的检查中，取比色用氯化钴液 0.25mL，比色用重铬酸钾液 0.25mL，比色用硫酸铜液 0.4mL，加水使成 5mL，作为比色标准液。

（十二）水分的检测

药品中的水包括结晶水和吸附水。过多的水分可使药物的含量降低，还可导致药物的水解、霉变，从而直接影响其理化性质及生理作用。因此，应对药品中水分进行限量控制。

《中国药典》采用费休氏法、烘干法、减压干燥法、甲苯法和气相色谱法测定药物中的水分，以费休氏法为主。费休氏水分测定法又叫卡尔-费休氏（Karl-Fischer）水分滴定法，操作简便、专属性强、准确度高，适用于受热易被破坏的药物，是国际通用的水分测定法。

1. 第一法 费休氏法

（1）检查原理 费休氏水分测定法属非水氧化还原滴定反应，采用的标准滴定液称费休氏试液，由碘、二氧化硫、吡啶和甲醇按一定比例组成。基本原理是先利用碘氧化二氧化硫成硫酸，反应需一定量水分参加。

$$I_2 + SO_2 + H_2O \rightleftharpoons 2HI + SO_3$$

上述反应可逆，加无水吡啶能定量吸收 HI 和 SO_3，形成氢碘酸吡啶和硫酸酐吡啶。硫酸酐吡啶不稳定，加入无水甲醇使其转变成稳定的甲基硫酸氢吡啶。滴定的总反应为：

$$I_2 + SO_2 + 3C_5H_5N + CH_3OH + H_2O \longrightarrow 2C_5H_5N \cdot HI + C_5H_5N \cdot HSO_4CH_3$$

滴定终点指示有"目视法"和"永停滴定法"两种方法。

（2）操作方法

① 容量滴定法 本法是根据碘和二氧化硫在吡啶和甲醇溶液中能与水起定量反应的原理来测定水分。

a. 费休氏试液的制备与标定

制备：称取碘（置硫酸干燥器内 48h 以上）110g，置干燥的具塞烧瓶中，加无水吡啶 160mL，注意冷却，振摇至碘全部溶解后，加无水甲醇 300mL，称定重量，将锥形瓶（或烧瓶）置冰浴中冷却，在避免空气中水分侵入的条件下，通入干燥的二氧化硫至重量增加 72g，再加无水甲醇使成 1000mL，密塞，摇匀，在暗处放置 24h。本液应遮光，密封，置阴凉干燥处保存。临用前应标定浓度。

标定：精密称取纯化水 10～30mg，用水分测定仪直接标定。或精密称取纯化水 10～30mg，置干燥的具塞锥形瓶中，除另有规定外，加无水甲醇适量，在避免空气中水分侵入的条件下，用本液滴定至溶液由浅黄色变为红棕色，或用永停滴定法指示终点。另作空白试验，按下式计算：

$$F = \frac{W}{A - B}$$

式中，F 为每 1mL 费休氏试液相当于水的重量，mg；W 为称取纯化水的重量，mg；A 为滴定所消耗费休氏试液的体积，mL；B 为空白所消耗费休氏试液的体积，mL。

也可以使用稳定的市售费休氏试液。

b. 测定方法。精密称取供试品适量（约消耗费休氏试液 1～5mL），除另有规定外，溶剂为无水甲醇，用水分测定仪直接测定。或将供试品置干燥的具塞锥形瓶中，加溶剂适量，在不断振摇（或搅拌）下用费休氏试液滴定至溶液由浅黄色变为红棕色，或用永停滴定法指示终点；另作空白试验，按下式计算。

$$供试品中水分含量(\%) = \frac{(V - V_0)F}{W} \times 100\%$$

式中，V 为供试品所消耗费休氏试液的体积，mL；V_0 为空白所消耗费休氏试液的体积，mL；F 为每 1mL 费休氏试液相当于水的重量，mg；W 为供试品的重量，mg。

c. 结果与判断。供试液应取两份进行测定，取平均值，其数值小于或等于限度值，判为符合规定。反之，则不符合。

d. 注意事项。本法可用于遇热易分解的物质或含有挥发性成分的供试品水分测定，但它不适用于能被氧化的物质。所用的全部仪器必须保证干燥，所用的全部试剂必须脱水。操作应迅速，否则误差较大。本法受空气湿度影响甚大，因此阴雨天或空气湿度较大时，应尽量避免测定，以减少测定误差。

② 库仑滴定法　本法仍以卡尔-费休氏反应为基础，应用永停滴定法测定水分。与容量滴定法相比，库仑滴定法中滴定剂碘不是从滴定管加入，而是由含有碘离子的阳极电解液电解产生。一旦所有的水被滴定完全，阳极电解液中就会出现少量过量的碘，使铂电极极化而停止碘的产生。根据法拉第定律，产生的碘的量与通过的电量成正比，因此可以通过测量滴定过程中电量总消耗的方法来测定水分总量。本法主要用于测定含微量水分（0.0001%～0.1%）的供试品，特别适用于测定化学惰性物质如烃类、醇类和酯类中的水分。所用仪器应干燥，并能避免空气中水分的侵入；测定操作应在干燥处进行。

费休氏试液按卡尔-费休氏库仑滴定仪的要求配制或使用市售费休氏试液，无须标定滴定度。

测定方法：于滴定杯中加入适量费休氏试液，先将试液和系统中的水分预滴定除去，然后精密量取供试品适量（含水量约为 0.5～5mg），迅速转移至滴定杯中，用卡尔-费休氏库仑滴定仪直接测定，以永停滴定法指示终点，从仪器显示屏上直接读取供试品中水分的含量，其中每 1mg 水相当于 10.72 库仑的电量。

2. 第二法　烘干法

取供试品 2～5g，平铺于干燥至恒重的扁形称量瓶中，厚度不超过 5mm，疏松供试品不超过 10mm，精密称定，开启瓶盖在 100～105℃干燥 5h，将瓶盖盖好，移置干燥器中，放冷 30min，精密称定，再在上述温度干燥 1h，放冷，称重，至连续两次称重的差异不超过 5mg 为止。根据减失的重量，计算供试品中的含水量（%）。

本法适用于不含或少含挥发性成分的药品。

用烘干法测定水分时，往往几个供试品同时进行，因此称量瓶应先用适宜方法标记编码，瓶与瓶盖的编码一致；称量瓶放入烘箱的位置，取出冷却、称重的顺序也应先后一致。

3. 第三法　减压干燥法

取直径 12cm 左右的培养皿，加入五氧化二磷干燥剂适量，铺成 0.5～1cm 的厚度，放入直径 30cm 的减压干燥器中。

　　取供试品 2～4g，混合均匀，分别称取 0.5～1g，置已在供试品同样条件下干燥并称重的称量瓶中，精密称定，打开瓶盖，放入上述减压干燥器中，抽气减压至 2.67kPa（20mmHg）以下，并连续抽气半小时，室温放置 24h。在减压干燥器出口连接无水氯化钙干燥管，打开活塞，待内外压一致，关闭活塞，打开干燥器，盖上瓶盖，取出称量瓶迅速精密称定重量，计算供试品中的含水量（%）。

$$水分（\%）=\frac{W_1+W_2-W_3}{W_1}\times 100\%$$

　　式中，W_1 为供试品的重量，g；W_2 为称量瓶恒重的重量，g；W_3 为（称量瓶+供试品）恒重的重量，g。

　　本法适用于含有挥发性成分的贵重药品。中药测定用的供试品，一般先破碎并需通过二号筛。

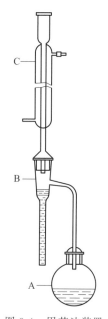

图 3-4　甲苯法装置

4. 第四法　甲苯法

　　常被用于测定颜色比较深的药品或氧化剂、还原剂、皂类、油类等药品中的水分。

　　（1）仪器装置，如图 3-4 所示。A 为 500mL 的短颈圆底烧瓶；B 为水分测定管；C 为直形冷凝管，外管长 40cm。使用前，全部仪器应清洁，并置烘箱中烘干。

　　（2）测定方法　取供试品适量（约相当于含水量 1～4mL），精密称定，置 A 瓶中，加甲苯约 200mL，必要时加入干燥、洁净的无釉小瓷片或玻璃珠数粒，将仪器各部分连接，自冷凝管顶端加入甲苯至充满 B 管的狭细部分。将 A 瓶置电热套中或用其他适宜方法缓缓加热，待甲苯开始沸腾时，调节温度，使每秒钟馏出 2 滴。待水分完全馏出，即测定管刻度部分的水量不再增加时，将冷凝管内部先用甲苯冲洗，再用饱蘸甲苯的长刷或其他适宜方法，将管壁上附着的甲苯推下，继续蒸馏 5min，放冷至室温。拆卸装置，如有水黏附在 B 管的管壁上，可用蘸甲苯的铜丝推下，放置，使水分与甲苯完全分离（可加亚甲蓝粉末少量，使水染成蓝色，以便分离观察）。检读水量，并计算成供试品的含水量（%）。

　　（3）注意事项

　　① 所用仪器应干燥，并能避免空气中水分的侵入；测定操作宜在干燥处进行。

　　② 甲苯须先加水少量充分振摇后放置，将水层分离弃去，经蒸馏后使用。

5. 第五法　气相色谱法

　　本法系采用气相色谱法，以纯化水为对照，无水乙醇为溶剂，使用热导检测器，测定贵重药材及其制剂中的含水量。

　　（1）色谱条件与系统适用性试验　用直径 0.18～0.25mm 的二乙烯苯-乙基乙烯苯型高分子多孔小球作为载体，或采用极性与之相适应的毛细管柱，柱温为 140～150℃，热导检测器检测。取无水乙醇适量，注入气相色谱仪，连续进样 5 次，理论塔板数按水峰计算应大于 1000，按乙醇峰计算应大于 150；水和乙醇两峰的分离度应大于 2；水峰面积的相对标准偏差不得大于 3.0%。

（2）测定方法

① 对照溶液的制备　取纯化水约 0.2g，精密称定，置 25mL 量瓶中，加无水乙醇至刻度，摇匀，即得。

② 供试品溶液的制备　将供试品剪碎或研细，取适量（含水量约 0.2g），精密称定，置具塞锥形瓶中，精密加入无水乙醇 50mL，密塞，混匀，超声处理 20min，放置 12h，再超声处理 20min，密塞，放置，待澄清后倾取上清液，即得。

③ 测定　取无水乙醇、对照溶液及供试品溶液各 1～5µL，注入气相色谱仪，记录色谱峰面积值。

④ 计算　用外标法计算供试品中的含水量，计算时应扣除无水乙醇中的含水量。计算方法如下。

对照溶液中实际加入的水的峰面积＝对照溶液中总水峰面积－K×对照溶液中乙醇峰面积

供试品中水的峰面积＝供试品溶液中总水峰面积－K×供试品溶液中乙醇峰面积

$$K = \frac{\text{无水乙醇中水峰面积}}{\text{无水乙醇中乙醇峰面积}}$$

（3）注意事项

① 对照溶液与供试品溶液的配制须用新开启的同一瓶无水乙醇。

② 供试品加入无水乙醇后，应密塞，超声处理，以防止空气中水分进入溶剂中。

（十三）pH 值的检测

（1）检查原理　本法是采用酸度计（pH 计）来测定药物的 pH 值，以控制其酸碱性杂质的限量。

水溶液的 pH 值通常以玻璃电极为指示电极，饱和甘汞电极或银-氯化银电极为参比电极的酸度计进行测定。酸度计应定期检定，并符合国家有关规定。测定前，应采用相应的标准缓冲液校正仪器，也可用国家标准物质管理部门发放的标示 pH 值准确至 0.01 pH 单位的各种标准缓冲液校正仪器。

（2）操作方法

① 接通电源，将电源开关置于开的位置，预热 30min。

② 取供试品适量，加一定量的纯化水使溶解。在规定值的两边各选一种标准缓冲溶液（相差约 3 个 pH 值）。

③ 按规定配制标准缓冲液。

④ 用标准缓冲液校正 pH 计。

⑤ 测定供试液的 pH 值。

⑥ 测定完毕，断开电源，取出电极，冲洗干净，放好。填写仪器使用记录。

（3）注意事项

① 测定前，按各品种项下的规定，选择两种 pH 值约相差 3 个 pH 单位的标准缓冲液，并使供试液的 pH 值处于二者之间。

② 取与供试液 pH 值较接近的第一种标准缓冲液对仪器进行校正（定位），使仪器示值与标示数值一致。

③ 仪器定位后，再用第二种标准缓冲液核对仪器示值，误差应不大于±0.02pH 单位。若大于此偏差，则应小心调节斜率，使仪器示值与第二种标准缓冲液的标示数值相符。重复上述定位与斜率调节操作，至仪器示值与标准缓冲液的规定数值相差不大于 0.02 pH 单位。

否则，须检查仪器或更换电极后，再校正至符合要求。

④ 每次更换标准缓冲液或供试液前，应用纯化水充分洗涤电极，然后将水吸尽，也可用所换的标准缓冲液或供试液洗涤。

⑤ 在测定高 pH 值的供试品和标准缓冲液时，应注意碱误差的问题，必要时选用适用的玻璃电极测定。

⑥ 对弱缓冲液或无缓冲作用溶液的 pH 值测定，除另有规定外，先用邻苯二甲酸氢钾标准缓冲液校正仪器后测定供试液，并重取供试液再测，直至 pH 值的读数在 1min 内改变不超过 ±0.05 为止；然后再用硼砂标准缓冲液校正仪器，再如上法测定；两次 pH 值的读数相差应不超过 0.1，取两次读数的平均值为其 pH 值。

⑦ 配制标准缓冲液与溶解供试品的水，应是新沸过并放冷的纯化水，其 pH 值应为 5.0～7.5。

⑧ 标准缓冲液一般可保存 2～3 个月，但发现有浑浊、发霉或沉淀等现象时，不能继续使用。

（十四）一般杂质检查操作要点

一般杂质的检查方法在《中国药典》四部通则中均有规定，《中国药品检验标准操作规范》也规定了一般杂质的检查规则，主要有以下几个方面：①遵循平行操作原则，包括仪器的配对性及供试管与对照管的同步操作；②正确取样及供试品的称量范围（供试品称量≤1g 时，应不超过规定量的 ±2%；>1g 时应不超过规定量的 ±1%）。具体规定如下。

（1）纳氏比色管的选择与洗涤　比色或比浊操作，一般均在纳氏比色管中进行，因此在选用比色管时，必须注意使样品管与标准管的体积相等，玻璃色质一致，最好不带任何颜色，管上的刻度均匀，如有差别不得相差 2mm。比色管洗涤时避免用毛刷或去污粉等洗刷，以免管壁划出条痕，影响比色或比浊。

（2）平行原则

① 比色、比浊时，样品液与标准液的实验条件应尽可能一致，平行操作。

② 炽灼残渣中，恒重操作条件，包括所用的干燥器、坩埚钳、坩埚置于干燥器内放置时间等，必须一致。

一般杂质检查要点　　案例分析 1

（3）严格按操作步骤进行试验，注意各种试剂的加入次序。如氯化物检查时，加适量纯化水使成约 40mL 后，再加 AgNO₃ 试液。

（4）比色、比浊前应使比色管内试剂充分混匀，主要利用手腕转动 360°的旋摇操作来完成。

【思考与训练】

计算题

每 1mL 标准氯化钠溶液相当于 10μg 的氯，按《中国药典》方法检查氯化物，计算下列药物中氯化物的限量各为多少？

（1）布洛芬 30mg，有机破坏后全部用于检查氯化物，如发生浑浊，与标准氯化钠溶液 6mL 制成的对照液比较，不得更浓。

（2）取磺胺二甲嘧啶 1g，加水 50mL，振摇滤过，取滤液 25mL 依法检查，如发生浑浊，与标准氯化钠溶液 5mL 制成的对照液比较，不得更浓。

思考与训练
答案 1

第二节 药物特殊杂质的检查方法

特殊杂质是指在药物的生产和贮存过程中，根据药物的性质、生产方式和工艺条件，有可能引入的杂质，这类杂质随药物不同而异。由于特殊杂质多种多样，检查方法各异，一般利用药物与杂质在物理性质上或化学性质上的差异来进行。药物与杂质物理性质上的差异，主要指药物与杂质在外观性状、臭味及挥发性、颜色、溶解行为、吸附或分配性质、对光吸收性质的差异等；化学性质上（酸碱性、氧化还原性、杂质与试剂产生沉淀、杂质与试剂产生颜色等）的差异，主要指药物与杂质对某一化学反应的差别，一般是杂质与试剂反应，而药物不发生反应。

一般将特殊杂质的测定方法分为物理分析法、化学分析法、色谱分析法和光谱分析法四大类。

一、物理分析法

利用药物与杂质在臭、味、挥发性、颜色、溶解性及旋光性等方面的差异，检查所含杂质是否符合限量规定。

1. 利用臭、味及挥发性的差异

药物中如果存在具有特殊气味的杂质，则可以由气味判断该杂质的存在与否。例如黄凡士林中异性有机物的检查，异性有机物主要指非烃类有机物，利用其灼烧时产生异臭可检测黄凡士林精制的程度。又如乙醇中不挥发物的检查：利用药物在室温或加热挥发后，遗留残渣于一定温度加热至恒重，其重量不得超过规定。取本品 40mL，置 105℃恒重的蒸发皿中，于水浴上蒸干后，在 105℃干燥 2h，遗留残渣不得过 1mg。

2. 利用颜色的差异

某些药物自身无色，但从生产过程中引入了有色的有关物质，或其分解产物有颜色。采用检查供试品溶液颜色的方法，可以控制药物中有色杂质的量。例如磺胺嘧啶碱性溶液的颜色检查：取本品 2.0g，加氢氧化钠试液 10mL 溶解后，加水至 25mL，溶液应澄清无色；如显色，与黄色 3 号标准比色液比较，不得更深。磺胺嘧啶在碱性溶液显示的色泽是由于磺胺环上氨基被氧化生成有色的偶氮苯化合物所致。

3. 利用溶解性的差异

有的药物可溶于水、有机溶剂或酸、碱中，而其中杂质不溶；或反之，杂质可溶而药物不溶。例如，吡哌酸的检查：取本品 0.5g，加氢氧化钠试液 10mL 溶解后，溶液应澄清。这是因为吡哌酸在碱性中易溶，而其可能含有的杂质双吡哌酸甲酯（Ⅰ）和吡哌酸甲酯（Ⅱ）均为碱中不溶物，选用氢氧化钠作为溶剂，控制供试品溶液的澄清度，可以限制双吡哌酸甲酯（Ⅰ）和吡哌酸甲酯（Ⅱ）的量。

4. 利用旋光性的差异

比旋度可以用来反映药物的纯度，限定杂质的含量。如《中国药典》规定黄体酮在乙醇中的比旋度为＋186°至＋198°，如供试品的测定值不在此范围内，则表明其纯度不符合要求。这是因为黄体酮及其生产中间体（醋酸双烯醇酮、醋酸妊娠烯醇酮及妊娠烯醇酮）在乙醇中的比旋度差异很大，若供试品中所含的这些杂质超过限量，则测得的比旋度将偏离规定范围。又如硫酸阿托品中莨菪碱的检查：取本品，按干燥品计算，加水溶解并制成每 1mL 中含 50mg 的溶液，依法测定，旋光度不得过－0.40°。

二、化学分析法

当药物中杂质与药物的酸碱性及化学性质相差较大时，可选择合适的试剂，使之与杂质发生化学反应，产生颜色、沉淀或气体，药物不发生该反应，从而检查杂质的限量。当杂质与试剂产生颜色时，采用比色法控制杂质的限量，既可目视比色，也可用分光光度计测定供试品溶液的吸光度。当杂质与试剂产生沉淀时，采用比浊法控制杂质的限量。当杂质与试剂产生气体时，采用相应的气体检查法来控制杂质的限量。

1. 利用酸碱性的差异

若药物中杂质具有酸碱性，可采用"规定消耗滴定液的体积""电位法"和"指示剂法"进行检查。例如苯巴比妥酸度的检查：取本品 0.2g，加水 10mL，煮沸搅拌 1min，放冷，滤过，取滤液 5mL，加甲基橙指示液 1 滴，不得显红色。

2. 利用氧化还原性的差异

利用药物与杂质之间的氧化还原性差异进行检查。例如氯化钠中碘化物的检查：取本品的细粉 5.0g，置瓷蒸发皿内，滴加新配制的淀粉混合液（取可溶性淀粉 0.25g，加水 2mL，搅匀，再加沸水至 25mL，随加随搅拌，放冷，加 0.025mol/L 硫酸溶液 2mL、亚硝酸钠试液 3 滴与水 25mL，混匀）适量使晶粉湿润，置日光下（或日光灯下）观察，5min 内晶粒不得显蓝色痕迹。

3. 利用沉淀的生成

该法是利用药物中存在的杂质能与一定试剂发生沉淀反应而进行检查。例如盐酸左旋咪唑中 2-亚氨基噻唑烷衍生物的检查：2-亚氨基噻唑烷衍生物是未反应的中间体，它在稀氨溶液中遇硝酸银试液，能迅速生成白色沉淀，而盐酸左旋咪唑在相同条件下无此反应。《中国药典》采用对照液比较的方法，来限制供试品中 2-亚氨基噻唑烷衍生物的限量。

4. 利用颜色的生成

该法是根据限量要求，规定在一定条件下不得产生某种颜色；或供试品在相同条件下所呈现的颜色不得超过杂质对照品相应的颜色；或供试品在一定条件下的吸光度不得超过一定值。这类反应应用很广泛。例如磷酸咯萘啶中四氢吡咯的检查：取本品 10mg，加水 2mL 溶解后，加 5% 碳酸钠溶液 2mL，搅拌，滤过，滤液加新制的亚硝基铁氰化钠乙醛试液 1mL，摇匀，5min 内不得显紫色。磷酸咯萘啶在最后一步缩合反应时采用了四氢吡咯，该物质有毒性，应限制其在成品药中的限量。

5. 利用气体的生成

《中国药典》利用一定试剂反应生成气体来检查的杂质有砷、硫、碳酸盐、氨或铵盐、氰化物等。

三、色谱分析法

药物中的一些杂质，如反应的中间体、副产物、分解产物等，和药物的结构相近，与某些试剂的反应也相同或相似，必需分离后再检查。由于色谱法可以利用药物与杂质的吸附或分配性质的差异，将它们分离、检测，因而广泛应用于药物的杂质检查中。

1. 纸色谱法（PC）

取一定量的供试品溶液和一定杂质限量的对照品溶液，于同一色谱滤纸上点样，展开，检出后，按各品种项下的规定，检视其所显杂质斑点的个数、颜色深浅或荧光强度等。通常用于极性较大的药物或放射性药物的检查。该法展开时间长、斑点较为扩散，不能用强酸等腐蚀性显色剂。

2. 薄层色谱法（TLC）

类似纸色谱法，但较简便、快速、灵敏、不需特殊设备，适用于有机杂质的检查。常用的薄层色谱杂质检查方法有以下几种。

（1）杂质对照品法　适用于已知杂质并能制备杂质对照品的情况。

方法：按各品种项下规定的方法，制备供试品溶液和杂质对照品溶液，并按规定的色谱条件分别点样于同一硅胶（或其他吸附剂）薄层板上，展开、定位、检视，供试品溶液色谱图中待检查的杂质斑点与相应的杂质对照液的主斑点比较，颜色（或荧光）不得更深。

（2）供试品溶液自身稀释对照法　适用于杂质的结构不能确定，或无杂质对照品的情况。要求供试品与所检杂质对显色剂所显的颜色应相同，显色灵敏度也应相同或相近。

方法：将供试品溶液按限量要求稀释至一定浓度作为对照溶液，与供试品溶液分别点加于同一薄层板上，展开、定位、检视。供试品溶液所显杂质斑点不得深于对照溶液所显主斑点颜色（或荧光强度）。

（3）对照药物法　当无适合的杂质对照品，尤其是供试品显示的杂质斑点颜色与主成分斑点颜色有差异，难以判断限量时，可用与供试品相同的药物作为对照品，此对照药物中所含待检杂质需符合限量要求，且稳定性好。

此外，少数药物还利用试验条件下显色剂对杂质的检测限来控制其限量。

应用实例——异烟肼中游离肼的检测

异烟肼分子结构中含有酰肼键，不甚稳定易水解，游离肼为主要有关物质，其既可在合成工艺中由原料引入，又可在贮藏过程中降解而产生。肼是一种诱变剂和致癌物质，因此，国内外药典中都规定了异烟肼及其制剂中游离肼的限度检查。常用的方法有薄层色谱法、比浊法等。《中国药典》采用薄层色谱法进行检查。

实验步骤如下。取本品，加丙酮-水（1∶1）溶解并稀释制成每1mL中含100mg的溶液，作为供试品溶液；另取硫酸肼对照品，加丙酮-水（1∶1）溶解并稀释制成每1mL中含0.08mg（相当于游离肼20μg）的溶液，作为对照品溶液；取异烟肼与硫酸肼各适量，加丙酮-水（1∶1）溶解并稀释制成每1mL中分别含异烟肼100mg及硫酸肼0.08mg的混合溶液，作为系统适用性溶液。先用铅笔在距薄层板一端约1cm处轻轻画一横线作为起始线，然后用毛细管吸取上述三种溶液各5μL，分别点于同一硅胶G薄层板上，斑点直径一般不超过2mm。以异丙醇-丙醇（3∶2）为展开剂，展开后，晾干，喷以乙醇制对二甲氨基苯甲醛试液，15min后检视。系统适用性溶液所显游离肼与异烟肼的斑点应完全分离，游离肼的R_f值约为0.75，异烟肼的R_f值约为0.56。在供试品溶液主斑点前方与对照品溶液主斑点相应的位置上，不得显黄色斑点。

3. 高效液相色谱法（HPLC）

本法分离效能高、专属性强、检测灵敏，适用于有机杂质，但更多地用于含量测定。高效液相色谱法不仅分离效能高，而且可以准确地测定各组分的峰面积，在杂质检查中的应用日益增多，特别是已使用高效液相色谱法测定含量的药物，可采用同一色谱条件进行杂质检查。

采用高效液相色谱法检查杂质，《中国药典》规定应按各品种项下要求，对仪器进行系统适用性试验，以保证仪器达到要求。色谱图的记录时间，除考虑各杂质的保留时间外，一般为主峰保留时间的倍数。为了对杂质峰准确积分，检查前应使用一定浓度的对照品溶液调节仪器的灵敏度。

高效液相色谱杂质检查方法有以下五种类型。

(1) 峰面积归一化法　通常用于粗略考察供试品中的杂质。

方法：按各品种项下的规定，配制供试品溶液，取一定量进样，经高效液相色谱分离、测定后，计算各杂质峰面积及其总和占总峰面积（含药物的峰面积，而不含溶剂峰面积）的百分率，不得超过限量。

峰面积归一化法检查杂质虽简便、易行，但当杂质与药物的吸收程度不一致时，测定误差较大。除另有规定外，一般不宜用于微量杂质的检查。

(2) 不加校正因子的主成分自身对照法　用于没有杂质对照品时杂质的限量检查。

方法：按规定将供试品溶液稀释成与杂质限度相当的浓度，作为对照溶液。调节检测灵敏度后，分别取供试品溶液和对照溶液进样，除另有规定外，供试品溶液的记录时间应为主成分色谱峰保留时间的 2 倍，计算供试品溶液色谱图上各杂质峰面积及其总和，与对照溶液主成分峰面积比较，以确定杂质是否超过限量。

该方法多在单一杂质含量较少、无法得到杂质对照品因而无法获得校正因子、杂质结构与相应主药结构相似的情况下使用。前提是假定杂质与主成分的响应因子基本相同。一般情况下，如杂质与主成分的分子结构相似，其响应因子差别不会太大。否则，有可能导致定量有一定的误差。

(3) 加校正因子的主成分自身对照法　用于有杂质对照品时杂质的含量测定。

方法：各品种下的校正因子是在方法建立时，按各品种项下的规定，精密称（量）取待测杂质对照品和参比物质对照品各适量，配制待测杂质校正因子的溶液，进样，记录色谱图，按下式计算待测杂质的校正因子。

$$校正因子(f) = \frac{c_A / A_A}{c_B / A_B}$$

式中，A_A 为待测杂质的峰面积；A_B 为参比物的峰面积；c_A 为待测杂质的浓度；c_B 为参比物的浓度。

测定杂质含量时，按各品种项下规定的杂质限度，将供试品溶液稀释成与杂质限量相当的溶液作为对照溶液，进样，调节检测灵敏度，使对照液的主成分色谱峰的峰高约为满量程的 $10\% \sim 25\%$。然后，分别进样供试品溶液和对照溶液，除另有规定外，供试品溶液的记录时间，应为主成分色谱峰保留时间的 2 倍，测量供试品溶液色谱图中各杂质的峰面积，分别乘以相应的校正因子后与对照溶液主成分的峰面积比较，计算杂质含量。

(4) 内标法加校正因子测定供试品中杂质的含量　用于有杂质对照品时杂质的含量测定。

方法：先以杂质对照品测定其校正因子

$$校正因子(f) = \frac{A_S}{c_S} \times \frac{c_R}{A_R}$$

式中，A_S 为内标物质的峰面积；A_R 为杂质对照品的峰面积；c_S 为内标物质的浓度；c_R 为杂质对照品的浓度。

然后按规定配制含有内标的供试品溶液，进样分析，测量供试品中杂质和内标的峰面积，按下式计算杂质的浓度：

$$杂质浓度(c_x) = f \times \frac{A_x}{A_s' / c_s'}$$

式中，A_x 为供试品溶液中杂质的峰面积；c_x 为供试品中杂质的浓度；f 为校正因子；

A'_s 为内标物质的峰面积；c'_s 为内标物质的浓度。

（5）外标法 测定供试品中某个杂质或主成分的含量，用于有杂质对照品或杂质对照品易制备的情况。

方法：配制杂质对照品溶液和供试品溶液，分别取一定量注入色谱仪，测定对照品和供试品中杂质的峰面积，按外标法计算杂质的浓度。

应用实例——西洛他唑中有关物质的检查

① 溶液的配制 取西洛他唑约 25mg，精密称定，置 100mL 量瓶中，加乙腈 25mL，超声使溶解，用水稀释至刻度，摇匀，作为供试品溶液；

精密量取供试品溶液 1.0mL，置 100mL 量瓶中，用乙腈-水（25：75）稀释至刻度，摇匀，精密量取 5.0mL，置 50mL 量瓶中，用乙腈-水（25：75）稀释至刻度，摇匀，作为对照溶液；

取西洛他唑和杂质Ⅰ对照品各约 10mg，置 200mL 量瓶中，加乙腈 50mL 超声溶解后，用水稀释至刻度，摇匀，作为系统适用性溶液；

精密量取对照溶液 5.0mL，置 25mL 量瓶中，用乙腈-水（25：75）稀释至刻度，摇匀，作为灵敏度溶液。

② 测定方法 色谱条件：用辛基硅烷键合硅胶为填充剂，以水为流动相 A，乙腈为流动相 B，按规定进行梯度洗脱，柱温为 40℃，流速为 1.0mL/min，检测波长为 254nm。

系统适用性要求：系统适用性溶液色谱图中，调节色谱条件，使主成分色谱峰的保留时间约为 15min，出峰顺序依次为杂质Ⅰ与西洛他唑，两峰之间的分离度应大于 3.0。灵敏度溶液色谱图中，主成分峰高的信噪比应大于 10。

精密量取供试品溶液与对照溶液，分别注入液相色谱仪，记录色谱图。

③ 结果判断 供试品溶液色谱图中如有杂质峰，杂质Ⅰ和杂质Ⅱ（相对主峰保留时间约为 1.4）的峰面积乘以校正因子（均为 1.7）不得大于对照溶液主峰面积（0.1%）；其他单个杂质峰面积不得大于对照溶液主峰面积（0.1%），校正后各杂质峰面积的和不得大于对照溶液主峰面积的 4 倍（0.4%），小于灵敏度溶液主峰面积的峰忽略不计。

4. 气相色谱法（GC）

除药物中残留溶剂外，一些挥发性特殊杂质也可以采用气相色谱法检查。检查的方法与高效液相色谱法相同。

四、光谱分析法

若药物和杂质对光的吸收存在着显著差异，可利用这些差异对药物中存在的杂质及其量加以控制。以下介绍几种常见分光光度法在这方面的应用。

1. 紫外-可见分光光度法

当杂质在某一波长处有最大吸收，而药物在此无吸收时，可以通过控制供试品溶液在此波长处的吸光度来控制杂质的量。《中国药典》收载了较多这样的实例，如地蒽酚中二羟基蒽醌的检查。二羟基蒽醌为地蒽酚合成工艺的原料及氧化分解产物，该杂质的氯仿溶液在 432nm 波长处有最大吸收，而地蒽酚在该波长处几乎无吸收。规定 0.10mg/mL 的地蒽酚氯仿溶液在 432nm 波长处的吸光度不得过 0.12，即可控制二羟基蒽醌的量不大于 2.0%。

有的杂质紫外吸收光谱与药物的紫外吸收光谱重叠，但可以通过控制供试品溶液的吸光度比值来控制杂质的量。

若药物在紫外区有明显吸收，而杂质吸收很弱或没有吸收，可以根据吸光度大小限制杂质的量。如头孢噻吩钠检查项下有"吸光度"测定：取本品，加水制成每1mL中含20μg的溶液，照紫外-可见分光光度法，在237nm波长处测定，其吸光度为0.65～0.72。实验证实，237nm的吸收特征是噻吩乙酰基产生的，产品在精制过程中如未有效地除去噻吩乙酸，则会导致吸光度上升；另外若有部分产品降解，则吸光度下降。因此规定供试品吸光度的上下限幅度，可在一定程度上控制产品的纯度。

应用实例——肾上腺素中酮体的检查

肾上腺素在合成过程中有一中间体肾上腺酮，当它还原成肾上腺素时，如果反应不够完全会成为杂质而带入产品中成为肾上腺素的杂质，影响肾上腺素的疗效。因此《中国药典》规定对肾上腺酮进行限量检查。其检查原理是在盐酸溶液（9→2000）中肾上腺酮在310nm处有最大吸收（见图3-5），而肾上腺素在这个波长下几乎没有吸收，所以利用肾上腺素和肾上腺酮光谱行为的差异，在310nm处测定吸光度，检查肾上腺素中酮体的限量。

实验步骤如下：取肾上腺素样品适量，加盐酸溶液（9→2000）制成每1mL中含2.0mg的溶液，以配制供试品溶液的同批溶剂为空白对照，采用1cm的石英吸收池，在310nm波长处测定吸光度，要求吸光度不得过0.05。

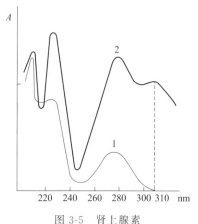

图3-5　肾上腺素（1）和肾上腺酮（2）的紫外吸收光谱图

2. 原子吸收分光光度法

原子吸收分光光度法的测量对象是呈原子状态的金属元素和部分非金属元素，是基于测量蒸气中原子对特征电磁辐射的吸收强度进行定量分析的一种方法。一般通过比较对照品溶液和供试品溶液的吸光度，计算供试品中待测元素的含量。

原子吸收分光光度法所用仪器为原子吸收分光光度计，它由光源、原子化器、单色器和检测器等部分组成。该法灵敏度高、专属性强，主要用于金属元素的测定。比如《中国药典》采用本法检查碳酸锂中的钾盐和钠盐，以及肝素钠中钾盐的含量。

用原子吸收分光光度法检查药物杂质在国内应用日益增多，如曾用于测定丹参、维生素C、硫酸庆大霉素和安痛定等60批注射液中的Na、K、Ca、Mg含量。此外，对28个品种的铁盐进行了限度试验以及测定甲紫中的铜盐等。

3. 红外分光光度法

红外分光光度法在杂质检查中主要用于药物中无效或低效晶型的检查。某些多晶型药物由于其晶型结构不同，一些化学键的键长、键角等发生不同程度的变化，从而导致红外吸收光谱中某些特征峰的频率、峰形和强度出现显著差异。利用这些差异，可以检查药物中低效或无效晶型杂质，结果可靠，方法简便。

4. 荧光分析法

某些药物受紫外光或可见光照射后能发出比激发光波长更长的荧光。利用物质的激发和发射光谱，对物质进行分析的方法即为荧光分析法。荧光分析法灵敏度高、专属性强，在药物的鉴别、检查和含量测定中均有应用。

药物特殊杂质检查方法

案例分析2

【思考与训练】

一、[A 型题] 题干在前，选项在后。有 A、B、C、D、E 五个备选答案，其中只有一个为最佳答案，其余选项为干扰答案。

1. 含锑药物的砷盐检查方法为（　　）。

A. 古蔡氏法　　　　　　　B. 碘量法　　　　　　　　C. 白田道夫法

D. Ag-DDC　　　　　　　E. 契列夫法

2. 药物中杂质的限量是指（　　）。

A. 杂质是否存在　　　　　B. 杂质的合适含量　　　　C. 杂质的最低量

D. 杂质检查量　　　　　　E. 杂质的最大允许量

3.《中国药典》中收载的砷盐检查方法为（　　）。

A. 摩尔法　　　　　　　　B. 碘量法　　　　　　　　C. 白田道夫法

D. 古蔡氏法　　　　　　　E. 契列夫法

4. 用古蔡氏法检查砷盐时，导气管中塞入醋酸铅棉花的目的是（　　）。

A. 使溴化汞试纸呈色均匀　　B. 使砷还原成砷化氢

C. 防止发生瓶内的飞沫溅出　　D. 除去硫化氢的影响

E. 其他作用

二、[B 型题] 选项在前，题干在后。每题只有一个正确答案。每个选项可供选择一次，也可重复选用，也可不被选用。

A. 稀 HNO_3　　　　　　　B. 硫代乙酰胺试液　　　　C. $BaCl_2$ 试液

D. Ag-DDC 试液　　　　　E. NH_4SCN 试液

1. 铁盐检查用（　　）。

2. 硫酸盐检查用（　　）。

3. 氯化物检查用（　　）。

4. 砷盐检查用（　　）。

三、[X 型题] 由一个题干和 A、B、C、D、E 五个备选答案组成，题干在前，选项在后。要求从五个备选答案中选出二个或二个以上的正确答案，多选、少选、错选均不得分。

1. 一般杂质检查包括（　　）。

A. 氯化物检查　　　　　　B. 硫酸盐检查　　　　　　C. 重金属检查

D. 砷盐检查　　　　　　　E. 铁盐检查

2. 干燥失重检查法有（　　）。

A. 常压恒温干燥法　　　　B. 干燥剂干燥法　　　　　C. 恒温减压干燥法

D. 摩尔法　　　　　　　　E. 白田道夫法

思考与训练
答案 2

第四章
药物含量测定

容量分析法测定药物的含量
光谱分析法测定药物的含量
色谱分析法测定药物的含量
各类常用药物的含量测定
药物分析方法验证

 导入语

药物含量测定就是测定药物中主要有效成分的含量。供试品在鉴别、检查符合规定后，根据质量标准中规定的测定方法进行含量测定。判断一个药物的质量是否符合要求，必须全面考虑鉴别、检查与含量测定三者的检验结果。本章将介绍药物含量测定的容量分析法、光谱分析法、色谱分析法、各类常用药物的含量测定及药物分析方法验证。

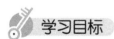 **学习目标**

（1）掌握含量测定的前处理方法，熟悉原料药和制剂的含量测定方法；
（2）掌握含量测定结果的计算、表示方法及有效数字的修约；
（3）能对实验结果作出正确评价。

第一节　容量分析法测定药物的含量

一、概述

在药物的含量测定中，原料药和制剂的方法有所区别，主要是因为药物制剂中往往添加了一些辅料或其他药品，所以要考虑成分间的相互干扰。在测定前必须进行前处理，或者改变测定方法，以排除辅料对主药测定的影响。测定方法大都采用化学滴定和仪器分析的方法。

（一）制剂与原料在测定方法和含量表示方面的不同点

1. 制剂分析比原料药分析复杂

原料药分析主要考虑药物的理化性质，而制剂分析除考虑药物的理化性质外，还需考虑附加成分的干扰。例如，阿司匹林的原料药采用直接滴定法，而其片剂、肠溶剂、栓剂等制剂则采用 HPLC 法。

2. 含量测定结果表示方法不同

（1）原料药含量测定结果的表示　原料药含量测定结果用百分含量表示，允许范围小。凡未规定上限的，《中国药典》凡例中规定，其含量上限不得超过 101.0%。

$$原料药的含量(\%)=\frac{m_x}{m}\times100\%$$

式中，m_x 为实测值；m 为供试品的重量。

（2）制剂含量测定结果的表示　制剂含量测定结果大部分用标示百分含量表示，允许范围较大。

① 制剂的含量用标示量的百分含量表示：

$$标示量(\%)=\frac{m_x}{S}\times100\%=\frac{供试品中测得值\times平均片(支)重}{供试品量\times标示量}\times100\%$$

式中，m_x 为每片（每支）实测值；S 为标示量。

例如，维生素 B_1 注射液含维生素 B_1（$C_{12}H_{17}ClN_4OS\cdot HCl$）应为标示量的 93.0% ～ 107.0%（规格：2mL：50mg，2mL：100mg）。

② 以重量规定含量范围。例如复方铝酸铋片：本品每片含铝酸铋以铋（Bi）计算，应为 79～97mg；以铝（Al）计算，应为 30.6～37.4mg；含重质碳酸镁以氧化镁（MgO）计算，应为 149～183mg；含甘草浸膏粉以甘草酸（$C_{42}H_{62}O_{16}$）计算，不得少于 19.5mg。

3. 注意事项

在制剂含量测定中，经常需考虑与注意的问题有下列几个方面：①取样问题；②辅料对含量测定的影响及其排除；③复方制剂中各成分互相影响时其含量测定方法的选择及相应措施；④要有合适的分析方法与一定的准确度，以确保制剂质量。

（二）定量分析样品的前处理方法

1. 不经有机破坏的分析方法

本类分析方法不对药物分子中的有机结构部分进行完全破坏，仅选用适当的溶剂溶解样品或经简单的回流处理，使有机结合的待测元素原子离解而转化为无机盐（离子）后测定。本法根据操作方法不同，主要有以下三种方法。

（1）直接测定法　凡金属原子不直接与碳原子相连的有机药物或某些 C—M 键结合不牢固的有机金属药物，在水溶液中可电离，因而不需经有机破坏，可直接选用适当方法（如配位滴定法或氧化还原滴定法）进行测定。例如，富马酸亚铁在热的稀硫酸中溶解，释放出亚铁离子，用硫酸铈滴定液直接滴定。枸橼酸铋钾、葡萄糖酸锌用 EDTA 滴定法直接测定。

（2）经水解后测定法

① 碱水解后测定法　本法系将含卤素的有机药物溶解于适当的溶剂中，加氢氧化钠溶液回流使其水解，将有机结合的卤素转变为无机形式的离子，然后选用间接银量法测定。例如三氯叔丁醇的含量测定。

② 酸水解后测定法　本法系将含金属的有机药物与适当的矿酸（如盐酸）共热，将不溶性金属盐类水解置换为可溶性盐，然后选用配位滴定法和剩余酸碱滴定法测定。

（3）经还原分解后测定法　含碘有机药物，当碘原子直接与苯环连接时，碘的结合较牢固，采用碱性溶液回流时难以使碳-碘键断裂，但可在此碱性溶液中加还原剂回流，使其转化为无机碘化物后测定。例如泛影酸的含量测定。

2. 经有机破坏的分析方法

含金属及含卤素、氮、硫、磷等的有机药物结构中的待测原子与碳原子结合牢固者，用水解或氧化还原方法难以将有机结合的待测原子转为无机形式。因此，必须采用有机破坏的方法将药物分子中有机结构部分完全破坏，使有机结合的待测原子转为可测定的无机离子或氧化物或无氧酸后，方可采用适当的方法进行分析。有机破坏方法包括湿法破坏和干法破坏。

（1）湿法破坏　本法适用于含氮有机合成药物分析的前处理，在生物制品分析中用于氮（包括蛋白质）、磷、硫、汞及氯化钠测定法的前处理。另外，本法亦用于生物制品金属元素测定时生物基质的去除。本法主要使用硫酸作为分解剂。根据分解剂组合形式的不同，湿法破坏可分为硫酸-硝酸法、硫酸-高氯酸法、硫酸-硫酸盐法、硝酸-高锰酸钾法等。HNO_3-$HClO_4$类适用于生物样品的破坏，所得无机金属离子为高价态，对含氮杂环药物不适宜；HNO_3-H_2SO_4类适用于大多数有机药物的破坏，对碱土金属药物不适用。

（2）干法破坏　将有机药物置于坩埚中，加$Ca(OH)_2$或无水Na_2CO_3或轻质氧化镁，先小火加热，然后高温灼烧灰化。本法主要适用于湿法不易破坏完全以及不能用硫酸破坏的有机药物，但不适用于含挥发性金属的有机药物。

（3）氧瓶燃烧法　仪器装置见图 4-1。图中，燃烧瓶为 500mL、1000mL 或 2000mL 的磨口、硬质玻璃锥形瓶，瓶塞应严密、空心，底部熔封铂丝一根（直径为 1mm），铂丝下端做成网状或螺旋状，长度约为瓶身长度的 2/3。

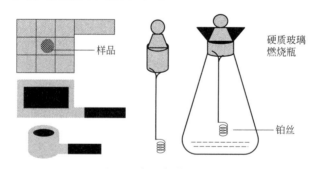

图 4-1　氧瓶燃烧法装置

燃烧瓶大小的选择主要取决于被燃烧分解样品量的多少。通常取样量为 10～20mg 时，使用 500mL 燃烧瓶；样品取样量为 200mg 时，可选用 1000mL 或 2000mL 的燃烧瓶。燃烧瓶在使用前，应检查瓶塞是否密封。

本法系将含有待测元素的有机药物精密称定后，置于充满氧气的密闭的燃烧瓶中充分燃烧，使有机结构部分彻底分解为二氧化碳和水，而待测元素根据电负性的不同转化为不同价态的氧化物（或无氧酸），被吸收于适当的吸收液中（多以酸根离子形式存在），再根据其性质和存在形式采用适宜的方法进行分析。

具体操作步骤为：在燃烧瓶内加入规定的吸收液，并将瓶口用水湿润；小心极速通氧气约 1min（通气管口应接近液面，使瓶内空气排尽），立即用表面皿覆盖瓶口，备用；点燃包有供试品的滤纸包或纸袋尾部，迅速放入燃烧瓶中，按紧瓶塞，用少量水封闭瓶口，待燃烧完毕（应无黑色碎片），充分振摇，使生成的烟雾完全吸入吸收液中，放置 15min，用少量水冲洗瓶塞及铂丝，合并洗液及吸收液。用同法另做空白试验，然后按规定的方法进行鉴别、检查或含量测定。

应用实例——盐酸胺碘酮中含碘量的测定

取盐酸胺碘酮约 20mg，精密称定，照氧瓶燃烧法进行有机破坏，用氢氧化钠试液 2mL 与水 10mL 为吸收液，待吸收完全后，加溴醋酸溶液（取醋酸钾 10g，加冰醋酸适量使溶解，加溴 0.4mL，再加冰醋酸使成 100mL）10mL，密塞，振摇，放置数分钟，加甲酸约 1mL，用水洗涤瓶口并通入空气流约 3～5min 以除去剩余的溴蒸气，加碘化钾 2g，密塞，摇匀，用硫代硫酸钠滴定液（0.02mol/L）滴定，至近终点时，加淀粉指示液 1mL，继续滴定至蓝色消失，并将滴定结果用空白试验校正。每 1mL 硫代硫酸钠滴定液（0.02mol/L）相当于 0.423mg 的碘（I），含碘量应为 36.0%～38.0%。

定量分析样品
前处理方法

二、重量分析法

重量分析法是指通过物理或化学反应将试样中待测组分与其他组分分离，然后用称量的方法测定该组分的含量。重量分析的过程包括了分离和称量两个过程。一般是先将试样中的被测组分从其他组分中分离出来，并转化为一定的称量形式，然后称量，根据其重量，计算被测成分的含量。

重量分析法操作费时烦琐，对低含量组分的测定误差较大，不适用于微量或痕量组分的测定，在实际工作中，若有其他方法代替，应尽量避免采用。目前仍有一些分析项目，如水分测定、炽灼残渣及药典中某些药物的含量测定等，还采用重量分析法。

（一）重量分析常用方法

重量分析一般可分为挥发法、萃取法和沉淀法。

1. 挥发法

挥发法是利用物质的挥发性，通过加热或其他方法使试样中的待测组分或其他组分挥发而达到分离，然后通过称量确定待测组分的含量。根据称量的对象不同，挥发法可分为直接法和间接法。如药品中水分的测定。

2. 萃取法

萃取法（又称提取重量法）是利用被测组分在两种互不相溶的溶剂中的溶解度不同，将被测组分从一种溶剂萃取到另一种溶剂中来，然后将萃取液中的溶剂蒸去，干燥至恒重，称量萃取出的干燥物的重量。根据萃取物的重量，计算被测组分的含量。

3. 沉淀法

沉淀法是利用沉淀反应，将被测组分转化成难溶物形式从溶液中分离出来，然后经过滤、洗涤、干燥或灼烧，得到可供称量的物质进行称量，根据称定的重量求算样品中被测组分的含量。本法在重量分析中较为重要，下面详细介绍该分析方法。

（二）沉淀法的操作步骤

1. 供试品的称取与溶解

称取供试品时要有代表性。大块的供试品应先研碎，充分混匀，然后称取样品。多数药品能从空气中吸收水分，水分的改变直接影响到各组分的含量，为了得到准确的分析结果，可先将供试品在适当条件下干燥，一般在 $100 \sim 105℃$ 下烘干。易受热分解的供试品，则在低温或真空干燥。用干燥品进行分析，其结果也用干燥品为基础计算。

称取样品的方法一般为加量法和减量法两种。加量法为先称表面皿或称量瓶重量，然后装入供试品，再称重，两次重量之差即为供试品的重量。减量法为先在称量瓶中装入足够的供试品，称量，倒出接近需要的量，再称定称量瓶与余下的供试品的重量，称量完毕倒出第 2 份供试品，第 1 次称量与第 2 次称量之差即为第 1 份供试品的重量；第 2 次称量与第 3 次称量之差为第 2 份供试品的重量，依此类推。

供试品称完后，用适当的溶剂溶解。凡能溶于水的供试品用水作溶剂；不溶于水的供试品可采用适当的酸或碱作溶剂。酸或碱也不能溶解的供试品则采用适当的熔剂熔融，再用水或酸溶解。碱性物质应选择酸性熔剂；酸性物质应选择碱性熔剂；还原性物质应选择氧化性熔剂。

2. 沉淀的制备

样品溶解后，可选择适宜的沉淀剂将被测组分沉淀出来，根据沉淀的重量计算被测组分的含量。对沉淀有以下要求。

（1）沉淀要完全　即要求沉淀反应必须定量完成。在重量分析中，一般加入 50% 过量的沉淀剂，若沉淀剂不具有挥发性，通常以过量 $20\% \sim 30\%$ 为宜。同时在洗涤沉淀时应采用相应的措施，以免沉淀溶解，引起误差。

（2）称量形式的组成必须固定　沉淀法中，沉淀的化学组成称为沉淀形式；沉淀经烘干或灼烧后，供最后称量的化学组成称为称量形式。

（3）沉淀要纯净　沉淀纯净才能保证测定结果准确。影响沉淀纯净的因素如下。

① 共沉淀。在进行沉淀反应时，某些可溶性杂质也同时被沉淀下来的现象叫共沉淀现象。产生共沉淀的原因有表面吸附、形成混晶、吸留等，其中表面吸附是主要的原因。

② 后沉淀。当沉淀析出后，在放置的过程中，溶液中原来不能析出沉淀的组分，也在沉淀表面逐渐沉积出来的现象，称为后沉淀。沉淀在溶液中放置时间越长，后沉淀现象越严重。

3. 沉淀条件的选择

在重量分析中，为了获得准确的分析结果，要求沉淀完全、纯净且易于过滤洗涤。为此，必须根据不同形态的沉淀，选择不同的沉淀条件，以获得合乎重量分析要求的沉淀。

（1）晶形沉淀的沉淀条件　对于晶形沉淀的沉淀条件，可以概括为"稀、热、慢、搅、陈"五个字。即在较稀的溶液中，在加热的情况下，慢慢加入沉淀剂，边加边搅拌，沉淀完毕后，应将沉淀陈化，再进行过滤。

（2）无定形沉淀的沉淀条件　浓溶液中沉淀、在热溶液中进行沉淀、加入适量的电解质、不陈化。

（3）均匀沉淀法　加入的沉淀剂并不立即与被测组分发生沉淀反应，而是通过一个缓慢的化学反应过程，使一种构晶离子由溶液中缓慢地、均匀地产生，从而使沉淀在溶液中缓慢地、均匀地析出。

（4）利用有机沉淀剂进行沉淀　有机沉淀剂品种多，选择性高，生成沉淀的溶解度小，沉淀吸附杂质少、纯净。而且沉淀的摩尔质量大，被测组分所占百分比小，有利于提高分析的准确度，因此常被采用。

4. 沉淀的过滤与洗涤

溶液与沉淀的分离方法有三种：倾泻法、过滤法和离心分离法。

（1）滤纸的折叠与安放　滤纸的折叠方法见图 4-2。一面三层、一面一层的滤纸，三层的折叠处撕一小块，使滤纸和漏斗内壁紧贴而无气泡。

（2）倾泻法过滤　用玻璃棒的下端对准滤纸三层厚的一边尽可能地近，但不能接触滤纸，把上层清液沿玻璃棒慢慢流入漏斗中，倾入的溶液一般只充满滤纸的 2/3 或者离滤纸上边缘 5cm，以免少量沉淀因毛细管作用通过滤纸上沿而造成损失（见图 4-3）。

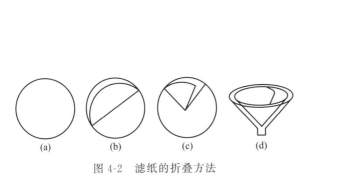

图 4-2　滤纸的折叠方法　　　　　图 4-3　倾泻法过滤

（3）倾泻法洗涤　除另有规定外，每次取出洗涤液约 10mL 洗涤烧杯四周，使黏附着的沉淀集中在烧杯底，放置澄清后再过滤。本着少量多次的原则，洗涤重复 3~4 次。

（4）转移沉淀　在沉淀中加入少量洗涤液，搅动混合，立即倾入漏斗中，如此重复几次，将大部分沉淀转移到漏斗上，少量在烧杯上的沉淀用洗瓶洗入漏斗中（见图 4-4）。

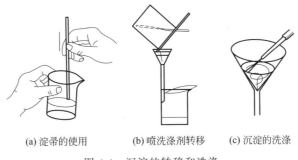

(a) 淀帚的使用　　　(b) 喷洗涤剂转移　　　(c) 沉淀的洗涤

图 4-4　沉淀的转移和洗涤

（5）滤纸上沉淀的洗涤　沉淀的洗涤应遵循"少量多次"原则，每次使用的洗涤剂量要少些，洗涤次数要多一些，这样可取得良好的效果。

将洗涤液从滤纸的边沿开始往下螺旋形移动，使沉淀集中在滤纸的底部。注意尽量用少量的洗涤液，洗后尽量沥干。

（6）转移残留沉淀　如果烧杯中还留有少量的沉淀，用前面撕下的滤纸角擦烧杯的四壁。

5. 沉淀的干燥或灼烧

（1）干燥　干燥是为了除去沉淀中的水分和挥发性物质，同时使沉淀组分固定为称量形式。药物分析中多数沉淀重量法是用干燥处理的方法，干燥方法是将沉淀连同已恒重的坩埚放在烘箱中或红外灯下进行。恒重后，减去空坩埚的重量即为沉淀的重量。

（2）灼烧 灼烧也是为了除去沉淀中的水分和挥发性物质，同时使沉淀在较高温度下分解成固定的称量形式。根据沉淀性质不同，灼烧温度可在 800～1000℃ 范围内变化，不宜高温灼烧的，可在 500℃ 左右灼烧。具体操作如下：

将马弗炉调节到需要的温度，把洗净晾干的坩埚连同盖子放入马弗炉中，在 800℃ 下灼烧 30min。然后将坩埚放入干燥器中冷却至室温，再称重。这样重复几次，当前后两次称量之差小于 0.2g 时坩埚就可以使用了。

坩埚恒重后，就可将沉淀转移到坩埚中，注意将滤纸的三层处朝上，以防止炭化时损失。调好酒精喷灯火焰，先用小火均匀加热，再用反射焰使滤纸干燥，有时滤纸着火，要将坩埚盖盖上。把酒精喷灯移至坩埚底部进行炭化，滤纸炭化后用坩埚钳夹住坩埚不断转动一个极小的角度，将碳素氧化成二氧化碳，继续灼烧至坩埚恒重，这步也可在马弗炉中进行。

6. 分析结果的计算

称量形式的称量值 W 与其样品重 S 的比值即为所求的百分含量。计算式为：

$$x = \frac{W}{S} \times 100\%$$

称量形式的化学组成与待测组分的表示式不一致时，则需将称量形式的量 W 换算成待测组分的重量 W'，即：

$$W' = WF$$

式中，F 为换算因数（或称化学因数），它是待测组分的原子量（或分子量）与称量形式的分子量的比值。

应用实例——氯化钾氯化钠注射液中氯化钾的含量测定

① 方法原理 氯化钾在酸性溶液中与四苯硼钠作用产生沉淀，根据沉淀重量和供试品的重量即可计算其含量，其换算因数为 0.2081。

② 测定方法 取四苯硼钠滴定液（0.02mol/L）60mL，置烧杯中，加冰醋酸 1mL 与水 25mL，加入本品 25mL 及水 75mL（规格1），或加入本品 15mL 及水 85mL（规格2），或加入本品 10mL 及水 90mL（规格3），置 50～55℃ 水浴中保温 30min，放冷，再在水浴中放置 30min，用 105℃ 恒重的 4 号垂熔玻璃坩埚滤过，沉淀用澄清的四苯硼钾饱和溶液 20mL 分 4 次洗涤，再用少量水洗涤，在 105℃ 干燥至恒重，精密称定，所得沉淀重量与 0.2081 相乘，即得供试量中含有 KCl 的重量。

三、滴定分析法

（一）滴定分析法的特点及种类

药物的含量测定是评价药物有效性的重要手段。滴定分析法亦称为容量分析法，是将已知准确浓度的滴定液（标准物质溶液）由滴定管滴加至被测药物溶液中，直至滴定液与被测药物间的反应按化学计量关系作用完全为止，根据滴定液的浓度和被消耗的体积，计算出被测药物的含量。一般化学计量点是按指示剂的变色来确定的。在滴定过程中，指示剂发生颜色变化的转变点称为滴定终点。

滴定分析法所用的仪器价廉易得，操作简单、快速，用途广泛，方法耐用性高，测定结果准确，通常情况下其相对误差在 0.1% 以下。但本法的专属性（选择性）较差，一般适用于组分含量在 1% 以上的常量组分的分析，有时也可用于测定微量组分。

根据所利用的化学反应类型的不同,滴定分析可分为以下几类。

① 酸碱滴定法 是利用中和反应进行滴定的方法。常用的滴定液是 NaOH、HCl、H_2SO_4。

② 氧化还原滴定法 是利用氧化还原反应进行滴定的方法。常用的滴定液是 I_2、$Na_2S_2O_3$、$KMnO_4$、$KBrO_3$。

③ 沉淀滴定法 是利用沉淀反应进行滴定的方法。常用的滴定液是 $AgNO_3$、NH_4CNS。

④ 配位滴定法 是利用配位反应进行滴定的方法。常用的滴定液是 EDTA-2Na、Zn。

⑤ 亚硝酸钠滴定法 是利用重氮化反应进行滴定的方法。常用的滴定液是 $NaNO_2$。

(二) 滴定分析的一般要求

(1) 反应必须定量完成。化学反应按一定的反应方程式进行,即反应具有确定的化学计量关系,并且进行得相当完全,通常要求达到 99.9% 左右,不存在副反应。只有这样才能进行定量计算。

(2) 反应必须迅速完成。整个滴定过程一定要在很短的时间内完成,如果反应速度比较慢,可以用加热或加入催化剂等措施来加快反应速度。

(3) 共存物质不干扰主要反应,或用适当的方法先除去干扰。

(4) 可用比较简便的方法,如指示剂或仪器分析法确定反应的化学计量点。

(三) 滴定液浓度的表示方法

(1) 体积摩尔浓度 1L 溶液中所含溶质的物质的量,称作体积摩尔浓度,以 c 表示,单位是 mol/L。

$$c = \frac{溶质的物质的量}{溶液体积}$$

(2) 质量摩尔浓度 1kg 溶剂中所含溶质的物质的量,以 b_B 表示,单位是 mol/kg。用质量摩尔浓度 b_B 来表示溶液的组成,优点是其量值不受温度的影响,缺点是使用不方便。

$$b_B = \frac{溶质的物质的量}{溶剂的质量}$$

(3) 重量百分浓度 100g 溶液中含有溶质的质量 (g)。如 10% 氢氧化钠溶液,就是 100g 溶液中含 10g 氢氧化钠。

(4) 体积百分浓度 100mL 溶液中所含溶质的体积 (mL)。如 95% 乙醇,就是 100mL 溶液中含有 95mL 乙醇。

(5) 体积比浓度 是指用溶质与溶剂的体积比表示的浓度。如 1:1 盐酸,即表示 1 体积量的盐酸和 1 体积量的水混合的溶液。

(6) 滴定度 (T) 是溶液浓度的另一种表示方法。它有两种含义:其一表示每毫升溶液中含溶质的质量 (g 或 mg)。如氢氧化钠溶液的滴定度为 $T_{NaOH} = 0.0028g/mL = 2.8mg/mL$。其二表示每毫升溶液相当于被测物质的质量 (g 或 mg)。如卡氏试剂的滴定度 $T = 3.5$,表示 1mL 卡氏试剂相当于 3.5g 的水含量。又如用硝酸银测定氯化钠时,表示硝酸银浓度的方法有两种:$T_{AgNO_3} = 1mg/mL$、$T_{NaCl} = 5.844mg/mL$,前者表示 1mL 溶液中含硝酸银 1mg,后者表示 1mL 硝酸银滴定液 (0.1mol/L) 相当于 5.844mg 的氯化钠。用 $T_{NaCl} = 5.844$ 表示时,将滴定度乘以滴定中消耗的标准溶液的体积,即可求出被测组分的含量,计

滴定液浓度
的表示方法

算起来相当方便。

（7）浓度校正因子（F）　指该滴定液标定的实际浓度比规定浓度的标准溶液浓或淡多少的数量，即 $F=$ 实际浓度/规定浓度。滴定液经稀释后其校正因子数不改变，而被测物质的滴定度改变。

（四）滴定液与基准物质

用来测定滴定液浓度的纯净物质称为基准物质。测定滴定液浓度的滴定过程称作标定。

基准物质应该符合以下要求：①组成与它的化学式严格相符。②纯度足够高（杂质总量应不超过 $0.01\%\sim0.02\%$），杂质少至可以忽略不计。③要易得、易精制及易干燥（110～120℃），应很稳定；称取时不易吸水或失重，不受空气中氧及二氧化碳的影响，保存时应保持其恒定的组成。④参加反应时，反应速度快，且按反应式定量进行，不发生副反应。⑤最好有较大的式量，在配制标准溶液时可以称取较多的量，以减少称量误差。

常用的基准物质有银、铜、锌、铝、铁等纯金属及其氧化物、重铬酸钾、碳酸钾、氯化钠、邻苯二甲酸氢钾、草酸、硼砂等纯化合物。

（五）滴定液配制、标定、贮存和使用规定

1. 配制

滴定液的配制方法有间接配制法与直接配制法两种，应根据规定选用，并应遵循下列有关规定。

① 所用溶剂"水"系指纯化水，在未注明有其他要求时，应符合《中国药典》"纯化水"项下的规定。

② 采用间接配制法时，溶质与溶剂均应根据规定量进行称取或量取，并使制成后滴定液的浓度值应为其名义值的 0.95～1.05；如在标定中发现其浓度值超出其名义值的 0.95～1.05 范围时，应加入适量的溶质或溶剂予以调整。当配制量大于 1000mL 时，其溶质与溶剂的取用量均应按比例增加。

③ 采用直接配制法时，其溶质应采用"基准试剂"，并按规定条件干燥至恒重后称取，取用量应为精密称定，并置 1000mL 量瓶中，加溶剂溶解并稀释至刻度，摇匀。配制过程中应有核对人，并在记录中签名以示负责。

④ 配制浓度等于或低于 0.02mol/L 的滴定液时，除另有规定外，应于临用前精密量取适量的浓度等于或大于 0.1mol/L 的滴定液，加新沸过的冷水或规定的溶剂定量稀释制成。

⑤ 配制成的滴定液必须澄清，必要时可滤过；并按药典中各该滴定液项下的"贮藏"条件贮存，经下述方法标定其浓度后方可使用。

2. 标定

"标定"系指根据规定的方法，用基准物质或已标定的滴定液准确测定滴定液浓度（mol/L）的操作过程；应严格遵照《中国药典》中各滴定液项下的方法进行标定，并应遵循下列有关规定。

① 工作中所用分析天平及其砝码、滴定管、容量瓶和移液管等，均应经过检定合格；其校正值与原标示值之比大于 0.05% 时，应在计算中采用校正值予以补偿。

② 标定工作宜在室温（10～30℃）下进行，并应在记录中注明标定时的室内温度。

③ 所用基准物质应采用"基准试剂"，取用时应先用玛瑙研钵研细，并按规定条件干燥，置干燥器中放冷至室温后，精密称取，易引湿的基准物质宜采用"减量法"进行称重。

如系以另一已标定的滴定液作为标准溶液，通过"比较"进行标定，则该另一已标定的滴定液的取用应为精密量取（精确至 0.01mL），用量除另有规定外应等于或大于 20mL，其浓度亦应按《中国药典》规定准确标定。

④ 根据滴定液的消耗量选用适宜容量、规格的滴定管；滴定管应洁净，玻璃活塞应密合、旋转自如；盛装滴定液前，应先用少量滴定液润洗 3 次；盛装滴定液后，宜用小烧杯覆盖管口。

⑤ 标定中，滴定液应从滴定管的起始刻度开始，按规定控制滴定速度；滴定液的消耗量，除另有特殊规定外，应大于 20mL，读数应估计到 0.01mL。

⑥ 标定中的空白试验，系指在不加供试品或以等量溶剂替代供试液的情况下，按同法操作。

⑦ 标定工作应由初标者（一般为配制者）和复标者在相同条件下各做平行试验 3 份；各项原始数据经校正后，根据计算公式分别进行计算；3 份平行试验结果的相对偏差，除另有规定外，不得大于 0.1%；初标平均值和复标平均值的相对偏差也不得大于 0.1%；标定结果按初标、复标的平均值，取 4 位有效数字。

⑧ 直接法配制的滴定液，其浓度应按配制时基准物质的取用量与容量瓶的容量以及计算公式进行计算，最终取 4 位有效数字。

⑨ 临用前按稀释法配制浓度等于或低于 0.02mol/L 的滴定液，除另有规定外，其浓度可按原滴定液（浓度等于或大于 0.1mol/L）的标定浓度与取用量（加校正值），以及最终稀释成的容量（加校正值），计算而得。

⑩ 滴定液的配制、标定及基准溶液的配制必须详细记录，记录应包括配制日期、标定日期、室温、浓度（mol/L）、数据原始记录及计算、标定人、复核人等。

3. 贮藏与使用

① 滴定液在配制后应按药典规定的"贮藏"条件贮存，一般宜采用质量较好的具玻璃塞的玻璃瓶。

② 应在滴定液贮瓶外的醒目处贴上标签，内容包括滴定液名称、浓度或校正因子、标定日期、标定温度、配制者、标定者、复标者。

③ 滴定液经标定所得的浓度或其 F 值，除另有规定外，可在 3 个月内使用，过期应重新标定。当标定与使用时的室温相差未超过 10℃时，除另有规定外，其浓度值可不加温度补正值；但当室温之差超过 10℃时，应加温度补正值，或按要求重新进行标定。

④ 当滴定液用于测定原料药的含量时，为避免操作者个体对判断滴定终点的差异而引入的误差，必要时可由使用者按要求重新进行标定；其平均值与原标定值的相对偏差不得大于 0.1%，并以使用者复标的结果为准。

⑤ 取用滴定液时，一般应事先轻摇贮存有大量滴定液的容器，使与黏附于瓶壁的液滴混合均匀，而后分取略多于需用量的滴定液置于洁净干燥的具塞玻璃瓶中，用以直接转移至滴定管内，或用移液管量取，避免因多次取用而反复开启贮存滴定液的大容器；取出后的滴定液不得倒回原贮存容器中，以避免污染。

⑥ 当滴定液出现浑浊或其他异常情况时，该滴定液应即弃去，不得再用；或根据具体情况处理后再标定使用。

⑦ 使用滴定液所采用的方法，最好与标定滴定液的方法相同，这样可以使系统误差相互抵消。

滴定液配制、标定、
贮存和使用规定

（六）滴定分析法的有关计算

1. 计算依据

对于任一滴定反应：

$$t\,\mathrm{T} \quad + \quad a\,\mathrm{A} \longrightarrow \mathrm{P}$$

（滴定液）　（待测物）　（生成物）

反应物前面的系数比等于其物质的量之比：

$$\frac{n_{\mathrm{T}}}{n_{\mathrm{A}}} = \frac{t}{a} \text{ 或 } n_{\mathrm{A}} = \frac{a}{t} n_{\mathrm{T}}$$

n 指物质的量，其计算方法有 2 种：

$$n = \frac{m}{M} \qquad\qquad n = cV$$

式中，m 为物质的质量；M 为摩尔质量（分子量）；c 为物质的量浓度；V 为物质的体积。

2. 待测药物的含量计算

（1）滴定度的计算　在容量分析中，被测药物分子（A）与滴定剂（滴定液中的反应物质单元，B）之间按一定的摩尔（mol）比进行反应，反应式可表示为：

$$a\,\mathrm{A} + b\,\mathrm{B} \longrightarrow e\,\mathrm{E} + f\,\mathrm{F}$$

当反应完全时，被测药物的量（W_{A}）与滴定剂的量（W_{B}）之间的关系为：

$$\frac{W_{\mathrm{A}}}{a\,M_{\mathrm{A}}} = \frac{W_{\mathrm{B}}}{b\,M_{\mathrm{B}}}$$

被测药物的量可由下式计算：

$$W_{\mathrm{A}} = \frac{W_{\mathrm{B}}}{b\,M_{\mathrm{B}}} \times a\,M_{\mathrm{A}} = n_{\mathrm{B}} \times \frac{a}{b} \times M_{\mathrm{A}} = c_{\mathrm{B}} \times V_{\mathrm{B}} \times \frac{a}{b} \times M_{\mathrm{A}}$$

式中，a 与 b 分别为被测药物与滴定剂进行反应的最简摩尔数；M_{A} 与 M_{B} 分别为被测药物与滴定剂的摩尔质量（分子量）；n_{B} 为被测药物消耗的滴定剂的物质的量；c_{B} 为滴定液的物质的量浓度，mol/L；V_{B} 为被测药物消耗的滴定液的体积。

单位体积（$V_{\mathrm{B}}=1\mathrm{mL}$）的滴定液相当于被测药物的量 $W_{\mathrm{A}} = c_{\mathrm{B}} \times \dfrac{a}{b} \times M_{\mathrm{A}}$，称为滴定度（$T$，g/mL 或 mg/mL）。因为不同被测药物的摩尔质量以及与滴定剂反应的摩尔比不同，同一滴定液对不同被测药物的滴定度是不同的，计算通式如下。

$$T = c \times \frac{a}{b} \times M$$

式中，c 为滴定液的物质的量浓度，mol/L；a 为被测药物的最简摩尔数；b 为滴定剂的最简摩尔数；M 为被测药物的摩尔质量（mg/mol）。

（2）含量的计算　用容量分析法测定药物的含量时，滴定方式有两种，即直接滴定法和间接滴定法。

① 直接滴定法。本法是用滴定液直接滴定被测药物，则被测药物的百分含量计算公式为：

$$含量(\%) = \frac{VT}{W} \times 100\%$$

在《中国药典》收载的容量分析法中，均给出了滴定度值。根据供试品的称取量（W）、滴定液被消耗的体积（V）和滴定度（T），即可计算出被测药物的百分含量。

在实际工作中，所配制的滴定液的物质的量浓度与《中国药典》中规定的物质的量浓度不一定恰好一致，而《中国药典》中给出的滴定度是指在规定浓度下的滴定度，故应将滴定度（T）乘以滴定液的浓度校正因子（F），换算成实际的滴定度。于是被测药物的百分含量可由下式求得：

$$含量（\%）=\frac{VTF}{W}\times100\%$$

② 间接滴定法。包括生成物滴定法和剩余量滴定法。

a. 生成物滴定法系指被测药物与化合物 A 作用，定量生成化合物 B，再用滴定液滴定化合物 B。该法的百分含量计算与直接滴定法相同，只是在计算滴定度时需考虑被测药物与化合物 B 以及化合物 B 与滴定剂三者之间的化学计量关系（物质的量之比）。

例如，葡萄糖酸锑钠的含量测定：取本品约 0.3g，精密称定，置具塞锥形瓶中，加水 100mL、盐酸 15mL 与碘化钾试液 10mL，密塞，振摇后，在暗处静置 10min，用硫代硫酸钠滴定液（0.1mol/L）滴定，至近终点时，加淀粉指示液，继续滴定至蓝色消失，并将滴定的结果用空白试验校正。每 1mL 硫代硫酸钠滴定液（0.1mol/L）相当于 6.088mg 的 Sb。

反应式如下：

$$Sb^{5+}+2I^-\longrightarrow Sb^{3+}+I_2$$
$$I_2+2S_2O_3^-\longrightarrow 2I^-+S_4O_6^{2-}$$

可见，1mol 锑（葡萄糖酸锑钠）与碘化钾作用生成 1mol 碘（I_2），而 1mol 碘（I_2）消耗 2mol 硫代硫酸钠。所以，硫代硫酸钠滴定液（0.1mol/L）对葡萄糖酸锑钠（以 Sb＝121.76 计算）的滴定度 $T=c\times(a/b)\times M=0.1\times(1/2)\times121.76=6.088$（mg/mL）。

b. 剩余量滴定法也称为回滴法，本法是先加入定量过量的滴定液 A，使其与被测药物定量反应，待反应完全后，再用另一滴定液 B 来回滴反应后剩余的滴定液 A。本法尚需进行空白试验校正，其百分含量可按下式计算：

$$含量=\frac{(V_0-V_S)F_B T_A}{W}\times100\%$$

式中，V_0 为空白试验时消耗滴定液 B 的体积；V_S 为药品测定时消耗滴定液 B 的体积；F_B 为滴定液 B 的浓度校正因子；T_A 为滴定液 A 的滴定度；W 为供试品的称取量。

【例 4-1】 试计算每 1mL NaOH 滴定液（0.1mol/L）相当于多少克的阿司匹林（$C_9H_8O_4$，分子量为 180.2），即求 $T_{NaOH/阿}$。

解 反应式为：

$$T_{NaOH/阿}=c\times\frac{a}{b}\times M=0.1mol/L\times1\times180.2g/mol=18.02（g/L）=18.02（mg/mL）$$

【例 4-2】 称取氯化钠供试品 0.1250g，用硝酸银滴定液（0.1011mol/L）滴定，终点时消耗 $AgNO_3$ 滴定液 21.02mL，试计算供试品中氯化钠的百分含量。每 1mL $AgNO_3$ 滴定液（0.1mol/L）相当于 5.844mg 的 NaCl。

解 反应式为：$AgNO_3+NaCl\longrightarrow AgCl\downarrow+NaNO_3$

$$w(NaCl) = \frac{VTF}{W} \times 100\%$$

$$= \frac{\dfrac{0.1011\,mol/L}{0.1\,mol/L} \times 21.02\,mL \times 5.844\,mg/mL \times 10^{-3}}{0.1250\,g} \times 100\% = 99.35\%$$

【例 4-3】 司可巴比妥钠胶囊的含量测定。精密称取内容物适量（相当于司可巴比妥钠 0.1g），置碘量瓶中，加水 10mL，振摇使溶解，精密加溴滴定液（0.05mol/L）25mL，再加盐酸 5mL，立即密塞并振摇 1min，在暗处静置 15min 后，注意微开瓶塞，加碘化钾试液 10mL，立即密塞，摇匀，用硫代硫酸钠滴定液（0.1mol/L）滴定，至近终点时，加淀粉为指示液，继续滴定至蓝色消失，并将滴定结果用空白试验校正。每 1mL 溴滴定液（0.05mol/L）相当于 13.01mg 的 $C_{12}H_{17}N_2NaO_3$。计算本品相当于标示量的百分含量。

已知：20 粒胶囊内容物重 2.7506g，规格 0.1g，称取内容物 0.1385g，消耗硫代硫酸钠滴定液（0.1mol/L，$F=0.992$）17.05mL，空白试验消耗 25.22mL。

解

$$标示量(\%) = \frac{(25.22-17.05)\,mL \times 13.01\,mg/mL \times 0.992 \times (2.7506\,g/20)}{0.1385\,g \times 1000 \times 0.1\,g} \times 100\%$$

$$= 104.70\%$$

滴定分析法的有关计算

【例 4-4】 盐酸普鲁卡因的含量测定。取本品 0.5997g，照永停滴定法在 15～25℃用亚硝酸钠滴定液（0.1032mol/L）滴定，消耗亚硝酸钠滴定液 21.20mL。每 1mL 亚硝酸钠滴定液（0.1mol/L）相当于 27.18mg 的 $C_{13}H_{20}N_2O_2 \cdot HCl$。计算盐酸普鲁卡因的含量。

解

$$w(C_{13}H_{20}N_2O_2 \cdot HCl) = \frac{VTF}{W} \times 100\%$$

$$= \frac{21.20\,mL \times 27.18\,mg/mL \times 10^{-3} \times \dfrac{0.1032\,mol/L}{0.1\,mol/L}}{0.5997\,g} \times 100\%$$

$$= 99.16\%$$

四、酸碱滴定法

酸碱滴定法是在水溶液中以质子转移为基础的滴定分析方法。一般的酸碱及能与酸碱直接或间接进行质子转移反应的物质，几乎都可以利用酸碱滴定法进行测定。其优点是准确并简便易行，是容量分析中最基本、应用最广泛的定量分析方法之一。

（一）指示剂

1. 主要类型

（1）单色指示剂　其酸式或碱式型体中仅有一种型体具有颜色的指示剂，如酚酞。

（2）双色指示剂　其酸式或碱式型体中均有颜色的指示剂，如甲基橙。

常见的指示剂类型为：磺代酚酞类，如酚红、甲酚红、溴酚蓝、麝香草酚蓝等；酚酞类，如酚酞、麝香草酚酞、a-萘酚酞等；偶氮化合物类，如甲基橙、中性红等；硝基苯酚类，如邻（或对）硝基酚，a-、β-和 γ-双硝基酚等。

2. 影响指示剂变色范围的因素

（1）指示剂的用量

① 双色指示剂 指示剂的变色范围不受其用量的影响，但指示剂的变色也要消耗一定的滴定剂，从而引入误差。

② 单色指示剂 单色指示剂的用量增加，其变色范围向 pH 减小的方向发生移动，使用时其用量要合适。

（2）温度 温度的变化会引起指示剂解离常数和水的质子自递常数发生变化，因而指示剂的变色范围亦随之改变；对碱性指示剂的影响较酸性指示剂更为明显。

（3）溶剂 不同的溶剂具有不同的介电常数和酸碱性，因而影响指示剂的解离常数和变色范围。

（二）常用酸碱滴定液的配制与标定

1. 氢氧化钠滴定液（1mol/L、0.5mol/L 或 0.1mol/L）

$M(NaOH) = 40.00g/mol$；40.00g→1000mL；20.00g→1000mL；4.000g→1000mL

（1）配制 取氢氧化钠适量，加水振摇使溶解成饱和溶液，冷却后，置聚乙烯塑料瓶中，静置数日，澄清后备用。

① 氢氧化钠滴定液（1mol/L） 取澄清的氢氧化钠饱和溶液 56mL，加新沸过的冷水使成 1000mL，摇匀。

② 氢氧化钠滴定液（0.5mol/L） 取澄清的氢氧化钠饱和溶液 28mL，加新沸过的冷水使成 1000mL，摇匀。

③ 氢氧化钠滴定液（0.1mol/L） 取澄清的氢氧化钠饱和溶液 5.6mL，加新沸过的冷水使成 1000mL，摇匀。

（2）标定

① 氢氧化钠滴定液（1mol/L） 取在 105℃ 干燥至恒重的基准邻苯二甲酸氢钾（$KHC_8H_4O_6$）约 6g，精密称定，加新沸过的冷水 50mL，振摇，使其尽量溶解，加酚酞指示液 2 滴，用本液滴定；在接近终点时，应使邻苯二甲酸氢钾完全溶解，滴定至溶液显粉红色。每 1mL 的氢氧化钠滴定液（1mol/L）相当于 204.2mg 的邻苯二甲酸氢钾。根据本液的消耗量与邻苯二甲酸氢钾的取用量，算出本液的浓度，即得。

② 氢氧化钠滴定液（0.5mol/L） 取在 105℃ 干燥至恒重的基准邻苯二甲酸氢钾约 3g，照上法标定。每 1mL 的氢氧化钠滴定液（0.5mol/L）相当于 102.1mg 的邻苯二甲酸氢钾。

③ 氢氧化钠滴定液（0.1mol/L） 取在 105℃ 干燥至恒重的基准邻苯二甲酸氢钾约 0.6g，照上法标定。每 1mL 的氢氧化钠滴定液（0.1mol/L）相当于 20.42mg 的邻苯二甲酸氢钾。

如需用氢氧化钠滴定液 0.05mol/L、0.02mol/L 或 0.01mol/L 时，可取氢氧化钠滴定液（0.1mol/L）加新沸过的冷水稀释制成。必要时，可用盐酸滴定液（0.05mol/L、0.02mol/L 或 0.01mol/L）标定其浓度。

（3）贮藏 置聚乙烯塑料瓶中，密封保存；塞中有 2 孔，孔内各插入玻璃管 1 支，1 管与钠石灰管相连，1 管供吸出本液使用。一般情况下，本滴定液定期标定的时间为半个月。

（4）计算

$$c(NaOH) = \frac{m(KHC_8H_4O_6)}{0.2042V(NaOH)}$$

2. 盐酸滴定液（1mol/L、0.5mol/L、0.2mol/L 或 0.1mol/L）

$M(\text{HCl}) = 36.46\text{g/mol}$；$36.46\text{g} \rightarrow 1000\text{mL}$；$18.23\text{g} \rightarrow 1000\text{mL}$；$7.292\text{g} \rightarrow 1000\text{mL}$；$3.646\text{g} \rightarrow 1000\text{mL}$

（1）配制

① 盐酸滴定液（1mol/L）取浓盐酸 90mL，加水适量使成 1000mL，摇匀。

② 盐酸滴定液（0.5mol/L、0.2mol/L 或 0.1mol/L）照上法配制，但盐酸的取用量分别为 45mL、18mL 或 9.0mL。

（2）标定

① 盐酸滴定液（1mol/L）取在 270～300℃ 干燥至恒重的基准无水碳酸钠约 1.5g，精密称定，加水 50mL 使溶解，加甲基红-溴甲酚绿混合指示液 10 滴，用本液滴定至溶液由绿色转变为紫红色时，煮沸 2min，冷却至室温，继续滴定至溶液由绿色变为暗紫色。每 1mL 的盐酸滴定液（1mol/L）相当于 53.00mg 的无水碳酸钠。根据本液的消耗量与无水碳酸钠的取用量，算出本液的浓度，即得。

② 盐酸滴定液（0.5mol/L）照上法标定，但基准无水碳酸钠的取用量改为约 0.8g。每 1mL 的盐酸滴定液（0.5mol/L）相当于 26.50mg 的无水碳酸钠。

③ 盐酸滴定液（0.2mol/L）照上法标定，但基准无水碳酸钠的取用量改为约 0.3g。每 1mL 的盐酸滴定液（0.2mol/L）相当于 10.60mg 的无水碳酸钠。

④ 盐酸滴定液（0.1mol/L）照上法标定，但基准无水碳酸钠的取用量改为约 0.15g。每 1mL 的盐酸滴定液（0.1mol/L）相当于 5.30mg 的无水碳酸钠。

如需用盐酸滴定液（0.05mol/L、0.02mol/L 或 0.01mol/L）时，可取盐酸滴定液（1mol/L 或 0.1mol/L）加水稀释制成。必要时标定浓度。定期标定时间为 2 个月。

（3）计算

$$c(\text{HCl}) = \frac{m(\text{Na}_2\text{CO}_3)}{0.053V(\text{HCl})}$$

3. 硫酸滴定液（0.5mol/L、0.25mol/L、0.1mol/L 或 0.05mol/L）

$M(\text{H}_2\text{SO}_4) = 98.08\text{g/mol}$；$49.04\text{g} \rightarrow 1000\text{mL}$；$24.52\text{g} \rightarrow 1000\text{mL}$；$9.81\text{g} \rightarrow 1000\text{mL}$；$4.904\text{g} \rightarrow 1000\text{mL}$

（1）配制

① 硫酸滴定液（0.5mol/L）取硫酸 30mL，缓缓注入适量水中，冷却至室温，加水稀释至 1000mL，摇匀。

② 硫酸滴定液（0.25mol/L、0.1mol/L 或 0.05mol/L）照上法配制，但硫酸的取用量分别为 15mL、6.0mL 或 3.0mL。

（2）标定 照盐酸滴定液（1mol/L、0.5mol/L、0.2mol/L 或 0.1mol/L）项下的方法标定，即得。如需用硫酸滴定液（0.01mol/L）时，可取硫酸滴定液（0.5mol/L、0.1mol/L 或 0.05mol/L）加水稀释制成，必要时标定浓度。定期标定时间为 2 个月。

（3）计算

$$c(\text{H}_2\text{SO}_4) = \frac{m(\text{Na}_2\text{CO}_3)}{0.1060V(\text{H}_2\text{SO}_4)}$$

应用实例——布洛芬的含量测定

取本品约 0.5g，精密称定，加中性乙醇（对酚酞指示液显中性）50mL 溶解后，加酚酞指示液 3 滴，用氢氧化钠滴定液（0.1mol/L）滴定。每 1mL 的氢氧化钠滴定液（0.1mol/L）相当于 20.63mg 的 $C_{13}H_{18}O_2$。

五、氧化还原滴定法

（一）概述

1. 基本概念

（1）定义　氧化还原滴定法是指以氧化还原反应作为滴定反应测定物质含量的滴定分析方法。

（2）应用　使用氧化剂或还原剂标准溶液，直接或间接测定还原性或氧化性物质及一些非氧化还原性物质。

（3）方法　根据使用的氧化性标准溶液名称分类，氧化还原滴定法有高锰酸钾法、重铬酸钾法、碘量法、铈量法、溴酸盐法等。

（4）实质　氧化还原反应的实质在于反应物之间发生了电子转移，即是一种电子由还原剂转移到氧化剂的反应。失去电子的物质称为还原剂，接受电子的物质称为氧化剂。反应时氧化剂得到的电子数和还原剂失去的电子数相等。

$$还原剂 1 - ne \longrightarrow 氧化剂 1$$
$$氧化剂 2 + ne \longrightarrow 还原剂 2$$

总反应为：　　　还原剂 1 + 氧化剂 2 $\longrightarrow$ 氧化剂 1 + 还原剂 2

2. 指示剂

（1）自身指示剂　利用滴定液自身过量 1 滴时所呈的颜色来指示终点者，称为自身指示剂。如 $KMnO_4$：

$$MnO_4^-（紫红色） + 5Fe^{2+} + 8H^+ \longrightarrow Mn^{2+}（肉色，近无色） + 5Fe^{3+} + 4H_2O$$

实验表明，$KMnO_4$ 的浓度约为 2×10^{-6} mol/L 时就可以看到溶液呈粉红色。所以，$KMnO_4$ 滴定无色或浅色的还原剂溶液，不需外加指示剂。

（2）显色指示剂　如淀粉溶液。

$$I_2 + SO_2 + 2H_2O \longrightarrow 2I^- + SO_4^{2-} + 4H^+$$

可溶性淀粉与碘溶液反应，生成深蓝色的化合物。在室温下，用淀粉可检出 10^{-5} mol/L 的碘溶液，因此碘量法可用淀粉溶液作指示剂。温度升高，灵敏度降低。

（3）本身发生氧化还原反应的指示剂

① 这类指示剂的氧化态和还原态具有不同的颜色，在滴定过程中，指示剂由氧化态变为还原态，或由还原态变为氧化态，根据颜色的突变来指示终点。例如：

$$Cr_2O_7^{2-}（黄色） + 6Fe^{2+} + 14H^+ \longrightarrow 2Cr^{3+}（绿色） + 6Fe^{3+} + 7H_2O$$

② 需外加本身发生氧化还原反应的指示剂，如二苯胺磺酸钠指示剂，变色点由紫红变为无色。

$$In(Ox) + ne \longrightarrow In(Red)$$

3. 滴定前的预处理

在氧化还原滴定前，有时需对样品进行预处理，使待测组分处于适合滴定的价态。预处理用的氧化剂或还原剂（见表 4-1、表 4-2），要求满足以下条件：①反应进行完全，反应速率快；②必须将欲测组分定量地氧化或者还原；③反应具有一定的选择性；④过量的氧化剂或还原剂可用加热分解、过滤、化学反应等方法易于除去。

表 4-1 常用预氧化剂

氧化剂	反应条件	主要应用	除去方法
$(NH_4)_2S_2O_8$	酸性	$Mn^{2+} \longrightarrow MnO_4^-$ $Cr^{3+} \longrightarrow Cr_2O_7^{2-}$ $VO^{2+} \longrightarrow VO_2^+$	煮沸分解
H_2O_2	碱性	$Cr^{3+} \longrightarrow CrO_4^{2-}$	煮沸分解
Cl_2、Br_2	酸性或中性	$I_2 \longrightarrow IO_3^-$	煮沸或通空气
$KMnO_4$	酸性 碱性	$VO^{2+} \longrightarrow VO_3^-$ $Cr^{3+} \longrightarrow CrO_4^{2-}$	加 NO_2^- 除去
$HClO_4$	酸性	$Cr^{3+} \longrightarrow Cr_2O_7^{2-}$ $VO^{2+} \longrightarrow VO_3^-$	稀释
KIO_4	酸性	$Mn^{2+} \longrightarrow MnO_4^-$	不必除去

表 4-2 常用预还原剂

还原剂	反应条件	主要应用	除去方法
SO_2	中性或弱酸性	$Fe^{3+} \longrightarrow Fe^{2+}$	煮沸或通 CO_2
$SnCl_2$	酸性加热	$Fe^{3+} \longrightarrow Fe^{2+}$ $As(V) \longrightarrow As(III)$ $Mo(VI) \longrightarrow Mo(V)$	加 $HgCl_2$ 氧化
$TiCl_3$	酸性	$Fe^{3+} \longrightarrow Fe^{2+}$	水稀释,Cu 催化空气氧化
Zn、Al	酸性	$Fe^{3+} \longrightarrow Fe^{2+}$ $Ti(IV) \longrightarrow Ti(III)$	过滤或加酸溶解
Jones 还原剂 (锌汞齐)	酸性	$Fe^{3+} \longrightarrow Fe^{2+}$ $Ti(IV) \longrightarrow Ti(III)$ $VO_2^- \longrightarrow V^{2+}$ $Cr^{3+} \longrightarrow Cr^{2+}$	
银还原剂	HCl	$Fe^{3+} \longrightarrow Fe^{2+}$	Cr^{3+}、$Ti(IV)$ 不被还原

(二) 氧化还原滴定法的应用

1. 高锰酸钾法

高锰酸钾 ($KMnO_4$) 是强氧化剂,可以直接滴定还原性物质,如 Fe^{2+}、H_2O_2 等,但不能用来测定 $FeSO_4$ 的糖浆或片剂,因这些药物含有的有机物质 (如糖、淀粉等) 也能还原高锰酸钾。高锰酸钾在不同的酸碱介质中被还原的状态不一样。

(1) $KMnO_4$ 在不同介质下发生的反应

① 强酸溶液中

$$MnO_4^- + 8H^+ + 5e \longrightarrow Mn^{2+} + 4H_2O$$

溶液的酸度以控制在 $1\sim2mol/L$ 为宜。酸度过高,会导致 $KMnO_4$ 分解;酸度过低,会产生 MnO_2 沉淀。调节酸度需用 H_2SO_4,HNO_3 有氧化性,不宜用;HCl 可被 $KMnO_4$ 氧化,也不宜用,特别是有铁存在时。

高锰酸钾的水溶液呈特殊的紫色,而它的还原产物 (Mn^{2+}) 在稀溶液中几乎无色,因此当滴定溶液为无色时，不必另加指示剂，$KMnO_4$ 本身可兼作指示剂用。

特殊情况下，如在强酸性溶液中遇焦磷酸（$H_4P_2O_7$）盐或氟化物时，反应式如下：

$$MnO_4^- + 3H_2P_2O_7^{2-} + 8H^+ + 4e \longrightarrow Mn(H_2P_2O_7)_3^{3-} + 4H_2O$$

② 弱酸性或中性或碱性溶液中

$$MnO_4^- + 2H_2O + 3e \longrightarrow MnO_2 + 4OH^-$$

③ 强碱性溶液中

$$MnO_4^- + e \longrightarrow MnO_4^{2-}$$

MnO_4^{2-} 不稳定，易发生歧化反应：

$$3MnO_4^{2-} + 4H^+ \longrightarrow 2MnO_4^- + MnO_2 + 2H_2O$$

（2）高锰酸钾法的滴定方式

① 直接滴定法　直接滴定还原性物质，如 Fe^{2+}、As(Ⅲ)、Sb(Ⅲ)、H_2O_2、$C_2O_4^{2-}$、NO_2^-。

② 返滴定法　用于不能直接滴定的氧化性物质，如 MnO_2。在硫酸介质中，加入一定量过量的 $Na_2C_2O_4$ 标准溶液，作用完毕后，用 $KMnO_4$ 标准溶液滴定过量的 $C_2O_4^{2-}$。

③ 间接滴定法　用于滴定某些非氧化还原性物质，如 Ca^{2+}。首先将 Ca^{2+} 沉淀为 CaC_2O_4，再用稀硫酸将所得沉淀溶解，用 $KMnO_4$ 标准溶液滴定溶液中的 $C_2O_4^{2-}$。

（3）高锰酸钾滴定液（0.02mol/L）的配制与标定

$M(KMnO_4) = 158.03g/mol; 3.161g \longrightarrow 1000mL$

① 配制稳定 $KMnO_4$ 溶液的措施

a. 称取稍多于理论量的 $KMnO_4$，溶解在规定体积的水中。

b. 将配好的 $KMnO_4$ 溶液加热至沸，并保持微沸约 1h，然后放置 2～3 天，使溶液中可能存在的还原性物质完全氧化。

c. 用微孔玻璃漏斗过滤，除去析出的沉淀。

d. 将过滤后的 $KMnO_4$ 溶液贮存于棕色试剂瓶中，并存放于暗处，以待标定。

配制方法：取高锰酸钾 3.2g，加水 1000mL，煮沸 15min，密塞，静置 2 日以上，用垂熔玻璃滤器滤过，摇匀。

② 标定　$KMnO_4$ 溶液的标定常以 $Na_2C_2O_4$、As_2O_3、$H_2C_2O_4 \cdot 2H_2O$ 和纯铁丝等为基准物。其中以 $Na_2C_2O_4$ 较为常用。在硫酸溶液中，标定反应式为：

$$2MnO_4^- + 5C_2O_4^{2-} + 16H^+ \longrightarrow 2Mn^{2+} + 10CO_2\uparrow + 8H_2O$$

该标定反应的影响因素有以下几个方面。

a. 滴定温度：约 65℃，加热可使反应加快，但温度不宜太高，更不能直火加热，以防草酸分解。

b. 酸度：应控制在 0.5～1mol/L。

c. 滴定速度：开始滴定速度不宜太快。

d. 催化剂：可于滴定前加入几滴 $MnSO_4$ 作为催化剂。

e. 指示剂：$KMnO_4$ 自身可作为滴定时的指示剂，但使用浓度低至 0.002mol/L 的 $KMnO_4$ 溶液作为滴定剂时，应加入二苯胺磺酸钠或邻二氮菲亚铁等指示剂来确定终点。

f. 滴定终点：滴定时溶液中出现的粉红色如在 0.5～1min 内不褪色即为终点。

标定方法：取在 105℃ 干燥至恒重的基准草酸钠约 0.2g，精密称定，加新沸过的冷水 250mL 与硫酸 10mL，搅拌使溶解，自滴定管中迅速加入本液约 25mL，待褪色后，加热至

65℃，继续滴定至溶液显微红色并保持30s不褪；当滴定终了时，溶液温度应不低于55℃，每1mL的高锰酸钾滴定液（0.02mol/L）相当于6.70mg的草酸钠。根据本液的消耗量与草酸钠的取用量，算出本液的浓度，即得。

如需用高锰酸钾滴定液（0.002mol/L）时，可取高锰酸钾滴定液（0.02mol/L）加水稀释，煮沸，放冷，必要时滤过，再标定其浓度。

③ 贮藏：置具玻璃塞的棕色玻瓶中，密闭保存。定期标定时间为一个半月。

④ 计算

$$c(\mathrm{KMnO_4}) = \frac{m(\mathrm{Na_2C_2O_4})}{0.0067V(\mathrm{KMnO_4})}$$

应用实例——硫酸亚铁的含量测定

取本品约0.5g，精密称定，加稀硫酸与新沸过的冷水各15mL溶解后，立即用高锰酸钾滴定液（0.02moL/L）滴定，至溶液显持续的粉红色。每1mL的高锰酸钾滴定液（0.02moL/L）相当于27.80mg的$\mathrm{FeSO_4 \cdot 7H_2O}$。

2. 重铬酸钾法

（1）方法简述　重铬酸钾在酸性介质中可被还原为$\mathrm{Cr^{3+}}$。由于$\mathrm{Cr^{3+}}$易水解，滴定要求在酸性介质中进行，$\mathrm{H^+}$浓度应不低于1mol/L。

重铬酸钾滴定有以下优点：①$\mathrm{K_2Cr_2O_7}$容易提纯，且性质稳定，在140～250℃干燥后，可以直接称量配制标准溶液，很少需要标定；②$\mathrm{K_2Cr_2O_7}$标准溶液非常稳定，可以长期保存；③$\mathrm{K_2Cr_2O_7}$的氧化势（$\varphi^{\ominus\prime}=1.33\mathrm{V}$）略低于$\mathrm{KMnO_4}$（$\varphi^{\ominus\prime}=1.51\mathrm{V}$），所以其氧化能力没有$\mathrm{KMnO_4}$强，在1mol/L HCl溶液中室温下不与$\mathrm{Cl^-}$作用。受其他还原性物质的干扰也较$\mathrm{KMnO_4}$法少。重铬酸钾法常用的指示剂为二苯胺磺酸钠。

（2）重铬酸钾滴定液（0.01667mol/L）的配制与标定

$M(\mathrm{K_2Cr_2O_7})=294.18\mathrm{g/mol}$；4.903g→1000mL

① 配制　取基准重铬酸钾，在120℃干燥至恒重后，称取4.903g，置于1000mL量瓶中，加水适量使溶解并稀释至刻度，摇匀，即得。

② 计算

$$c(\mathrm{K_2Cr_2O_7}) = \frac{m(\mathrm{K_2Cr_2O_7})}{M(\mathrm{K_2Cr_2O_7}) \times V(\mathrm{K_2Cr_2O_7})} = \frac{4.903\mathrm{g}}{294.18\mathrm{g/mol} \times 1000\mathrm{mL} \times 10^{-3}}$$
$$= 0.01667(\mathrm{mol/L})$$

③ 贮存　直接配制时，通常精密称取一定量$\mathrm{K_2Cr_2O_7}$于容量瓶中稀释至需要量，但贮存时宜移至磨口玻塞瓶中保存。

应用实例——盐酸小檗碱的含量测定

取本品约0.3g，精密称定，置烧杯中，加沸水150mL，搅拌使其溶解，放冷，移入250mL量瓶中，精密加重铬酸钾滴定液（0.01667mol/L）50mL，加水至刻度，振摇5min，用干燥滤纸滤过，弃去初滤液。精密量取续滤液100mL，置250mL具塞锥形瓶中，加碘化钾2g，振摇使溶解，加盐酸（1→2）10mL，密塞，摇匀，在暗处放置10min，用硫代硫酸钠滴定液（0.1mol/L）滴定，至近终点时，加淀粉指示液2mL，继续滴定至蓝色消失，溶液呈亮绿色，并将滴定结果用空白试验校正。每1mL的重铬酸钾滴定液（0.01667mol/L）相当于12.39mg的$\mathrm{C_{20}H_{18}ClNO_4}$。

$$含量(\%) = \frac{(V_0 - V) \times F(\mathrm{Na_2S_2O_3}) \times 0.01239}{供试品重} \times 100\%$$

3. 碘量法

碘量法是以碘为氧化剂，或以碘化物作为还原剂，进行氧化还原滴定的方法。基本反应式为：

$$I_2 + 2e \longrightarrow 2I^- \qquad\qquad 2I^- - 2e \longrightarrow I_2$$

（1）直接碘量法　本法只能在酸性、中性或弱碱性溶液中进行，而不能在强碱性溶液中进行，因为当 pH>9 时，会发生歧化反应。

能使用直接碘量法测定含量的药物不多，主要是因为碘是一个较弱的氧化剂，许多药物不能被碘氧化。

（2）间接碘量法　由于滴定方式不同，可分为剩余滴定法及置换滴定法。

① 剩余滴定法　某些被测物能与碘滴定液作用，但反应较慢或供试品不溶于水；某些有机药物与滴定过量的碘生成难溶性沉淀或过量的碘被氧化。因此，常需加入过量碘滴定液，然后用硫代硫酸钠滴定剩余的碘滴定液。

② 置换滴定法　该法利用碘化物与氧化剂作用生成碘，再用还原剂硫代硫酸钠溶液进行滴定，从而间接测定氧化物的含量。如 $KMnO_4$ 在酸性溶液中，与过量的 KI 作用析出 I_2，其反应式为：

$$2MnO_4^- + 10I^- + 16H^+ \longrightarrow 2Mn^{2+} + 5I_2 + 8H_2O$$

再用 $Na_2S_2O_3$ 标准溶液滴定：

$$I_2 + 2S_2O_3^{2-} \longrightarrow 2I^- + S_4O_6^{2-}$$

采用间接滴定法时应注意：a. 溶液酸度必须控制在中性或弱酸性；b. 防止 I_2 的挥发和空气中的 O_2 氧化 I^-；c. 配制 $Na_2S_2O_3$ 溶液需用新煮沸（除去 CO_2 和杀死细菌）的水；d. 于冷的新煮沸水中加入 Na_2CO_3 使溶液呈弱碱性，抑制细菌生长；e. 最好在使用前标定；f. 常采用 $K_2Cr_2O_7$、KIO_3 间接标定 $Na_2S_2O_3$ 溶液。

（3）硫代硫酸钠滴定液（0.1mol/L、0.05mol/L）的配制与标定

$M(Na_2S_2O_3 \cdot 5H_2O) = 248.19g/mol$；$24.82g \rightarrow 1000mL$；$12.41g \rightarrow 1000mL$

① 配制

a. 硫代硫酸钠滴定液（0.1mol/L）：取硫代硫酸钠 26g 与无水碳酸钠 0.20g，加新沸过的冷水适量使溶解成 1000mL，摇匀，放置 1 个月后滤过。

b. 硫代硫酸钠滴定液（0.05mol/L）：取硫代硫酸钠 13g 与无水碳酸钠 0.10g，加新沸过的冷水适量使溶解成 1000mL，摇匀，放置 1 个月后滤过。或取硫代硫酸钠滴定液（0.1mol/L）加新沸过的冷水稀释制成。

如需用硫代硫酸钠滴定液（0.01mol/L 或 0.005mol/L）时，可取硫代硫酸钠滴定液（0.1mol/L 或 0.05mol/L）在临用前加新沸过的冷水稀释制成，必要时标定浓度。

② 标定

a. 硫代硫酸钠滴定液（0.1mol/L）：取在 120℃干燥至恒重的基准重铬酸钾 0.15g，精密称定，置碘瓶中，加水 50mL 使溶解，加碘化钾 2.0g，轻轻振摇使溶解，加稀硫酸40mL，摇匀，密塞；在暗处放置 10min 后，加水 250mL 稀释，用本液滴定至近终点时，加淀粉指示液 3mL，继续滴定至蓝色消失而显亮绿色，并将滴定的结果用空白试验校正。每1mL 硫代硫酸钠滴定液（0.1mol/L）相当于 4.903mg 的重铬酸钾。根据本液的消耗量与重铬酸钾的取用量，算出本液的浓度，即得。

b. 硫代硫酸钠滴定液（0.05mol/L）：照上法标定，但基准物重铬酸钾的取用量改为约

75mg。每 1mL 的硫代硫酸钠滴定液（0.05mol/L）相当于 2.452mg 的重铬酸钾。

室温在 25℃以上时，应将反应液及稀释用水降温至约 20℃。

③ 计算

$$c(\text{Na}_2\text{S}_2\text{O}_3) = \frac{m(\text{K}_2\text{Cr}_2\text{O}_7)}{0.004903[V(\text{Na}_2\text{S}_2\text{O}_3) - V\text{空白}]}$$

（4）碘滴定液（0.05mol/L）的配制与标定

$M(\text{I}_2) = 253.81\text{g/mol}$；$12.69\text{g} \rightarrow 1000\text{mL}$

① 配制　取碘 13.0g，加碘化钾 36g 与水 50mL 溶解后，加盐酸 3 滴与水适量使成 1000mL，摇匀，用垂熔玻璃滤器滤过。

② 标定　精密量取本液 25mL，置碘瓶中，加水 100mL 与盐酸溶液（9→100）1mL，轻摇混匀，用硫代硫酸钠滴定液（0.1mol/L）滴定至近终点时，加淀粉指示液 2mL，继续滴定至蓝色消失。根据硫代硫酸钠（0.1mol/L）的消耗量，算出本液的浓度，即得。

如需用碘滴定液（0.025mol/L）时，可取碘滴定液（0.05mol/L）加水稀释制成。

③ 贮藏　置具玻璃塞的棕色玻璃瓶中，密闭，在凉处保存。

④ 计算

$$c(\text{I}_2) = \frac{c(\text{Na}_2\text{S}_2\text{O}_3) \times V(\text{Na}_2\text{S}_2\text{O}_3)}{V(\text{I}_2)}$$

应用实例——维生素 C 的含量测定

取本品约 0.2g，精密称定，加新沸过的冷水 100mL 与稀醋酸 10mL 使溶解，加淀粉指示液 1mL，立即用碘滴定液（0.05mol/L）滴定，至溶液显蓝色并在 30s 内不褪色，即得。每 1mL 碘滴定液（0.05mol/L）相当于 8.806mg 的 $\text{C}_6\text{H}_8\text{O}_6$。

4. 硫酸铈法

硫酸铈法是利用 Ce^{4+} 的强氧化性测定还原性物质的滴定方法。例如用于测定 Fe^{2+}：

$$\text{Ce}^{4+} + \text{Fe}^{2+} \longrightarrow \text{Ce}^{3+} + \text{Fe}^{3+}$$

硫酸铈滴定液（0.1mol/L）的配制与标定：

$M[\text{Ce}(\text{SO}_4)_2 \cdot 4\text{H}_2\text{O}] = 404.30\text{g/mol}$；$40.43\text{g} \rightarrow 1000\text{mL}$

① 配制　取硫酸铈 42g（或硫酸铈铵 70g），加含有硫酸 28mL 的水 500mL，加热溶解后，放冷，加水适量使成 1000mL，摇匀。

② 标定　取在 105℃干燥至恒重的基准草酸钠约 0.2g，精密称定，加水 75mL 使溶解，加硫酸溶液（取硫酸 20mL 加入水 50mL 中混匀，放冷）6mL，边加边振摇，加盐酸 10mL，加热至 70～75℃，用本液滴定至溶液呈微黄色。每 1mL 硫酸铈滴定液（0.1mol/L）相当于 6.700mg 的草酸钠。根据本液的消耗量与草酸钠的取用量，算出本液的浓度，即得。

如需用硫酸铈滴定液（0.01mol/L）时，可精密量取硫酸铈滴定液（0.1mol/L），用每 100mL 中含硫酸 2.8mL 的水定量稀释制成。

③ 计算

$$c[\text{Ce}(\text{SO}_4)_2] = \frac{m(\text{Na}_2\text{C}_2\text{O}_4)}{V[\text{Ce}(\text{SO}_4)_2] \times 0.006700}$$

应用实例——硫酸亚铁缓释片的含量测定

取本品 20 片，精密称定，研细，精密称取适量（约相当于硫酸亚铁 1.35g），置 200mL 量瓶中，加稀硫酸 30mL 与新沸过的冷水适量，密塞振摇 6h 以上使硫酸亚铁溶解，用新沸过的冷水稀释至刻度，摇匀，离心，精密量取上清液 50mL，加邻二氮菲指示液数滴，立即用硫酸铈滴定液（0.1mol/L）滴定。每 1mL 硫酸铈滴定液（0.1mol/L）相当于 27.80mg 的 $FeSO_4 \cdot 7H_2O$。

$$FeSO_4 \cdot 7H_2O（标示量\%）=\frac{F \times V \times 0.0278 \times 平均片重}{供试品重 \times 规格 \times \dfrac{50}{200}} \times 100\%$$

5. 溴酸钾法

溴酸钾（$KBrO_3$）亦是强氧化剂，在酸性溶液中，半反应式如下：

$$BrO_3^- + 6e + 6H^+ \longrightarrow Br^- + 3H_2O$$

溴酸钾直接滴定法常用来测定一些有机含砷药物，这些药物经硫酸破坏后成 +3 价砷，然后滴定。该法也可用来测定 +3 价锑的药物和其他还原性药物。有些药物由于产生副反应，不能用溴酸钾直接氧化，却能与过量溴定量反应。但溴易挥发，操作困难，因此常配成溴酸钾与溴化钾的混合溶液（亦称溴液）以代替溴溶液。滴定时先将过量的混合溶液加到被测物的酸性溶液中，待生成的溴与被测物反应完全后，过量的溴再与加入的碘化钾作用析出化学计量的碘，最后用标准硫代硫酸钠溶液滴定。

（1）溴酸钾滴定液（0.01667mol/L）的配制与标定

$M(KBrO_3) = 167.00$ g/mol；$2.784g \rightarrow 1000mL$

① 配制　溴酸钾易提纯，可采用直接法配制。取溴酸钾 2.8g，加水适量使溶解成 1000mL，摇匀。

② 标定　精密量取本液 25mL，置碘瓶中，加碘化钾 2.0g 与稀硫酸 5mL，密塞，摇匀，在暗处放置 5min 后，加水 100mL 稀释，用硫代硫酸钠滴定液（0.1mol/L）滴定至近终点时，加淀粉指示液 2mL，继续滴定至蓝色消失。根据硫代硫酸钠滴定液（0.1mol/L）的消耗量，算出本液的浓度，即得。

室温在 25℃ 以上时，应将反应液及稀释用水降温至约 20℃。

③ 计算

$$c(KBrO_3) = \frac{c(Na_2S_2O_3) \times V(Na_2S_2O_3)}{V(KBrO_3)}$$

（2）溴滴定液（0.05mol/L）的配制与标定

$M(Br_2) = 159.81$ g/mol；$7.990g \rightarrow 1000mL$

① 配制　取溴酸钾 3.0g 与溴化钾 15g，加水适量使溶解成 1000mL，摇匀。

② 标定　精密量取本液 25mL，置碘瓶中，加水 100mL 与碘化钾 2g，振摇使溶解，加盐酸 5mL，密塞，振摇，在暗处放置 5min 后，用硫代硫酸钠滴定液（0.1mol/L）滴定至近终点时，加淀粉指示液 2mL，继续滴定至蓝色消失。根据硫代硫酸钠滴定液（0.1mol/L）的消耗量，算出本液的浓度，即得。

室温在 25℃ 以上时，应将反应液及稀释用水降温至约 20℃。本液每次使用前均应标定浓度。

如需用溴滴定液（0.005mol/L）时，可取溴滴定液（0.05mol/L）加水稀释制成，并标定浓度。

③ 贮藏　置具玻璃塞的棕色玻瓶中，密闭，在凉处保存。

④ 计算

$$c(\text{Br}_2) = \frac{c(\text{Na}_2\text{S}_2\text{O}_3) \times V(\text{Na}_2\text{S}_2\text{O}_3)}{V(\text{Br}_2)}$$

应用实例——异烟肼的含量测定

取本品约 0.2g，精密称定，置 100mL 容量瓶中，加水使溶解并稀释至刻度，摇匀；精密量取 25mL，加水 50mL、盐酸 20mL 与甲基橙指示液 1 滴，用溴酸钾滴定液 (0.01667mol/L) 缓缓滴定（温度保持在 18～25℃）至粉红色消失。每 1mL 溴酸钾滴定液 (0.01667mol/L) 相当于 3.429mg 的 $C_6H_7N_3O$。

氧化还原滴定法

$$C_6H_7N_3O(\%) = \frac{F(\text{KBrO}_3) \times V(\text{KBrO}_3) \times 0.003429}{\text{供试品重} \times (25/100)} \times 100\%$$

《中国药典》2020 年版中异烟肼的含量测定采用高效液相色谱法。

六、电位滴定法和永停滴定法

（一）电位滴定法

1. 方法、原理与特点

（1）原理　电位滴定法是一种利用电极电位的突越来确定终点的分析方法。进行电位滴定时，在溶液中插入待测离子的指示电极和参比电极组成化学电池，随着滴定剂的加入，由于发生化学反应，待测离子浓度不断发生变化，指示电极的电位随之发生变化，在计量点附近，待测离子的浓度发生突变，指示电极的电位也发生相应的突跃。因此，测量滴定过程中电位的变化，就能确定滴定反应的终点，求出供试品的含量。

（2）滴定方法　将盛有供试品溶液的烧杯置电磁搅拌器上，浸入电极，搅拌，并自滴定管中分次滴加滴定液；开始时可每次加入较多的量，搅拌，记录电位；至将近终点前，则应每次加入少量滴定液，搅拌，记录电位，至突跃点已过，仍应继续滴加几次滴定液，并记录电位。仪器装置见图 4-5 和图 4-6。

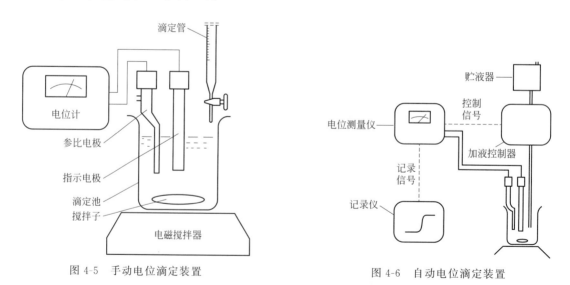

图 4-5　手动电位滴定装置 　　　　　图 4-6　自动电位滴定装置

（3）特点　电位滴定的基本原理与普通容量分析相同，区别在于确定终点的方法不同，因而电位滴定具有下述特点：①准确度较高。与普通容量分析一样，测定误差可低至 0.2%。②能用于难以用指示剂判断终点及浑浊或有色溶液的滴定。③用于非水滴定。某些有机物的滴定需要在非水溶液中进行，一般缺乏合适的指示剂，可采用电位滴定。④适于连续滴定和自动滴定。

2. 滴定终点的确定

（1）作图法　关键是确定滴定反应至化学计量点时，所消耗的滴定液（标准溶液）的体积。步骤如下：①根据预测定数据，取一定量的待测试液；②用标准溶液进行滴定，并记录相应的电位；③根据所得数据，按 $E\text{-}V$ 曲线法、$(\Delta E/\Delta V)\text{-}V$ 曲线法或 $(\Delta^2 E/\Delta V^2)\text{-}V$ 曲线法来确定终点。

用坐标纸以指示电极的电位（E）为纵坐标，以滴定液体积（V）为横坐标，绘制 $E\text{-}V$ 曲线（见图 4-7）。对反应物化学系数相等的反应来说，曲线突跃的中点（转折点）即为计量点；对反应物化学计量系数不等的反应，曲线突跃的中点与计量点稍有偏离，但偏差很小，可以忽略，仍可用此曲线的陡然上升或下降部分的中心为滴定终点。

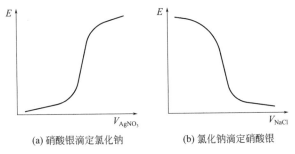

(a) 硝酸银滴定氯化钠　　　　(b) 氯化钠滴定硝酸银

图 4-7　电位滴定曲线

若突跃不明显，则可以 $\Delta E/\Delta V$（即相邻两次的电位差和加入滴定液的体积差之比）为纵坐标，以滴定液体积（V）为横坐标，绘制 $(\Delta E/\Delta V)\text{-}V$ 曲线，如图 4-8（a）所示。曲线上将出现极大值，极大值对应的滴定体积即为终点。也可采用二阶导数法确定终点，根据求得的 $\Delta E/\Delta V$ 值，计算相邻数值间的差值，即 $\Delta^2 E/\Delta V^2$，绘制 $(\Delta^2 E/\Delta V^2)\text{-}V$ 曲线，曲线过零时的体积即为滴定终点，见图 4-8（b）。

作图法计算手续较麻烦。

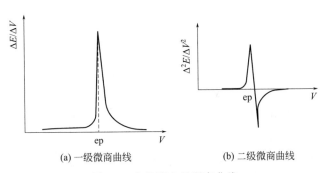

(a) 一级微商曲线　　　　(b) 二级微商曲线

图 4-8　电位滴定的微商曲线

（2）内插法　按表 4-3 记录滴定剂体积与相应的电位值，计算二级微商（$\Delta^2 E/\Delta V^2$）值，取最接近于零的正负导数值和相应的滴定液体积，用内插法求出滴定终点体积。

如系供指示剂变色域的选择核对，滴定前加入指示剂，观察终点前至终点后的颜色变化，以选定该被测物滴定终点时的指示剂颜色。

表 4-3　硝酸银滴定液（0.1000mol/L）滴定 25.00mL 氯化钠试样溶液的实验数据

加入 AgNO$_3$的体积 V/mL	电池电动势 E/V	$\Delta E/\Delta V$	$\Delta^2 E/\Delta V^2$
5.00	0.062		
15.00	0.085	0.002	
20.0	0.107	0.004	
22.0	0.123	0.008	
23.0	0.138	0.015	
24.0	0.146	0.016	
24.10	0.183	0.050	
24.20	0.194	0.11	
24.30	0.233	0.39	2.8
24.40	0.316	0.83	4.4
24.50	0.340	0.24	−5.9
24.60	0.351	0.11	−1.3
24.70	0.358	0.07	−0.4
25.00	0.373	0.050	
25.50	0.385	0.024	

随着电子技术的发展，人们提出了"自动滴定终点控制"的方法。即先用计算方法或手动滴定求得滴定体系的终点电位，然后把自动电位滴定计的终点调到所需的电位，让其自动滴定。当到达终点电位时，自动关闭滴定装置，并显示滴定液体积。

【例 4-5】 用硝酸银滴定液（0.1000mol/L）滴定 25.00mL 氯化钠试样溶液。

① 实验数据见表 4-3。

② $\Delta E/\Delta V$—— 一级微商的计算　$\Delta E/\Delta V$ 为电位（E）的变化值与相对应的加入滴定液体积的增量之比，是一阶微商 $\mathrm{d}E/\mathrm{d}V$ 的近似值，例如滴定体积 V 在 24.10～24.20 之间时，相应的 $\Delta E/\Delta V$ 为：

$$\frac{\Delta E}{\Delta V} = \frac{0.194 - 0.183}{24.20 - 24.10} = 0.11$$

③ $\Delta^2 E/\Delta V^2$——二级微商的计算　例如，对应于 $V = 24.30\text{mL}$：

$$\frac{\Delta^2 E}{\Delta V^2} = \frac{\left(\dfrac{\Delta E}{\Delta V}\right)_{24.35\text{mL}} - \left(\dfrac{\Delta E}{\Delta V}\right)_{24.25\text{mL}}}{\Delta V} = \frac{0.83 - 0.39}{24.35 - 24.25} = +4.4$$

同理，对应于 $V = 24.40\text{mL}$：

$$\frac{\Delta^2 E}{\Delta V^2} = \frac{\left(\dfrac{\Delta E}{\Delta V}\right)_{24.45\text{mL}} - \left(\dfrac{\Delta E}{\Delta V}\right)_{24.35\text{mL}}}{\Delta V} = \frac{0.24 - 0.83}{24.45 - 24.35} = -5.9$$

④ 滴定终点的确定方法

a. E-V 曲线法（见图 4-9）。以加入滴定剂的体积 $V(\text{mL})$ 为横坐标、对应的电位 $E(\text{V})$ 为纵坐标，绘制 E-V 曲线，曲线上的拐点所对应的体积即为滴定终点。

b. （$\Delta E/\Delta V$）-V 曲线法（见图 4-10）。曲线的一部分用外延法绘制，其最高点对应于滴定终点时所消耗的滴定液的体积。

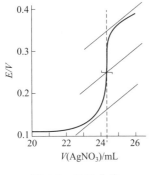

图 4-9　*E*-*V* 曲线

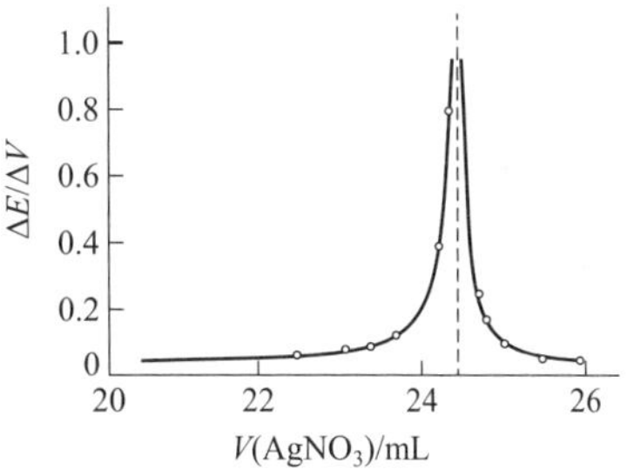

图 4-10　一级微商曲线

c. $\Delta^2 E/\Delta V^2$ 法计算滴定终点时的体积。即二级微商 $\Delta^2 E/\Delta V^2 = 0$ 时的体积为滴定终点体积，用内插法计算：

$$V_{\text{终点}} = 24.30 + 0.10 \times \frac{4.4}{4.4 + 5.9} = 24.34(\text{mL})$$

24.34mL 即为滴定终点时硝酸银滴定液所消耗的体积。

d. $(\Delta^2 E/\Delta V^2)$-*V* 曲线法（见图 4-11）。以二级微商值为纵坐标，加入滴定液的体积为横坐标作图。$\Delta^2 E/\Delta V^2 = 0$ 时所对应的体积即为滴定终点。

3. 指示电极的选择

电位滴定的反应类型与容量分析完全相同。滴定时应根据不同的反应选择合适的指示电极。滴定反应类型有酸碱反应、沉淀反应、氧化还原反应、配位反应等。

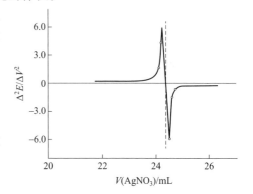

图 4-11　二级微商曲线

（1）酸碱反应　滴定过程中溶液的 H^+ 浓度发生变化，可采用 pH 玻璃电极作指示电极。

（2）沉淀反应　根据不同的沉淀反应选择不同的指示电极。例如，以硝酸银标准溶液滴定 Cl^-、Br^-、I^- 等离子，可用银电极作指示电极。

（3）氧化还原反应　在滴定过程中，溶液中的氧化态和还原态的浓度比值发生变化，可采用铂电极作指示电极。

（4）配位反应　利用配位反应进行电位滴定时，应根据不同的配位反应选择不同的指示电极。例如，用 EDTA 滴定金属离子时，可以用离子选择性电极作指示电极。

（5）非水溶液滴定　各类非水溶液滴定中，因为许多化合物的非水溶液尚无适当的指示剂指示终点，因此常用电位滴定法指示终点。非水溶液滴定以酸碱滴定用得最多，氧化还原滴定亦常使用。

滴定碱性物质时，常用的电极系统有玻璃电极-甘汞电极或玻璃电极-银-氯化银电极，适用于冰醋酸、醋酐、醋酸-醋酐混合液等溶剂系统中的滴定。上述滴定中，为避免由于甘汞电极漏出的水溶液干扰滴定，要用饱和氯化钾的无水乙醇溶液代替电极中的氯化钾饱和水溶液。滴定生物碱或有机碱的氢卤酸盐时，氯化物干扰滴定，可用适当的盐桥把甘汞电极与滴定溶液隔开。

滴定酸性物质时，常用的电极系统有玻璃电极-甘汞电极，适用于在二甲基甲酰胺溶液中滴定极弱酸类；锑电极-甘汞电极，适用于在苯-甲醇混合溶液中滴定取代脂肪酸类。滴定时常加入少量氯化锂以增加溶液的导电性。

《中国药典》收载的非水溶液电位滴定，采用玻璃电极-饱和甘汞电极。玻璃电极用过后应立即清洗，并浸在水中保存；饱和甘汞电极的套管内装饱和氯化钾的无水甲醇溶液。

（6）重氮化滴定　可用铂电极作指示电极。

电位滴定法的应用及电极选择见表4-4。

表 4-4　电位滴定法的应用及电极的选择

测定方法	参比电极	指示电极
酸碱滴定	甘汞电极	玻璃电极、锑电极
沉淀滴定	甘汞电极、玻璃电极	银电极、硫化银薄膜电极等离子选择性电极
氧化还原滴定	甘汞电极、钨电极、玻璃电极	铂电极
配位滴定	甘汞电极	铂电极、汞电极、钙离子等离子选择性电极

应用实例——盐酸胺碘酮的含量测定

取本品约 0.50g，精密称定，加 0.01mol/L 盐酸溶液 5.0mL 和乙醇 75mL 溶解，照电位滴定法，用氢氧化钠滴定液（0.1mol/L）滴定，两个突跃点体积的差为滴定体积。每 1mL 氢氧化钠滴定液（0.1mol/L）相当于 68.18mg 的 $C_{25}H_{29}I_2NO_3 \cdot HCl$。

（二）永停滴定法

永停滴定法又称死停滴定法（dead-stop titration），是把两个相同的铂电极（或者其他金属电极）插入滴定溶液中，在两个电极之间外加一小电压，观察滴定过程中通过两个电极间的电流突变，根据电流的变化情况确定滴定终点。它是氧化还原滴定和电位分析的完美结合。永停滴定法装置简单（见图 4-12），准确度高，确定终点方法简便。

若溶液中同时存在某氧化还原对的氧化型及其对应的还原型物质，在此溶液中插入铂电极，按照能斯特方程式，铂电极将反映出该氧化还原对的电极电位。如 I^2/I^- 电对：

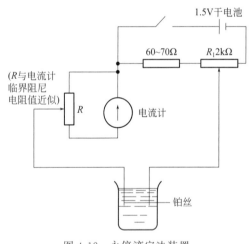

图 4-12　永停滴定法装置

$$E = E^0 + \frac{RT}{2F} \ln \frac{[I_2]}{[I^-]^2}$$

应用实例——磺胺嘧啶的含量测定

取本品约 0.5g，精密称定，照永停滴定法，用亚硝酸钠滴定液（0.1mol/L）滴定。每 1mL 亚硝酸钠滴定液（0.1mol/L）相当于 25.03mg 的 $C_{10}H_{10}N_4O_2S$。

亚硝酸钠滴定法

七、非水溶液滴定法

（一）概述

非水溶液滴定法是在非水溶剂中进行滴定的分析方法，分为非水碱量法和非水酸量法。

非水酸量法是以甲醇钠的苯-甲醇溶液作为滴定液，以麝香草酚蓝的无水甲醇溶液等作指示剂，测定某些有机弱酸的含量，如有机酸类、巴比妥类、磺胺类、酚类、酰亚胺类药物或其他弱酸性有机物质的含量测定，溶于吡啶、甲醇、乙二胺或二甲基甲酰胺等非水溶剂中进行。

非水碱量法是以冰醋酸（或其他溶剂）为溶剂，高氯酸的冰醋酸液作滴定液，结晶紫的冰醋酸溶液等作为指示剂，供试品亦以冰醋酸等溶剂溶解，主要用于测定有机碱及其氢卤酸盐、磷酸盐、硫酸盐、有机酸盐及有机酸碱金属盐类药物的含量。如肾上腺素、盐酸麻黄碱、甲硝唑等的含量测定。

（二）溶剂的分类及选择

1. 非水溶剂分类

非水滴定中所用的溶剂分为质子性溶剂和非质子性溶剂。

（1）质子性溶剂　具有较强的授受质子能力的溶剂。质子性溶剂分为酸性溶剂、碱性溶剂和两性溶剂。

① 酸性溶剂　是给出质子能力较强的溶剂，适用于作为滴定弱碱性物质的滴定介质。最常用的酸性溶剂为冰醋酸，它具有低的介电常数和比水略小的自身电离常数，并可用蒸馏法精制提纯，其所含少量水分也可用加入计算量的醋酐除去。

② 碱性溶剂　是接受质子能力较强的溶剂，适用于作为滴定弱酸性物质的介质。常用的碱性溶剂为二甲基甲酰胺。

③ 两性溶剂　是既易接受质子又易给出质子的溶剂。其化学性质与水相似，但其介电常数和自身电离常数都比水小得多，作为一般的弱酸和弱碱的滴定溶剂是适宜的，但很弱的酸和碱不能在这类溶剂中滴定。常用的两性溶剂为甲醇。

（2）非质子性溶剂　既不接受质子，也不供给质子的溶剂叫作非质子性溶剂，也叫惰性溶剂。常用的有氯仿、丙酮、正己烷、正庚烷、四氯化碳、二氧六环、苯等。

（3）混合溶剂　质子性溶剂与惰性溶剂混合使用时，溶解能力增大，滴定突跃明显，指示剂变色敏锐。常用的有冰醋酸-醋酐、冰醋酸-苯、冰醋酸-氯仿、冰醋酸-四氯化碳、二甲基甲酰胺-氯仿、苯-甲醇、苯-乙醇等。冰醋酸-醋酐适用于弱碱性物质的滴定，用高氯酸的冰醋酸溶液作滴定液。苯-甲醇适用于羧酸类、酰胺类、酸碱类及其盐类的滴定，常以甲醇钠的甲醇-苯溶液作为滴定液。

2. 非水溶剂的选择

在非水溶液滴定中，常利用溶剂特性以增强物质的酸碱性质，它对滴定反应能否进行完全、终点是否明显具有决定性作用，因此溶剂的选择是十分重要的，它必须符合下列条件。

（1）溶剂对样品的溶解能力要大。一般来说，极性物质较易溶于极性溶剂，非极性物质较易溶于非极性溶剂。必要时采用混合溶剂。

（2）溶剂应能增强样品的酸（碱）性，而又不引起副反应。滴定弱碱时应选酸性溶剂；滴定弱酸时应选碱性溶剂。但在选择醋酐为溶剂时，应注意某些第一胺或第二胺的化合物能与醋酐起乙酰化反应而影响滴定。

（3）有敏锐的终点，对滴定无干扰。

（4）溶剂纯度要高，否则应加以精制。

（5）选择溶剂时还应注意安全、价廉、黏度小、挥发性低、易于回收和精制等事项。

（三）指示剂

非水滴定法指示终点时常用电位法和指示剂法。《中国药典》收载的含氮类药物大多采用结晶紫指示剂指示终点，少数采用电位法指示终点。

1. 结晶紫

其酸式为黄色，碱式为紫色，由碱式区到酸式区的颜色变化有紫、蓝、蓝绿、绿、绿黄、黄。随着滴定系统的不同，终点的颜色变化也不同。通常滴定某一物质，如果有人未曾确定指示终点的颜色，就应先以纯品用电位法或其他物化法测定化学计量点，然后根据仪器测定的结果来确定应滴定至何种颜色作为终点。结晶紫指示液为结晶紫的 0.5% 冰醋酸溶液。

2. α-萘酚

此指示剂有 2 个相隔很远的变色区，酸性范围内为黄至绿色，碱性范围为蓝绿色。它的用途与结晶紫相同，但变色要清晰得多。适用于在冰醋酸、冰醋酸-四氯化碳、硝基甲烷、醋酐等中作滴定弱碱的指示剂，它在醋酐中适用于较弱碱的滴定，变色范围偏于酸性区。指示液为其 0.5% 的冰醋酸溶液。

3. 喹那啶红

它是单色指示剂，终点变色系由红至无色，较明显。在冰醋酸中其碱性较结晶紫强，一般情况下，喹那啶红适用于作冰醋酸中滴定中等强度以及强碱的指示剂。喹那啶红的冰醋酸溶液不稳定，需临用新配，其无水甲醇溶液比较稳定，通常配成 0.1% 的甲醇溶液使用。

4. 麝香草酚蓝

麝香草酚蓝是用标准碱滴定酸时最常用的指示剂。在水溶液中有 2 个变色范围，当 pH 为 1.2~2.8 时，由红色变到黄色；pH 为 8.0~9.6 时，则由黄色变到蓝色。通常配成 0.3% 的甲醇溶液使用。

5. 偶氮紫

它有 2 个变色范围。酸性区由黄至红，碱性区由红到黄、绿、蓝，它的酸性较麝香草酚蓝为弱，变色点更偏于碱性区域，与麝香草酚蓝比较，更适用于滴定弱一些的羧酸和酸性较强的酚类。它可用于乙二胺、吡啶、丙酮以及醇类等作溶剂，不能用于苯、醚等惰性溶剂，通常配成 0.1% 的二甲基甲酰胺溶液使用。

（四）滴定液的配制与标定

1. 甲醇钠滴定液（0.1mol/L）的配制与标定

$M(CH_3ONa)=54.02g/mol$；$5.402g \rightarrow 1000mL$

（1）配制　取无水甲醇（含水量 0.2% 以下）150mL，置于冰水冷却的容器中，分次加入新切的金属钠 2.5g，待完全溶解后，加无水苯（含水量 0.02% 以下）适量，使成 1000mL，摇匀。

（2）标定　取在五氧化二磷干燥器中减压干燥至恒重的基准苯甲酸约 0.4g，精密称定，加无水甲醇 15mL 使溶解，加无水苯 5mL 与 1% 麝香草酚蓝的无水甲醇溶液 1 滴，用本液滴定至蓝色，并将滴定的结果用空白试验校正。每 1mL 的甲醇钠滴定液（0.1mol/L）相当于 12.21mg 的苯甲酸。根据本液的消耗量与苯甲酸的取用量，算出本液的浓度，即得。

本液标定时应注意防止二氧化碳的干扰和溶剂的挥发，每次临用前均应重新标定。

（3）贮藏 置密闭的附有滴定装置的容器内，避免与空气中的二氧化碳及湿气接触。

（4）计算

$$c(\mathrm{CH_3ONa}) = \frac{m(\mathrm{C_6H_5COOH})}{0.01221[V(\mathrm{CH_3ONa}) - V_{空白}]}$$

2. 高氯酸滴定液（0.1mol/L）的配制与标定

$M(\mathrm{HClO_4}) = 100.46 \ \mathrm{g/mol}$；$10.05\mathrm{g} \rightarrow 1000\mathrm{mL}$

（1）配制 取无水冰醋酸（按含水量计算，每1g水加醋酐5.22mL）750mL，加入高氯酸（70%～72%）8.5mL，摇匀，在室温下缓缓滴加醋酐23mL，边加边摇，加完后再振摇均匀，放冷，加无水冰醋酸适量使成1000mL，摇匀，放置24h。

若所测供试品易乙酰化，则须用水分测定法［《中国药典》（2020年版）通则0832第一法1］测定本液的含水量，再用水和醋酐调节至本液的含水量为0.01%～0.2%。

（2）标定 取在105℃干燥至恒重的基准邻苯二甲酸氢钾约0.16g，精密称定，加无水冰醋酸20mL使溶解，加结晶紫指示液1滴，用本液缓缓滴定至蓝色，并将滴定的结果用空白试验校正。每1mL高氯酸滴定液（0.1mol/L）相当于20.42mg的邻苯二甲酸氢钾。根据本液的消耗量与邻苯二甲酸氢钾的取用量，算出本液的浓度，即得。

如需用高氯酸滴定液（0.05mol/L或0.02mol/L）时，可取高氯酸滴定液（0.1mol/L）用无水冰醋酸稀释制成，并标定浓度。

本液也可用二氧六环配制。取高氯酸（70%～72%）8.5mL，加异丙醇100mL溶解后，再加二氧六环稀释至1000mL。标定时，取在105℃干燥至恒重的基准邻苯二甲酸氢钾约0.16g，精密称定，加丙二醇25mL与异丙醇5mL，加热使溶解，放冷，加二氧六环30mL与甲基橙-二甲苯蓝FF混合指示液数滴，用本液滴定至由绿色变为蓝灰色，并将滴定的结果用空白试验校正。即得。

（3）贮藏 置棕色玻瓶中，密闭保存。

（4）计算

$$c(\mathrm{HClO_4}) = \frac{m(\mathrm{KHC_8H_4O_4})}{0.02042[V(\mathrm{HClO_4}) - V_{空白}]}$$

（五）操作方法及注意事项

1. 操作方法

第一法 除另有规定外，精密称取供试品适量［约消耗高氯酸滴定液（0.1mol/L）8mL］，加冰醋酸10～30mL使溶解，加各品种项下规定的指示液1～2滴，用高氯酸滴定液（0.1mol/L）滴定。终点颜色以电位滴定时的突跃点为准，并将试验的结果用空白试验校正。

供试品如为氢卤酸盐，除另有规定外，可在加入醋酸汞试液3～5mL后，再进行滴定（因醋酸汞试液具有一定毒性，故在方法建立时，应尽量减少使用）；供试品如为磷酸盐，可以直接滴定；硫酸盐也可直接滴定，但滴定至其成硫酸氢盐为止；供试品如为硝酸盐，因硝酸可使指示剂褪色，终点极难观察，遇此情况应以电位滴定法指示终点。

非水溶液滴定法所用的溶剂为醋酸，具有挥发性，膨胀系数较大，温度和贮存条件都会影响滴定液的浓度。若滴定供试品与标定高氯酸滴定液时的温度差别超过10℃，则应重新标定；若未超过10℃，则可根据下式将高氯酸滴定液的浓度加以校正。

$$c_1 = \frac{c_0}{1 + 0.0011(t_1 - t_0)}$$

式中，0.0011 为冰醋酸的膨胀系数；t_1 为滴定样品时的温度；t_0 为标定高氯酸滴定液时的温度；c_0 为 t_0 时高氯酸滴定液的浓度；c_1 为 t_1 时高氯酸滴定液的浓度。

第二法 除另有规定外，精密称取供试品适量［约消耗碱滴定液（0.1mol/L）8mL］，加各品种项下规定的溶剂使溶解，再加规定的指示液 1～2 滴，用规定的碱滴定液（0.1mol/L）滴定。终点颜色以电位滴定时的突跃点为准，并将试验的结果用空白试验校正。

2. 注意事项

① 醋酸酐是由两个醋酸分子脱一个水分子而形成，与 $HClO_4$ 反应时放出大量的热，因此用冰醋酸-醋酸酐作溶剂配制时，不得使高氯酸与醋酸酐直接混合，而只能将 $HClO_4$ 缓缓滴入冰醋酸中，然后滴入醋酸酐。

② 非水滴定的过程中不能带入水，烧杯、量筒等所用仪器均要干燥。

③ 在滴定过程中，应注意防止溶剂和碱滴定液吸收大气中的二氧化碳和水蒸气，以及滴定液中溶剂的挥发。

④ 电位滴定时用玻璃电极为指示电极，饱和甘汞电极（玻璃套管内装氯化钾的饱和无水甲醇溶液）或银-氯化银电极为参比电极，或复合电极。

测定实例 1——盐酸麻黄碱的含量测定

取本品约 0.15g，精密称定，加冰醋酸 10mL，加热溶解后，加醋酸汞试液 4mL 与结晶紫指示液 1 滴，用高氯酸滴定液（0.1mol/L）滴定，至溶液显翠绿色，并将滴定的结果用空白试验校正。每 1mL 高氯酸滴定液（0.1mol/L）相当于 20.17mg 的 $C_{10}H_{15}NO \cdot HCl$。

测定实例 2——乳酸钠注射液含量测定

精密量取乳酸钠注射液 1mL，置锥形瓶中，在 105℃ 干燥 1h，加冰醋酸 15mL 与醋酐 2mL，加热使溶解，放冷，加结晶紫指示液 1 滴，用高氯酸滴定液（0.1mol/L）滴定至溶液显蓝绿色，并将滴定的结果用空白试验校正。每 1mL 高氯酸滴定液（0.1mol/L）相当于 11.21mg 的 $C_3H_5N_aO_3$。

注射剂一般均含大量的水分，如果注射药物对热稳定，可先除去水分后再进行测定。一般精密吸取一定量，置小锥形瓶，在水浴上蒸干后，在 105℃ 干燥至充分除去水分（或在加入冰醋酸之后，再加醋酐以除去残留的水分）后，再进行滴定。但必须注意，如药物为盐酸盐，注射剂在配制时常加入酸或碱及盐类调节酸度和渗透压，这些酸、碱、盐类会干扰非水滴定。如调节渗透压的氯化钠会与滴定时加入的醋酸汞作用。

$$Hg(CH_3COO)_2 + 2NaCl \longrightarrow 2CH_3COONa + HgCl_2$$

生成的醋酸钠会干扰非水滴定，而使结果偏高，必须改用其他方法测定；如果注射剂的药物在水浴上蒸干时能引起分解，或注射剂中含有干扰物质时，则应将注射液用碱先碱化，再用适宜的有机溶剂提取，然后再按原料药方法进行测定。

非水滴定法

案例分析 1

【思考与训练】

选择题

1. API 含量如未规定上限，系指不超过（　　）。

A. 110.1%　　　　　　B. 101.0%　　　　　　C. 100.0%　　　　　　D. 110.0%

2. 标定氢氧化钠滴定液的基准物是（　　）。

A. 对氨基苯磺酸   B. 三氧化二砷

C. 重铬酸钾   D. 邻苯二甲酸氢钾

3. 非水碱量法测定氢溴酸东莨菪碱含量（   ）。

A. 电位法指示终点   B. 加 $Hg(AC)_2$ 处理

C. 加 $BaCl_2$ D. 加 $HgCl_2$ 处理

思考与训练
答案 1

第二节　光谱分析法测定药物的含量

　　物质的吸收光谱本质上就是物质中的分子和原子吸收了入射光中的某些特定波长的光能量，相应地发生了分子振动能级跃迁和电子能级跃迁的结果。由于各种物质具有各自不同的分子、原子和不同的分子空间结构，其吸收光能量的情况也就会不同。因此，每种物质就有其特有的、固定的吸收光谱曲线，可根据吸收光谱上的某些特征波长处的吸光度的高低，判别或测定该物质的含量，这就是分光光度法定性和定量分析的基础。利用物质的光谱进行定性、定量和结构分析的方法称为光谱分析法。通过测定被测物质在光谱的特定波长处或一定波长范围内的吸光度或发光强度，对该物质进行定性或定量分析的方法称为分光光度法。《中国药典》收载的光谱分析法有：紫外-可见分光光度法、红外分光光度法、原子吸收分光光度法、荧光分光光度法和火焰光度法等。

一、紫外-可见分光光度法

（一）概述

　　紫外-可见分光光度法是基于物质对紫外光区（波长为 200～400nm）、可见光区（波长为 400～800nm）电磁辐射的选择性吸收特性建立的光谱分析方法。任何药物，只要它在紫外-可见光区有特征吸收曲线，而且溶液又是均匀透明的，就可用紫外-可见分光光度法测定含量，其定量分析基础是朗伯-比尔（Lambert-Beer）定律，即物质在一定浓度的吸光度与它的吸收介质的厚度呈正比。

　　紫外-可见分光光度法测定的灵敏度和精密度较高，一般每毫升溶液中有几微克的物质即可测定；定量测定的精度一般为 0.5%，经校正的仪器测定精度一般为 0.2%。由于仪器分辨力的限制，吸收峰一般简单、平缓，特征性不如红外区，故主要用于含量测定。

　　紫外-可见分光光度法具有操作简便、快速、专属性和灵敏度高等优点，在药品分析领域中被广泛采用，主要用于药物的鉴别、检查和含量测定。

（二）紫外-可见分光光度法的有关含量计算

1. 单一组分的含量测定

（1）吸收系数法　《中国药典》规定的吸收系数，系指 $E_{1cm}^{1\%}$，即在指定波长处，光路长度为 1cm，供试品溶液浓度换算为 1%（g/mL）时的吸光度值。按各品种项下规定的方法配制供试品溶液，在规定的波长处测定其吸光度，再以该品种在规定条件下的吸收系数计算供试品溶液的含量。

$$c_x = \frac{A_x}{E_{1cm}^{1\%} \times 100}$$

　　式中，A_x 为供试品溶液测得的吸光度值；c_x 为供试品溶液的浓度，g/mL；$E_{1cm}^{1\%}$ 为供试品中被测成分的百分吸收系数；100 为浓度换算因素，系将 g/100mL 换算成 g/mL。

应用实例——二羟丙茶碱片的含量测定

取本品 10 片，精密称定，研细，精密称取适量（约相当于二羟丙茶碱 0.15g），置 500mL 量瓶中，加水适量，充分振摇使二羟丙茶碱溶解，用水稀释至刻度，摇匀，精密量取续滤液 10mL，置 200mL 量瓶中，用水稀释至刻度，摇匀。取供试品溶液，照紫外-可见分光光度法（通则 0401）测定，在 273nm 的波长处测定吸光度，按 $C_{10}H_{14}N_4O_4$ 的吸收系数（$E_{1cm}^{1\%}$）为 365 计算，即得。

（2）对照品比较计算法　此法适用于 A-c 线性良好且通过原点的情况。

按各品种项下规定的方法，分别配制对照品溶液和供试品溶液，在规定的波长处，分别测定吸光度，根据朗伯-比尔定律，有：

$$A_{标}=Ec_{标}L$$

$$A_{样}=Ec_{样}L$$

因是同种物质在同台仪器上于同一波长处测定，故 L 和 E 相等，所以：

$$\frac{A_{样}}{A_{标}}=\frac{c_{样}}{c_{标}} \qquad\qquad c_{样}=\frac{A_{样}}{A_{标}}\times c_{标}$$

式中，$A_{标}$ 为对照品溶液的吸光度；$A_{样}$ 为供试品溶液的吸光度；$c_{标}$ 为对照品溶液的浓度；$c_{样}$ 为供试品溶液的浓度。

根据上式即可求出供试品的含量。原料药百分含量的计算公式如下：

$$含量(\%)=\frac{c_x D}{W}\times 100\%$$

式中，D 为供试品溶液的稀释体积；W 为供试品的称取量；c_x 为供试品溶液的浓度。

固体制剂含量相当于标示量的百分数，可按下式计算：

$$标示量(\%)=\frac{c_x\times D\times\overline{W}}{W\times 标示量}\times 100\%$$

式中，$\overline{W}$ 为单位制剂的平均重量（或装量）；其他符号的意义同上。

液体制剂含量相当于标示量的百分数，可按下式计算：

$$标示量(\%)=\frac{c_x\times D\times 单位制剂的标示装量}{W\times 标示量}\times 100\%$$

式中符号的意义同上。

应用实例——异维 A 酸软胶囊的含量测定

取异维 A 酸软胶囊 20 粒，精密称定，用剪刀小心剪开胶壳，倾出内容物，混合均匀；用二氯甲烷洗净胶壳，精密称定胶壳重量，计算平均装量。精密称取内容物适量（约相当于异维 A 酸 10mg），置 50mL 量瓶中，加二氯甲烷 5mL，振摇使异维 A 酸溶解，加异辛烷稀释至刻度，摇匀，精密量取 2mL，置另一 100mL 量瓶中，用异辛烷稀释至刻度，摇匀，作为供试品溶液。另取异维 A 酸对照品适量，精密称定，加异辛烷溶解并定量稀释制成每 1mL 中约含 4μg 的溶液，作为对照品溶液。取供试品溶液与对照品溶液，照紫外-可见分光光度法（通则 0401）测定，在 361nm 波长处分别测定吸光度，计算，即得。

（3）标准曲线法　当吸光度和浓度不呈线性时，采用标准曲线法。方法是配制一系列不同浓度的标准溶液，分别测定吸光度，以吸光度值为纵坐标，浓度为横坐标，绘制 A-c 曲线，称为标准曲线或工作曲线。在相同条件下，测定被测溶液的吸光度；从标准曲线上找出相应的浓度值，即可求出样品的含量。标准曲线应根据几次实验测得值的平均值绘制，被测溶液的吸光度应在标准曲线的线性范围内；标准品和被测样品必须使用相同的溶剂系统和同台仪器。

2. 多组分的含量测定

含有两种以上组分的混合物，这些物质之间不起化学变化，根据其吸收峰相互干扰的情况，可按下述三种方法定量。

（1）吸收光谱不重叠　混合物中有 A、B 两种组分，若 A 和 B 的最大吸收峰不重叠，而且在 A 的吸收峰 λ_1 处，B 没有吸收峰；在 B 的吸收峰 λ_2 处，A 也没有吸收，这种情况，可分别在 λ_1 及 λ_2 处用单一物质的定量方法从混合物中测定 A 和 B 的浓度。

（2）吸收光谱部分重叠　混合物中有 A、B 两种组分，在 A 组分的最大吸收 λ_1 处，B 没有吸收峰；在 B 的最大吸收 λ_2 处，A 却有吸收。这种情况，可先在 λ_2 处测定 A 和 B 两者混合物的总吸光度 $A_{\lambda_2}^{A*B}$。再在 λ_1 处测出 A 的吸光度 $A_{\lambda_1}^{A}$，从 $A_{\lambda_1}^{A}$ 计算出 A 的浓度。根据 A 的浓度及 A 在 λ_2 的吸收系数，可求出 A 在 λ_2 的吸光度 $A_{\lambda_2}^{A}$。根据吸光度的加和性原理，再从 $A_{\lambda_2}^{A*B}$ 中减去 $A_{\lambda_2}^{A}$，即为 B 组分在 λ_2 的吸光度 $A_{\lambda_2}^{B}$，从 $A_{\lambda_2}^{B}$ 和 B 在 λ_2 的吸收系数即可求出 B 的浓度。

（3）吸收光谱互相重叠　采用解线性方程组的方法和双波长分光光度法定量。

（三）仪器使用、注意事项及其维护保养

（1）仪器应放在干燥的房间内，置于坚固平稳的桌子上。避免强光直接照射和化学气体侵入，要尽量注意不使灰尘落入。

（2）为确保仪器稳定工作，在电压变动较大的地方，220V 电源要预先稳压，应配备一台电子稳压或稳流器。

（3）测定时，比色皿应选择配对，否则易引入测定误差，在规定波长下两个比色皿的透光率相差小于 0.5％ 的作配对，也可用测得透光率的数据进行校正。

（4）比色皿使用完毕，应立即洗净并用蒸馏水冲洗清洁，再用干净、柔软的绸布将水迹擦净，以防止表面光洁度被破坏影响比色皿的透光率。若比色皿透光面内壁玷污，可用柔软绸布滴上酒精液后，轻轻摩擦，再用蒸馏水冲洗清洁擦净。

（5）为了确保仪器测定的准确度，首先必须经常校正仪器的波长精度，严格按照预给各种供试品的标准曲线或吸收光谱的条件测定，再对比读数测定结果。绘制各供试品的标准曲线或吸收光谱图时，必须详细记录波长、狭缝宽度、光源灯种类、光电管种类、有否滤光片等，以及仪器状态、比色皿规格、材料和有特殊影响的环境等有关情况，便于对测试结果作出正确的判断。

紫外-可见分光光度法

二、原子吸收分光光度法

（一）概述

原子吸收分光光度法是基于测量蒸气中原子对特征电磁辐射的吸收强度进行定量分析的一种方法。

原子吸收分光光度法的测量对象是呈原子状态的金属元素和部分非金属元素，具有以下优点。

（1）灵敏度高，绝对检出限可达 10^{-10} g 数量级，甚至可达 10^{-14} g 数量级。

（2）原子吸收谱线简单，选择性好，干扰少。多数情况下可不经分离除去共存成分而直接测定，如有干扰也较易消除。

（3）操作简便、快速。自动进样的火焰法，每小时可测数百个样品，即使手工操作，每小时也可测定数十个样品。

（4）精密度高。在一般低含量测定中，精密度可达 1%～3%；如采用高精度测量方法，精密度可达到小于 1%。

（二）分析方法

1. 样品的处理

（1）无机样品的前处理　含有无机共存物质的固体样品一般采用溶解法。常用的酸为盐酸、硝酸及高氯酸。不易被酸分解的样品有时使用熔融法，必须使用熔融法的样品是那些共存物中二氧化硅含量高的样品，使用时必须注意由无机离子引起的污染问题。

（2）有机样品的前处理　为了破坏样品中的有机物，一般使用干式灰化法和湿式灰化法。

① 干式灰化法　将待灰化样品放于适当的容器内，然后放入马弗炉 500℃ 加热。固体在干燥后被灰化，溶液则被挥发。干式灰化法污染的可能性较少。

② 湿式灰化法　当有机物采用湿式分解时，可以使用比干式灰化更低的温度进行氧化分解。常使用的氧化剂是硝酸、过氧化氢、高氯酸等，或者将它们混合使用。由于是低温分解，减少了由于测定元素的蒸发而引起损失的危险。

2. 含量测定

（1）标准曲线法　在仪器推荐的浓度范围内，除另有规定外，制备含待测元素不同浓度的对照品溶液至少 5 份，浓度依次递增，并分别加入各品种项下制备供试品溶液的相应试剂，同时以相应试剂制备空白对照溶液。按规定开启仪器，依次测定空白对照溶液和各浓度对照品溶液的吸光度，记录读数。以每一浓度 3 次吸光度读数的平均值为纵坐标，相应浓度为横坐标，绘制标准曲线。按各品种项下的规定制备供试品溶液，使待测元素的估计浓度在标准曲线浓度范围内，测定吸光度，取 3 次读数的平均值，从标准曲线上查得相应的浓度，计算被测元素含量。绘制标准曲线时，一般采用线性回归，也可采用非线性拟合方法回归。

石墨炉原子化器的标准曲线可以用相同体积不同浓度的系列标准溶液或用相同浓度不同体积的标准溶液制备，一般以前者为佳。

（2）标准加入法　被测样品的组成不确知或很复杂，与标准样品相差很远时，可用标准加入法。取同一体积的样品，分别加入不同体积的 0、c_1、c_2、c_3、…、c_n 的被测元素，再稀释至相同体积，依次分析，测定各溶液的吸光度。以已知浓度为横坐标，吸光度为纵坐标绘制工作曲线。将工作曲线外延至与横坐标相交，从原点至交点的距离计算被测元素的含量。

该法只用于浓度与吸光度有线性关系的范围，且只有在扣除背景吸收后使用。

（3）内标法　在标准品和被测样品中分别加入第三种元素作为内标，测定分析元素和内标元素的吸光度比值，并以此对被测元素的含量或浓度绘制工作曲线。该方法只适用于双通道原子吸收分光光度计。

（三）测定注意事项

（1）样品取样要有代表性　取样量应根据被测元素的性质、含量、分析方法及要求的分析精度决定。标准样品的组成应尽可能与被测样品接近。

（2）仪器参数选择　如空心阴极灯工作电流、光谱带宽、原子化条件等。

（3）实验室环境　原子吸收分光光度法要求实验室内保持空气清净，灰尘少，应有压力恒定的水源。仪器燃烧器上方应有符合要求的排气罩，能提供足够而恒定的排气量，排气速度应能调节，排气罩应以耐腐蚀、不生锈的金属板制造为宜。

（4）水　应用去离子水或用石英蒸馏的超纯水。钠、钾、镁、硅、铁等元素最易沾污实验室水，贮藏水的容器一般用聚乙烯塑料瓶等耐腐蚀的材料；玻璃瓶久贮会将瓶中微量元素溶解在水中。

（5）试剂　制备样品用的酸类、溶剂及有机萃取剂等亦为主要沾污源之一，应采用高纯试剂。

（6）实验室容器量皿　如烧杯、容量瓶、移液管等尽可能使用耐腐蚀塑料器皿，而不用玻璃仪器。因为玻璃器皿易吸附或吸收其他金属离子，在使用过程中缓缓释出。自动进样器应尽量不用直接接触样品的金属附件及金属针头。

（7）标准溶液　一般浓度大于 $1000\mu g/mL$ 的可以作为贮备液贮存在耐腐蚀的塑料容器中；浓度低于 $10\mu g/mL$ 的工作标准液应注意稀释溶剂及试剂对其污染的影响；浓度低于 $1\mu g/mL$ 的标准溶液应当天配制当天使用，不宜贮存。

（8）原子分光光度法使用器皿的清洗不宜用含铬离子的清洗液，因铬离子容易渗透进入玻璃容器中，而以硝酸或者硝酸-盐酸混合液清洗后再用去离子水清洗为佳。

（9）仪器及样品浓度情况差别很多，浓度过浓使信号达到饱和时则输出信号过强，此时可以适当降低灵敏度或改用该元素的次要谱线，以确保信号强度与被测元素浓度呈线性关系。

应用实例——肝素钠中钠的含量测定

取本品约 50mg，精密称定，置 100mL 量瓶中，加 0.1mol/L 盐酸溶液（每 1mL 中含氯化铯 1.27mg）溶解并稀释至刻度，摇匀，作为供试品溶液。精密量取钠单元素标准溶液（每 1mL 中含 Na $200\mu g$），用上述盐酸溶液定量稀释并分别制成每 1mL 中含 Na $25\mu g$、$50\mu g$、$75\mu g$ 的溶液，作为系列浓度的对照品溶液。照原子吸收分光光度法 ［《中国药典》(2020 年版) 四部通则 0406 第一法］，在 330nm 的波长处分别测定上述各对照品溶液和供试品溶液的吸光度，按干燥品计算，本品中含钠（Na）应为 $10.5\%\sim13.5\%$。

三、荧光分光光度法

（一）概述

某些物质受紫外光或可见光照射激发后能发射出比激发光波长较长的荧光。当激发光停止发射后，荧光随之消失。当激发光强度、波长、所用溶剂及温度等条件固定时，物质在一定浓度范围内，其荧光强度（发射光强度）与溶液中该物质的浓度呈正比关系，可用作定量分析。本法具有以下特点。

（1）灵敏度高。荧光分析法的灵敏度一般较紫外-可见分光光度法为高，其灵敏度可达 $10^{-12}\sim10^{-10}\mathrm{g/mL}$。

（2）选择性好。荧光法既能依据发射光谱，又能依据吸收光谱来鉴定物质。

（3）所需试样量少、操作方法简便。

（4）浓度太高的溶液会有"自熄灭"作用，以及由于在液面附近溶液会吸收激发光，使荧光强度下降，导致荧光强度与浓度不呈正比。因此，荧光分析法应在低浓度溶液中进行。

（5）对易被分解或弛豫时间较长的样品，为使仪器灵敏度定标准确，避免因激发光多次照射而影响荧光强度，可选择一种激发光和发射光波长与之近似而对光稳定的物质配成适当浓度的溶液，作为基准溶液。

（二）分析方法

由于不易测定绝对荧光强度，荧光分析法都是在一定条件下，用对照品溶液测定荧光强度与浓度的线性后，再在每次测定前，用一定浓度的对照品溶液校正仪器的灵敏度，然后在相同条件下，分别读取对照品溶液及其试剂空白的荧光强度与供试品溶液及其试剂空白的荧光强度，用下式计算供试品浓度：

$$c_x = \frac{R_x - R_{xb}}{R_r - R_{rb}} \times c_r$$

式中，c_x 为供试品溶液的浓度；c_r 为对照品溶液的浓度；R_x 为供试品溶液的荧光强度；R_{xb} 为供试品溶液试剂空白的荧光强度；R_r 为对照品溶液的荧光强度；R_{rb} 为对照品溶液试剂空白的荧光强度。

因荧光分析法中的浓度与荧光强度的线性范围较窄，故 $(R_x - R_{xb})/(R_r - R_{rb})$ 应在 0.5～2.0 之间。如果超过该范围，应在调节溶液浓度后再测。当浓度与荧光强度的关系明显偏离线性时，应改用标准曲线法进行含量测定。

（三）测定注意事项

（1）溶剂不纯会带入较大误差，应先做空白检查，必要时，应用玻璃磨口蒸馏器蒸馏后再用。

（2）溶液中的悬浮物对光有散射现象，必要时，应用垂熔玻璃滤器滤过或用离心法除去。

（3）所用的玻璃仪器与测定池等也必须保持高度洁净。

（4）温度对荧光强度有较大的影响，测定时应控制温度一致。

（5）溶液中的溶氧有降低荧光作用，必要时可在测定前通入惰性气体除氧。

（6）测定时需注意溶液的 pH 值和试剂的纯度等对荧光强度的影响。

应用实例——荧光光度法测定样品中维生素 B$_2$ 的含量

维生素 B$_2$ 溶液在 430～480nm 蓝光的照射下，会发出绿色荧光，其峰值波长为 525nm。维生素 B$_2$ 的荧光在 pH 6～7 时最强，在 pH 11 时消失。维生素 B$_2$ 在碱性溶液中经光线照射会发生分解而转化为光黄素，光黄素的荧光比核黄素的荧光强得多，故测定维生素 B$_2$ 的荧光时，溶液要控制在酸性范围内，且在避光条件下进行。

在稀溶液中，其荧光强度与浓度成正比，故可采用标准曲线法测定维生素 B$_2$ 的含量。测定方法如下。

① 溶液的制备

a. 配制好 5×10^{-5} g/mL 维生素 B$_2$ 标准溶液，置阴暗处保存。

b. 含维生素 B$_2$ 的样品溶液：取维生素 B$_2$ 片剂一片，置于 50mL 烧杯中，加少量水溶解，定容于 1000mL 量瓶中，摇匀，备用。

c. 在 8 个干净的 10mL 具塞试管中，分别吸取 25μL、50μL、75μL、100μL、125μL、150μL、175μL、200μL 的维生素 B$_2$ 标准溶液，用蒸馏水稀释至刻度，摇匀。

案例分析 2

② 标准系列溶液与样品溶液的测定　按仪器的使用方法准备好仪器，待仪器稳定后，测定标准系列溶液的荧光强度，并绘制标准工作曲线。根据待测液的平均荧光强度，从标准工作曲线上求得其浓度，计算出试样中维生素 B$_2$ 的含量。

《中国药典》2020 年版采用高效液相色谱法测定维生素 B$_2$ 的含量。

【思考与训练】

计算题

精密称取硫酸长春碱0.00501g，置50mL容量瓶中，精密加水5mL溶解后，随振摇随加无水乙醇至刻度，摇匀，精密量取10mL，置另一50mL容量瓶中，再加无水乙醇稀释至刻度，摇匀，在264nm的波长处测得吸光度0.355，试求硫酸长春碱的百分含量（$E_{1cm}^{1\%}=177$）。

思考与训练
答案2

第三节　色谱分析法测定药物的含量

色谱分析法是一种分离分析方法，系根据混合物中各组分的色谱行为差异，如在吸附剂上的吸附能力的不同或在两相中的分配系数不同等，先行分离后再在线（或离线）对各组分逐一进行分析的方法，因此是分析混合物的最有效手段。

色谱分析法根据其分离原理可分为吸附色谱法、分配色谱法、离子交换色谱法、排阻色谱法等，根据分离方法可分为纸色谱法、薄层色谱法、柱色谱法、气相色谱法和高效液相色谱法等。在此仅简述高效液相色谱法和气相色谱法在药物含量测定中的应用。

一、高效液相色谱法

高效液相色谱（HPLC）是以经典的液相色谱为基础，以高压下的液体为流动相的色谱过程。通常所说的柱色谱、薄层色谱或纸色谱就是经典的液相色谱，所用的固定相为大于100μm的吸附剂（硅胶、氧化铝等）。这种传统的液相色谱所用的固定相粒度大，传质扩散慢，因而柱效低，分离能力差，只能进行简单混合物的分离。而高效液相色谱所用的固定相粒度小（3~10μm），传质快，柱效高。

（一）高效液相色谱分析的原理

1. 高效液相色谱的分析流程

由泵将贮液瓶中的流动相溶剂吸入色谱系统，然后输出，经流量与压力测量之后，导入进样器。被测物由进样器注入，并随流动相通过色谱柱，在柱上进行分离后进入检测器，检测信号由数据处理设备采集与处理，并记录色谱图。废液流入废液瓶。遇到复杂的混合物分离（极性范围比较宽），还可用梯度控制器作梯度洗脱。这和气相色谱的程序升温类似，不同的是气相色谱改变温度，而HPLC改变的是流动相的极性，使样品各组分在最佳条件下得以分离。

2. 高效液相色谱的分离过程

同其他色谱过程一样，HPLC也是溶质在固定相和流动相之间进行的一种连续多次的交换过程。它借溶质在两相间分配系数（分配色谱）、亲和力（亲和色谱）、吸附力（吸附色谱）或分子大小不同而引起的排阻作用（排阻色谱）的差别使不同溶质得以分离。

以分配色谱为例，最初样品加在柱头上，假设样品中含有3个组分A、B和C，随流动相一起进入色谱柱，开始在固定相和流动相之间进行分配。分配系数小的组分A不易被固定相阻留，较早流出色谱柱。分配系数大的组分C在固定相上滞留时间长，较晚流出色谱柱。组分B的分配系数介于A、C之间，第二个流出色谱柱。若含有多个组分的混合物样品进入系统，则混合物中各组分按其在两相间分配系数的不同先后流出色谱柱，达到分离的目的。

不同组分在色谱过程中的分离情况，首先取决于各组分在两相间的分配系数、吸附能力、亲和力等是否有差异，这是热力学平衡问题，也是分离的首要条件。其次，当不同组分在色谱柱中运动时，谱带随柱长展宽，分离情况与两相之间的扩散系数、固定相粒度的大小、柱的填充情况以及流动相的流速等有关。所以，色谱分离的最终效果是热力学与动力学两方面的综合。

（二）高效液相色谱的类型

1. 吸附色谱

在吸附色谱中，样品的极性官能团牢固地保留在填料的吸附活性中心上，非极性烃基几乎不予保留。所以，要清楚地辨别极性功能团的种类、数量和位置。通常，能用吸附色谱分离的样品应是能溶解于有机溶剂并是非离子型的，强离子型样品不适合用吸附色谱分离。

吸附色谱所用的流动相以正己烷、三氯甲烷、二氯甲烷作为基础，按照样品的极性可加入乙醇溶剂，不过最好使所加入醇的浓度为 10% 或更低一些。因为高浓度的醇会减少填料的吸附活性，减弱其吸附能力，并使重现困难。

2. 分配色谱

（1）正相分配色谱　正相分配色谱适用于不溶于水而溶于有机溶剂且带有极性基团样品的分离，但不适合于离子型物质的分离。

（2）反相分配色谱　这种方法目前应用非常广泛。在反相分配色谱中，样品的非极性部分起保留作用；使用的流动相常是水-甲醇和水-乙腈，通过加入不同量的甲醇或乙腈来调节分离；但如果样品带有离子型基团，则需要在流动相中加入盐或调节流动相的 pH 值。例如，若样品中有一个—COOH 基团，而流动相的 pH 值偏酸性，则由于抑制了—COOH 基团的电离而加强了保留，这种方法叫离子抑制法。如果样品中有强离子基团，有时候采用在流动相中加入适当抗衡离子以形成离子对的离子对法。

在调节 pH 值时，应保持 pH 值在填料说明书手册中规定的范围之内。大多数化学键合二氧化硅适用的 pH 为 2～9，不过加入盐以后，最好使其 pH 为 7.5～8 或更小。多孔聚合物填料能用于非常广泛的 pH 值。

3. 离子交换色谱

离子色谱（IC）作为高效液相色谱（HPLC）的一种，主要用于分析离子型物质，其对常见阴阳离子分析的高灵敏度，特别是对阴离子和离子价态分析的特点，已经广泛应用于环境、电力、食品、半导体、药物化工等领域。离子交换色谱是用填料的固定相离子交换基团和样品的离子基团之间的离子交换来分离样品组分的。按照所交换离子的性质，分成阳离子交换色谱和阴离子交换色谱。

离子交换色谱适用于能溶于水的离子型物质。在离子交换色谱中，流动相的盐的浓度、pH 值及盐的种类等都对保留值有很大的影响。在离子交换色谱中所用的盐有磷酸盐、醋酸盐和硼酸盐。因为氯化物会腐蚀不锈钢仪器，所以在高效液相色谱中不能使用 NaCl 或其他的氯化物盐类。根据测量波长，有些盐也不能使用。例如醋酸大约在 210nm 有吸收，当检测处在短波段的时候，用醋酸作流动相是不合适的。

4. 凝胶色谱

凝胶色谱不同于以上三种分离方法。它是根据分子大小通过分子筛效应来分离样品组分的，也叫排阻色谱。常用具有一定孔径的多孔性合成聚合物用作填料。

因为在样品中，小尺寸的分子深深地渗透到微孔中，所以迟流出，而大尺寸的分子没有渗透到微孔中，就很快流出。

凝胶色谱依样品的性质又可分为凝胶渗透色谱和凝胶过滤色谱。

（1）凝胶渗透色谱　凝胶渗透色谱（gel permeation chromatography，简称 GPC）适用于有机性溶剂的样品如 PVC、PS、ABS 等的分离，所用的洗脱液有四氢呋喃（THF）、氯仿（$CHCl_3$）等。

（2）凝胶过滤色谱　凝胶过滤色谱（gel filtration chromatography，简称 GFC）适用于水性溶剂的试剂，如蛋白质、淀粉及水性合成高分子等的分离，所用的洗脱液有水、缓冲液等。

凝胶的种类很多，按其原料来源可分为有机胶和无机胶，按其制备的方法，又可分为均匀凝胶、半均匀凝胶和非均匀凝胶三种；根据凝胶的强度，可分为软胶、半硬胶和硬胶三大类；根据它对溶剂的适用范围，又可分为亲水性凝胶、亲油性凝胶和两性凝胶等。

（三）HPLC 仪的正确使用和科学保养

（1）HPLC 仪的日常操作条件。温度 10～30℃；相对湿度＜80％；最好是恒温、恒湿，远离高电磁干扰、高振动设备，有良好的通风设施。

（2）HPLC 用水可以通过以下几个方面来得到：专门的纯水机或超纯水机；去离子水重蒸；二次或三次重蒸水；采用类似家用的纯水机；市场上瓶装的纯净水或蒸馏水；其他途径。

不管采用何种途径，配制流动相应用新鲜水。理想的 HPLC 用水应为 18.2Ω 的超纯水，并通过 0.22μm 的滤膜，除去热原、有机物、无机离子及空气等。

（3）保持贮液瓶清洁，对专用贮液瓶应定期清洗；用试剂瓶作贮液瓶时，要经常更换。

（4）定期（如半个月）在稀硝酸溶液中超声、清洗过滤器，保持过滤器畅通无阻。

（5）每天开始使用仪器，注意放空排气，确保泵头、流动池以及其他流路系统中无气泡存在。

（6）珍惜保护色谱柱，避免柱头突然产生大的波动，扰动损伤柱床。如避免泵启动过速、升压过快、样品阀扳动过慢所造成的柱压大的波动。

（7）采用保护（警戒）柱，延长柱寿命。如污染物堆积于保护柱柱头，造成柱压升高、柱效下降、峰形变差时，卸下柱头用强溶剂反冲后再用或更换新保护柱。

（8）避免超负荷进样，对 4.6mm×250mm 的柱子，绝对进样量应不超过 100μg。在灵敏度允许的前提下，应尽量将试样浓度降低，减少绝对进样量（进样体积可保持不变），这是保持 HPLC 柱性能持久良好的重要举措之一。

（9）经常用强溶剂冲洗柱子，将柱内强保留组分及时洗脱出。反相柱用异丙醇-二氯甲烷（1∶1）冲洗，正相硅胶柱用纯甲醇或异丙醇冲洗，时间均不少于 1h。

（10）做完试验，及时用适当溶剂冲洗柱子和进样阀，尤其是对过夜的柱子和进样阀，一定要用足量的水彻底洗净其中的盐类、缓冲液，再用甲醇或乙腈冲洗，并保存在乙腈中。正相柱保存在非极性有机溶剂（如己烷）中。

（11）以硅胶为基质的柱子，如 C_{18}、C_8 等，要控制好流动相的 pH 值，一般不要低于 2.5，不高于 7.0。

（12）尽量用流动相溶解样品，一是避免出现拖尾峰、怪峰，二是避免试样在系统中由于溶解度降低而析出。

（13）对于阻塞或受伤严重的柱子，必要时，可卸下不锈钢滤板，超声洗去滤板阻塞物，对塌陷污染的柱床进行清除、填充、修补工作，此举可使柱效恢复到一定程度，有继续使用的价值。

（14）色谱仪检测器输出与积分仪（工作站）要匹配，要合理设置参数，如斜率、半峰宽、阈值、AUFS 值、衰减等。将适宜的进样量和合适的参数结合起来，使主峰峰高达到记录仪满量程的 80% 左右。

（15）用 HPLC 分析酸碱性物质时，由于吸附作用（次级保留）会使峰形拖尾。加入改良剂可以大大改善峰形，提高积分的准确度。一般规则是：分析酸性物质，可加入 1% 的醋酸；分析碱性物质，可加入 10～20mmol/L 三乙胺；酸碱物质混为一体，可同时加入 1% 的醋酸和 10～20mmol/L 三乙胺。

（16）紫外灯的保养：在分析前，柱平衡得差不多时，打开检测器；在分析完成后，马上关闭检测器。

（四）色谱分析有关计算

1. 系统适用性试验

《中国药典》正文中各品种项下规定的条件，除固定相种类、流动相组成、检测器类型等不得任意改变外，其余如色谱柱内径、长度、固定相牌号、载体粒度、流动相流速、混合流动相各组成的比例、进样量、检测器的灵敏度等，均可适当改变，以适应具体色谱系统并达到系统适用性试验的要求。

色谱系统适用性试验按药品各品种项下要求进行，即用规定的对照品溶液或系统适用性试验溶液在规定的色谱系统进行试验，必要时，可对色谱系统进行适当调整，以符合要求。色谱系统适用性试验通常包括理论板数、分离度、灵敏度、重复性和拖尾因子等五个参数。其中，分离度和重复性是系统适用性试验中最具实用意义的参数。

（1）色谱柱的理论板数（n）　用于评价色谱柱的分离效能。由于不同物质在同一色谱柱上的色谱行为不同，采用理论板数作为衡量色谱柱效能的指标时，应指明测定物质，一般为待测物质或内标物质的理论板数。

在规定的色谱条件下，注入供试品溶液或各品种项下规定的内标物质溶液，记录色谱图，量出供试品主成分色谱峰或内标物质峰的保留时间 t_R 和峰宽（W）或半高峰宽 $W_{h/2}$，按下式计算色谱峰的理论板数（n）。

$$n = 16(t_R / W)^2 \text{ 或 } n = 5.54(t_R / W_{h/2})^2$$

式中，t_R 为某组分峰的保留时间；W 为峰宽；$W_{h/2}$ 为半峰高的宽度。t_R、W、$W_{h/2}$ 可用时间或长度计（下同），但应取相同单位。

（2）分离度（R）　用于评价待测物质与被分离物质之间的分离程度，是衡量色谱系统分离效能的关键指标，无论定性鉴别或定量分析，均要求待测物质色谱峰与其他色谱峰、内标物质色谱峰或特定的杂质对照色谱峰之间有较好的分离度。分离度计算公式如下：

$$R = \frac{2(t_{R_2} - t_{R_1})}{W_1 + W_2} \text{（除另有规定外，} R \text{ 应大于 } 1.5\text{）}$$

式中，t_{R_1}、t_{R_2} 分别为相邻两峰前一峰和后一峰的保留时间；W_1、W_2 为此相邻两峰的峰宽。

（3）拖尾因子（T） 用于评价色谱峰的对称性。为保证峰面积积分的准确性，应检查待测物质色谱峰的拖尾因子是否符合各品种项下的规定。拖尾因子的计算公式为：

$$T = \frac{W_{0.05h}}{2d_1} \text{（除另有规定外，} T \text{ 应在 } 0.95 \sim 1.05 \text{ 之间）}$$

式中，$W_{0.05h}$ 为 5%峰高处的峰宽；d_1 为峰顶在 5%峰高处横坐标平行线的投影点至峰前沿与此平行线交点的距离。

（4）重复性 用于评价色谱系统连续进样时响应值的重复性能。通常取各品种项下的对照品溶液，连续进样 5 次，除另有规定外，其峰面积的相对标准偏差（RSD）应不大于 2.0%；采用内标法时，通常配制成相当于 80%、100% 和 120% 的对照品溶液，加入规定量的内标溶液，配制成 3 种不同浓度的溶液，分别至少进样 2 次，计算平均校正因子，其相对标准偏差应不大于 2.0%。

（5）灵敏度 用于评价色谱系统检测微量物质的能力，通常以信噪比（S/N）来表示。通过测定一系列不同浓度的供试品或对照品溶液来测定信噪比。定量测定时，信噪比应不小于 10；定性测定时，信噪比应不小于 3。

2. 分析方法

（1）内标法 当混合物中所有组分不能全部流出色谱柱，或检测器不能对各组分都产生信号，或只需测定混合物中某几个组分的含量时，可采用内标法定量。内标法是利用在同一次操作中，被测物的响应值与内标物的响应值的比值是恒定的，不随进样量或操作期间所配制溶液浓度的变化而变化，因此得到较准确的定量结果。

在进行内标法定量时，精密称（或量）取对照品和内标物质，分别配成溶液，各精密量取溶液适量，混合配成校正因子测定用的对照液。取一定量进样，记录色谱图，测量对照品和内标物质的峰面积或峰高，按下式计算校正因子（f）：

$$f = \frac{A_S / c_S}{A_R / c_R}$$

式中，A_S 为内标物质的峰面积（或峰高）；A_R 为对照品的峰面积（或峰高）；c_S 为内标物质的浓度；c_R 为对照品的浓度。

再取各品种项下含有内标物质的供试品溶液，进样，记录色谱图，测量供试品中待测成分和内标物质的峰高或峰面积，按下式计算含量（c_x）：

$$c_x = f \times \frac{A_x}{A_S' / c_S'}$$

式中，A_x 为供试品的峰面积（或峰高）；c_x 为供试品的浓度；f 为内标法校正因子；A_S' 和 c_S' 分别为内标物质的峰面积（或峰高）和浓度。

（2）外标法 外标法是以待测成分的对照品作为对照物质，相对比较以求得供试品含量的方法，分为工作曲线法和外标一点法。

工作曲线法是配制一系列浓度的标准溶液，精密吸取一定量，注入色谱仪，记录色谱图，测量峰面积（或峰高），以标准溶液的浓度为横坐标，峰面积（或峰高）为纵坐标绘制标准曲线。在测定样品时，注入一定量的样品溶液，记录色谱图，测量相应的峰面积或峰高，然后从标准曲线中查出欲测组分的含量，再计算出欲测组分的百分含量。通常工作曲线的截距应为零，若不等于零，说明存在系统误差。工作曲线的截距为零时，可用外标一点法定量。

外标一点法又称直接比较法，是用一个与待测组分量相近的对照溶液在相同条件下进样，记录色谱图，测量对照品和待测组分的峰面积（或峰高），按下式计算待测组分的含量（c_x）：

$$c_x = c_R \times \frac{A_x}{A_R}$$

式中，各符号的意义同上。

外标一点法由于操作和计算比较简单，因而是常用的一种定量方法。《中国药典》用该法测定供试品中某杂质或主成分的含量。在整个分析操作过程中，各种条件要严格控制，进样量一定要准确，且对照品和待测组分的体积要相等，否则会影响测定的准确性。

二、气相色谱法

气相色谱法（gas chromatography，简称 GC）是色谱法的一种。色谱法中有两个相，一个相是流动相，另一个相是固定相。如果用液体作流动相，就叫液相色谱，用气体作流动相，就叫气相色谱。

气相色谱法由于所用的固定相不同，可以分为两种，用固体吸附剂作固定相的叫气固色谱，用涂有固定液的载体作固定相的叫气液色谱。按色谱分离原理来分，气相色谱法亦可分为吸附色谱和分配色谱两类，在气固色谱中，固定相为吸附剂，气固色谱属于吸附色谱，气液色谱属于分配色谱。按色谱操作形式来分，气相色谱属于柱色谱，根据所使用的色谱柱粗细不同，可分为一般填充柱和毛细管柱两类。一般填充柱是将固定相装在一根玻璃或金属的管中，管内径为 2~6mm。毛细管柱则又可分为空心毛细管柱和填充毛细管柱两种。空心毛细管柱是将固定液直接涂在内径只有 0.1~0.5mm 的玻璃或金属毛细管的内壁上，填充毛细管柱是近几年才发展起来的，它是将某些多孔性固体颗粒装入厚壁玻璃管中，然后加热拉制成毛细管，一般内径为 0.25~0.5mm。在实际工作中，气相色谱法是以气液色谱为主。

从色谱峰可以看到组分在色谱柱中运行的结果，它是判断组分是什么物质及其含量的依据，色谱法就是依据色谱峰的移动速度和大小来取得组分的定性和定量分析结果。

（一）定量方法

系统适用性试验及分析测定方法的内标法、外标法和面积归一化法均同高效液相色谱法项下相应的规定。

（二）操作条件

1. 流动相

气相色谱的流动相即为载气，可用氦气、二氧化碳、氢气、氮气等。载气的选择与纯化的要求取决于所用的色谱柱、检测器和分析项目的要求，如对有些固定相不能与微量氧气接触，又如对热导池检测器宜用氢气作载气；对电子捕获检测器须除去载气中负电性较强的杂质，以利于提高检测器的灵敏度。用分子量小的气体作载气时可用较高的线速，这时柱效下降不大，却可以缩短分析时间，因为分子量小的气体黏度小，柱压增加不大，并且在高线速时可减小气相传质阻力。用氢气作载气时，在填充柱和开管柱中的流速可分别选用 35mL/min 和 2mL/min 左右。

2. 固定相

一般来说，宜按"相似性"原则选择固定液。分析非极性样品时用非极性固定液，分析强极性样品时用极性强的固定液。把固定液涂敷于开管柱的内壁，或涂渍在载体上制成填充柱的固定相，均勿太厚。

3. 操作温度

进样室的温度应根据进样方法和样品而定。气化方式进样时，气化温度既要使组分能充分气化，又不会分解（裂解进样除外）。检测室的温度以稍高于柱温为好，可避免组分冷凝或产生其他问题。色谱柱温的确定要作综合考虑，要照顾到固定相的使用温度范围、分析时间长短、便于定性和定量测定等因素。最好能在恒温下操作，沸程很宽的样品才采用程序升温操作。

4. 样品预处理

将待分析的化合物用化学反应的方法转变成另一种化合物，称为衍生物的制备。然后再对衍生物进行色谱分析。预处理的好处是：①许多化合物挥发性过低或过高，极性很小或热稳定性差，不能或不适于直接取样注入气相色谱分析仪进行分析，其衍生物则可以很方便地进入色谱仪测定；②一些难于分离的组分，转化成衍生物就便于分离和进行定性分析；③用选择性检测器检测可获得高灵敏度的衍生物；④样品中有些杂质因不能成为衍生物而被除去。

气相色谱法最常用的化学衍生物法有硅烷化反应法、酰化反应法和酯化反应法等。

应用实例——头孢拉定的含量测定

色谱条件与系统适用性试验　用十八烷基硅烷键合硅胶为填充剂；以水-甲醇-3.86％醋酸钠溶液-4％醋酸溶液（1564：400：30：6）为流动相；流速为 0.7～0.9mL/min；检测波长为 254nm。取 0.7mg/mL 头孢拉定对照品溶液 10 份和头孢氨苄对照品溶液（0.4mg/mL）1 份，混匀，取 10μL 注入液相色谱仪测定，记录色谱图，头孢拉定峰和头孢氨苄峰的分离度应符合要求。

测定方法　取本品约 70mg，精密称定，置 100mL 量瓶中，加流动相约 70mL 超声使溶解，再用流动相稀释至刻度，摇匀，作为供试品溶液，精密量取 10μL 注入液相色谱仪，记录色谱图。另取 0.7mg/mL 头孢拉定对照品溶液，同法测定，按外标法以峰面积计算，即得。

高效液相色谱法

案例分析 3

【思考与训练】

选择题

1. 色谱法的系统适用性试验一般要求是（　　）。

A. 重复性 RSD 应不大于 2.0％（$n=5$）

B. 固定相和流动相组成适当

C. 分离度 R 应大于 1.5

D. 峰高法定量时，拖尾因子 T 应在 0.95～1.05 之间

E. 流动相的流速应大于 2.0mL/min

2. HPLC 法中流动相的 pH 调节通常采用（　　　）。

A. 磷酸盐缓冲液　　　　B. 硫酸　　　　C. 冰醋酸　　　　D. 醋酸盐缓冲液

E. 盐酸

3. 相对校正因子是物质（i）与参比物质（S）的（　　　）之比。

A. 保留值　　　　B. 绝对校正因子　　　　C. 峰面积　　　　D. 峰宽

4. 所谓检测器的线性范围是指（　　　）。

A. 检测器呈直线时最大和最小进样量之比

B. 与检测器响应信号呈线性关系的样品的含量范围

C. 检测器呈直线时最大和最小进样量之差

D. 最大允许进样量（浓度）与最小检测量（浓度）之比

E. 最大允许进样量（浓度）与最小检测量（浓度）之差

思考与训练
答案 3

第四节　各类常用药物的含量测定

一、芳酸类药物的含量测定

（一）水杨酸类药物的含量测定

本类药物的含量测定方法有酸碱滴定法、亚硝酸钠滴定法、溴量法、紫外-可见分光光度法及高效液相色谱法等。

1. 酸碱滴定法

水杨酸及阿司匹林结构中具有羧基，可在适当溶液中与氢氧化钠中和。如阿司匹林含量测定的反应式如下：

$$\text{COOH} \quad \text{—OCOCH}_3 + \text{NaOH} \longrightarrow \text{COONa} \quad \text{—OCOCH}_3 + \text{H}_2\text{O}$$

测定中为了防止阿司匹林的酯键在滴定中水解，致使测定结果偏高，故不用水为溶剂，而用中性乙醇溶液溶解样品进行滴定。本品是弱酸，用强碱滴定时，化学计量点偏碱性，故指示剂选用在碱性区变色的酚酞。滴定时应在不断振摇下稍快地进行，以防止局部碱度过大而促使其水解。试验表明，当在 0～40℃温度范围内测定时，结果几乎没有影响。

含量测定结果计算公式为：

$$供试品含量(\%) = \frac{V \times T \times F}{W \times 1000} \times 100\%$$

式中，V 为样品消耗氢氧化钠滴定溶液的体积，mL；T 为滴定度，mg/mL；F 为氢氧化钠滴定溶液的浓度校正因子；W 为待测药物的称样量，g。

2. 高效液相色谱法

为了消除原料药中的杂质和制剂中辅料、添加剂等的干扰，《中国药典》采用高效液相色谱法测定阿司匹林制剂（如栓剂、片剂、肠溶片、肠溶胶囊、泡腾片）、对氨基水杨酸钠制剂（肠溶片和注射剂）等。

以高效液相色谱法测定对氨基水杨酸钠肠溶片的含量为例，《中国药典》（2020 年版）二部测定方法如下。

色谱条件与系统适用性试验　用十八烷基硅烷键合硅胶为填充剂；以乙腈-10%四丁基

氢氧化铵溶液－0.05mol/L 磷酸二氢钠液（100∶2∶900）为流动相；检测波长为 265nm；分别取间氨基酚、5-氨基水杨酸（美沙拉嗪）和对氨基水杨酸钠对照品各适量，加流动相溶解并稀释制成每 1mL 中含间氨基酚和 5-氨基水杨酸各 5μg、对氨基水杨酸钠 10μg 的混合溶液作为系统适用性溶液，取系统适用性溶液 20μL，注入液相色谱仪，记录色谱图，出峰顺序依次为间氨基酚、5-氨基水杨酸、对氨基水杨酸钠，相邻各色谱峰之间的分离度均应符合要求。

测定方法　取本品 10 片，除去包衣，精密称定，研细，精密称取细粉适量（约相当于对氨基水杨酸钠 100mg），置 100mL 量瓶中，加流动相溶解并稀释至刻度，摇匀，滤过，精密量取续滤液 5mL，置 100mL 量瓶中，用流动相稀释至刻度，摇匀，作为供试品溶液，精密量取 20μL 注入色谱仪，记录色谱图；另取对氨基水杨酸钠对照品，精密称定，加流动相溶解并定量稀释制成每 1mL 中约含 50μg 的溶液，同法测定，按外标法以峰面积计算，即得。

（二）苯甲酸类药物的含量测定

1. 酸碱滴定法

苯甲酸可加中性乙醇溶解，以酚酞为指示剂，用氢氧化钠滴定液（0.1mol/L）滴定。布美他尼以甲酚红为指示剂，用氢氧化钠滴定液（0.1mol/L）进行直接滴定法测定。

2. 紫外-可见分光光度法

丙磺舒片在盐酸乙醇溶液中，在 249nm 波长处有最大吸收，据此可用于丙磺舒片剂的含量测定。

测定方法　取本品 10 片，精密称定，研细，精密称取适量（约相当于丙磺舒 60mg），置 200mL 量瓶中，加乙醇 150mL 与盐酸溶液（9→100）4mL，置 70℃ 水浴上加热 30min，放冷，用乙醇稀释至刻度，摇匀，滤过，精密量取续滤液 5mL，置 100mL 量瓶中，加盐酸溶液（9→100）2mL，用乙醇稀释至刻度，摇匀。于 1cm 比色皿中，以溶剂为空白，在 249nm 的波长处测定吸光度，按 $C_{13}H_{19}NO_4S$ 的吸收系数（$E_{1cm}^{1\%}$）为 338 计算，即得。

3. 高效液相色谱法

在《中国药典》（2020 年版）中，这类药物采用 HPLC 法测定含量的有很多，如丙磺舒、布美他尼片、布美他尼注射液等均采用高效液相色谱法。

（三）其他芳酸类药物的含量测定

1. 酸碱滴定法

布洛芬结构中含羧基，遇碱发生中和反应，可采用直接酸碱滴定法测定含量。

测定方法　取本品约 0.5g，精密称定，加中性乙醇（对酚酞指示液显中性）50mL 溶解后，加酚酞指示液 3 滴，用氢氧化钠滴定液（0.1mol/L）滴定。每 1mL 的氢氧化钠滴定液（0.1mol/L）相当于 20.63mg 的 $C_{13}H_{18}O_2$。

2. 两步滴定法

氯贝丁酯的含量测定采用两步滴定法。

测定方法　取供试品 2g，精密称定，置锥形瓶中，加中性乙醇（对酚酞指示液显中性）10mL 与酚酞指示液数滴，滴加氢氧化钠滴定液（0.1mol/L）至显粉红色，再精密加氢氧化钠滴定液（0.5mol/L）20mL，加热回流 1h 至油珠完全消失，放冷，用新沸过的冷水洗涤冷凝管，洗液并入锥形瓶中，加酚酞指示液数滴，用盐酸滴定液（0.5mol/L）滴定，并将滴定结果用空白试验校正。每 1mL 氢氧化钠滴定液（0.5mol/L）相当于 121.4mg 的 $C_{12}H_{15}ClO_3$。

3. 高效液相色谱法

布洛芬缓释胶囊含量测定如下。

色谱条件与系统适用性试验　用十八烷基硅烷键合硅胶为填充剂；以醋酸钠缓冲溶液（取醋酸钠 6.13g，加水 750mL，振摇使溶解，用冰醋酸调节 pH 值至 2.5）-乙腈（40∶60）为流动相；检测波长为 263nm。理论板数按布洛芬峰计算应不低于 2500。

测定方法　取装量差异项下的内容物，混合均匀，精密称取适量（约相当于布洛芬 0.1g），置 200mL 量瓶中，加甲醇 100mL，振摇 30min，加水稀释至刻度，摇匀，滤过，取续滤液作为供试品溶液，精密量取 20μL 注入液相色谱仪，记录色谱图；另取布洛芬对照品 25mg，精密称定，置 50mL 量瓶中，加甲醇 25mL 使溶解，用水稀释至刻度，摇匀，同法测定。按外标法以峰面积计算，即得。

二、芳胺及芳烃胺类药物的含量测定

（一）芳胺类药物的含量测定

1. 亚硝酸钠滴定法（重氮化滴定法）

分子结构中具有芳伯氨基的药物，以及水解后具有芳伯氨基的药物，在酸性溶液中可与亚硝酸钠反应，因而可用亚硝酸钠滴定法测定含量。

（1）原理　芳伯氨基药物在酸性溶液中与亚硝酸钠定量反应，生成重氮盐。

$$Ar—NH_2 + NaNO_2 + 2HCl \longrightarrow Ar—N_2^+Cl^- + NaCl + H_2O$$

值得注意的是，当芳伯氨基邻位被较大基团取代时，由于空间位阻影响重氮化反应的定量完成，不宜采用此法进行含量测定。

（2）测定的主要条件　重氮化滴定法为具有芳伯氨基的药物以及具有潜在芳伯氨基的药物含量测定的常用方法。重氮化反应的速率受多种因素的影响，因此采用亚硝酸钠滴定法测定药物的含量时，应注意下列反应条件。

① 酸的种类及其浓度　重氮化反应的速率与酸的种类及其浓度有关，一般的药物含量测定是在盐酸溶液中进行。理论上，1mol 的芳胺发生重氮化反应时仅需 2mol 的盐酸，但实际测定时盐酸用量要大得多。加入过量的盐酸有利于重氮化反应速率的加快；酸度增高能增加重氮盐的稳定性；防止生成偶氮氨基化合物。酸度不足时，已生成的重氮化合物可与尚未被重氮化的芳胺偶合，生成偶氮氨基化合物，影响测定结果。酸度加大，反应向右进行，故可以防止偶氮氨基化合物的生成。但酸度不可过高，否则将引起亚硝酸的分解，也会抑制芳伯氨基的游离，使重氮化反应速率变慢。所以，盐酸的实际用量通常都为理论值的 2.5～6 倍。

② 反应速率　在盐酸酸性溶液中，重氮化反应的历程为：

$$NaNO_2 + HCl \longrightarrow HNO_2 + NaCl$$

$$HNO_2 + HCl \longrightarrow NOCl + H_2O$$

$$Ar—NH_2 \xrightarrow[慢]{NO^+Cl^-} Ar—NH—NO \xrightarrow{快} Ar—N=N—OH \xrightarrow{快} Ar—N_2^+Cl^-$$

由反应历程可知，重氮化反应的速率取决于速率慢的第一步，若能使第一步加快，则整个反应也相应加快。而第一步反应的快慢与芳伯氨基化合物中芳伯氨基的游离程度密切相关。如果芳伯氨基的碱性较弱，则在一定强度酸性溶液中成盐的比例较小，即游离芳伯氨基多，重氮化反应速率就快；反之，芳伯氨基碱性较强，与酸成盐的比例较大，游离芳伯氨基较少，则重氮化反应速率就慢。

对于碱性较强的芳胺类药物，在测定中一般向供试品溶液中加入适量溴化钾（《中国药典》规定加入 2g），使重氮化反应速率加快，其作用机理如下。

溴化钾与盐酸作用产生溴化氢，后者与亚硝酸作用生成 NOBr：

$$HNO_2 + HBr \rightleftharpoons NOBr + H_2O \tag{1}$$

若供试品溶液中仅有 HCl，则生成 NOCl：

$$HNO_2 + HCl \rightleftharpoons NOCl + H_2O \tag{2}$$

由于式（1）的平衡常数比式（2）的平衡常数大 300 倍，即生成的 NOBr 量大得多，也就是说，在供试品溶液中 NO^+ 的浓度大得多，故能加速重氮化反应的进行。

③ 反应温度　重氮化反应速率随温度升高而加快，一般温度每升高 10℃，重氮化反应速率加快 2.5 倍，但所形成的重氮盐亦随温度升高而迅速分解。

$$[Ar-N\!=\!N]^+Cl^- + H_2N-Ar \longrightarrow Ar-N\!=\!N-NH-Ar + HCl$$

$$[Ar-N\!\equiv\!N]^+Cl^- + H_2O \longrightarrow Ar-OH + N_2 + HCl$$

滴定温度过高亦会促使亚硝酸分解。

$$3HNO_2 \longrightarrow HNO_3 + H_2O + 2NO\uparrow$$

所以滴定应在低温下进行。但低温时反应速率缓慢，经试验，可在室温（10～30℃）条件下采用"快速滴定法"。

④ 快速滴定法　为了避免滴定过程中亚硝酸挥发和分解，滴定时将滴定管尖端插入液面下约 2/3 处，事先通过计算，一次将反应所需的大部分亚硝酸钠滴定液在搅拌条件下迅速加入，使其尽快反应。然后将滴定管尖端提出液面，用少量水淋洗尖端，再缓缓滴定。尤其是在近终点时，由于溶液中未经重氮化的芳伯氨基药物的浓度也降至极少量，需在最后一滴加入后，搅拌 1～5min，再确定终点是否真正到达。这样可以缩短滴定时间，也不影响滴定结果。

⑤ 指示终点的方法　指示终点有电位法、永停滴定法、外指示剂法和内指示剂法等。《中国药典》规定用永停滴定法指示亚硝酸钠滴定法的终点。

取供试品适量，精密称定，置烧杯中，除另有规定外，可加水 40mL 与盐酸溶液（1→2）15mL，然后置电磁搅拌器上，搅拌使溶解，再加溴化钾 2g，插入铂-铂电极后，将滴定管的尖端插入液面下约 2/3 处，用亚硝酸钠滴定液（0.1mol/L 或 0.05mol/L）迅速滴定，随滴随搅拌。至近终点时，将滴定管的尖端提出液面，用少量水淋洗尖端，洗液并入溶液中，继续缓缓滴定。终点前，溶液中无亚硝酸，线路无电流通过，电流计指针指零。当溶液中有微量亚硝酸存在时，电极即起氧化还原反应，线路中遂有电流通过，此时电流计指针突然偏转，并不再回复，即为滴定终点。

2. 非水溶液滴定法

盐酸布比卡因等侧链的氮具有弱碱性，可采用非水滴定法测定含量。《中国药典》2020年版二部收载的盐酸布比卡因的含量测定方法为：取本品约 0.2g，精密称定，加冰醋酸 20mL 与醋酐 20mL 溶解后，照电位滴定法，用高氯酸滴定液（0.1mol/L）滴定，并将滴定的结果用空白试验校正。每 1mL 高氯酸滴定液（0.1mol/L）相当于 32.49mg 的 $C_{18}H_{28}N_2O \cdot HCl$。

3. 分光光度法

芳胺及芳烃胺分子中含有苯环结构，具有共轭大 π 键，在紫外光区有特征吸收，这个性质可用来进行含量测定。如对乙酰氨基酚片的含量测定：取本品 20 片，精密称定，研细，精密称取适量（约相当于对乙酰氨基酚 40mg），置 250mL 量瓶中，加 0.4％氢氧化钠溶液 50mL 与水 50mL，振摇 15min，加水至刻度，摇匀，滤过，精密量取续滤液 5mL，置 100mL 量瓶中，加 0.4％氢氧化钠溶液 10mL，加水至刻度，摇匀，照紫外-可见分光光度法，在 257nm 的波长处测定吸光度，按 $C_8H_9NO_2$ 的吸收系数（$E_{1cm}^{1\%}$）为 715 计算，即得。

4. 高效液相色谱法

制剂产品一般比较复杂，往往含有多种成分和辅料等添加剂，通常需分离后再作定量分析。高效液相色谱法是一种专属性的分离分析方法，在制剂的含量分析中得到了广泛应用。《中国药典》采用高效液相色谱法，对盐酸利多卡因注射液中盐酸利多卡因的含量进行了测定。

色谱条件与系统适用性试验　用十八烷基硅烷键合硅胶为填充剂；以磷酸盐缓冲液（取 1mol/L 磷酸二氢钠溶液 1.3mL 和 0.5mol/L 磷酸氢二钠 32.5mL，置 1000mL 量瓶中，加水稀释至刻度，摇匀）-乙腈（50∶50）用磷酸调节 pH 至 8.0 为流动相；检测波长为 254nm。理论板数按利多卡因峰计算应不低于 2000。

测定方法　精密量取本品适量（约相当于盐酸利多卡因 100mg），置于 50mL 量瓶中，用流动相稀释至刻度，摇匀，精密量取 20μL 注入液相色谱仪，记录色谱图。另取利多卡因对照品约 85mg，精密称定，置 50mL 量瓶中，加 1mol/L 盐酸溶液 0.5mL 使溶解，用流动相稀释至刻度，摇匀，同法测定。按外标法以峰面积计算，并乘以 1.156，即得。

（二）苯乙胺类药物的含量测定

1. 非水溶液滴定法

利用本类药物分子中的芳伯氨基或侧链脂烃胺的碱性，在冰醋酸溶液中，用高氯酸标准溶液滴定，以结晶紫为指示剂，也可用电位法指示终点。如供试品碱性较弱，终点不明显，可加入醋酐，提高其碱度，使终点突跃明显。

以硫酸沙丁胺醇的测定为例。

$$\left[\begin{array}{c} \text{OH} \\ \text{—CH}_2\text{OH} \\ \text{CH(OH)CH}_2\text{NH}_2^+\text{C(CH}_3)_3 \end{array}\right]_2 \cdot SO_4^{2-} + HClO_4 \longrightarrow \left[\begin{array}{c} \text{OH} \\ \text{—CH}_2\text{OH} \\ \text{CH(OH)CH}_2\text{NH}_2^+\text{C(CH}_3)_3 \end{array}\right] \cdot ClO_4^- + \left[\begin{array}{c} \text{OH} \\ \text{—CH}_2\text{OH} \\ \text{CH(OH)CH}_2\text{NH}_2^+\text{C(CH}_3)_3 \end{array}\right] \cdot HSO_4^-$$

（1）测定方法　取供试品约 0.4g，精密称定，加冰醋酸 10mL，微温使溶解，放冷，加醋酐 15mL 和结晶紫指示液 1 滴，用高氯酸滴定液（0.1mol/L）滴定至溶液显蓝绿色，并将滴定结果用空白试验校正，即得。每 1mL 高氯酸滴定液（0.1mol/L）相当于 57.67mg 的 $(C_{13}H_{21}NO_3)_2 \cdot H_2SO_4$。

（2）测定中应注意　冰醋酸溶解样品后，应放冷后再加醋酐，这样可防止氨基被乙酰化，乙酰化物碱性很弱。如为伯氨基的乙酰化物，以结晶紫为指示剂时不能被滴定，用电位滴定法才可测定，但突跃很小；仲氨基的乙酰化物以指示剂法和电位滴定法都不能被滴定，这样就会使测定结果偏低。但在低温时可防止乙酰化。

2. 溴量法

重酒石酸间羟胺、盐酸去氧肾上腺素及其注射液均采用溴量法测定含量。其测定原理系药物分子中具有苯酚结构，在酸性溶液中酚羟基的邻、对位活泼氢能与过量的溴定量地发生溴代反应，再以碘量法测定剩余的溴，根据消耗的硫代硫酸钠滴定溶液的量，即可计算供试品的含量。以盐酸去氧肾上腺素的溴量法为例，简述其测定原理和方法。

（1）测定原理　以反应式表示为：

$$Br_2 + 2KI \longrightarrow 2KBr + I_2$$
$$I_2 + 2Na_2S_2O_3 \longrightarrow 2NaI + Na_2S_4O_6$$

（2）测定方法　取本品约 0.1g，精密称定，置碘瓶中，加水 20mL 使溶解，精密加溴滴定液（0.05mol/L）50mL，再加盐酸 5mL，立即密塞，放置 15min 并时时振摇，注意微开瓶塞，加碘化钾试液 10mL，立即密塞，振摇后，用硫代硫酸钠滴定液（0.1mol/L）滴定，至近终点时，加淀粉指示液，继续滴定至蓝色消失，并将滴定的结果用空白试验校正。每 1mL 溴标准滴定溶液（0.05mol/L）相当于 3.395mg 的 $C_9H_{13}NO_2 \cdot HCl$。

从以上滴定反应可以看出，1mol 的 Br 相当于 1/6 mol 的盐酸去氧肾上腺素，所以 1mL 溴标准滴定溶液（0.1mol/L）相当于 0.01667mmol 的盐酸去氧肾上腺素，即相当于盐酸去氧肾上腺素 3.395mg（盐酸去氧肾上腺素的分子量为 203.67）。根据滴定度，按剩余滴定的计算方法，即可计算出盐酸去氧肾上腺素的含量。

3. 比色法

利用药物分子结构中的酚羟基可与亚铁离子配位显色，采取比色法进行药物含量测定是常用的方法。

例如盐酸克仑特罗栓的含量测定。测定时，先加氯仿使栓剂基质溶解后，用盐酸溶液（9→100）提取盐酸克仑特罗，加亚硝酸钠试液后，则分子中的芳伯氨基重氮化，由于重氮化反应在酸性溶液中进行，随即在酸性溶液中进行偶合反应。常用的酸性偶合剂为 N-(1-萘基)-乙二胺。

（1）测定方法　取本品 20 粒，精密称定，切成小片，精密称取适量（约相当于盐酸克仑特罗 0.36mg），置分液漏斗中，加温热的氯仿 20mL 使溶解，用盐酸溶液（9→100）振摇提取 3 次（20mL、15mL、10mL），分取酸提取液，置 50mL 量瓶中，用盐酸溶液（9→100）稀释至刻度，摇匀，滤过，取续滤液，作为供试品溶液。另精密称取盐酸克仑特罗对照品适量，加盐酸溶液（9→100）制成每 1mL 中含 7.2μg 的溶液，作为对照品溶液。精密量取对照品溶液与供试品溶液各 15mL，分别置 25mL 容量瓶中，各加盐酸溶液（9→100）5mL 与 0.1% 亚硝酸钠溶液 1mL，摇匀，放置 3min 后，各加 0.5% 氨基磺酸铵溶液 1mL，混匀，时时振摇 10min，再各加 0.1% 盐酸萘乙二胺溶液 1mL，混匀，放置 10min，用盐酸溶液（9→100）稀释至刻度，摇匀，照紫外-可见分光光度法，在 500nm 的波长处分别测定吸光度，计算，即得。

（2）操作注意事项　需加入氨基磺酸盐除去剩余的亚硝酸，因偶合剂遇亚硝酸也能变色，所以经重氮化后，应以氨基磺酸盐将剩余的亚硝酸分解除去。

本法也适用于其他含芳伯氨基的药物，如磺胺类药物（特别是体液中微量磺胺类药物）的分析。

4. 高效液相色谱法

《中国药典》2020 年版中，苯乙胺类药物制剂大都采用 HPLC 法测定含量。现以盐酸苯乙双胍片的含量测定为例，介绍这一方法的应用。

色谱条件与系统适用性试验　用十八烷基硅烷键合硅胶为填充剂；以 10mmol/L 磷酸二氢铵溶液（用磷酸调节 pH 值至 3.5）-甲醇（75∶25）为流动相；检测波长为 235nm。理论板数按苯乙双胍峰计算不低于 1500；苯乙双胍峰与相邻杂质峰的分离度应符合要求。

测定方法　取本品 20 片，精密称定，研细，精密称取适量（约相当于盐酸苯乙双胍50mg），置 100mL 量瓶中，加流动相适量，振摇使盐酸苯乙双胍溶解，用流动相稀释至刻度，摇匀，滤过，精密量取续滤液适量，用流动相定量稀释制成每 1mL 中约含盐酸苯乙双胍 50μg 的溶液，作为供试品溶液，精密量取 20μL，注入液相色谱仪，记录色谱图；另取盐酸苯乙双胍对照品适量，精密称定，加流动相溶解并定量稀释制成每 1mL 中约含 50μg 的溶液，同法测定。按外标法以峰面积计算，即得。

三、磺胺类药物的含量测定

1. 亚硝酸钠滴定法

磺胺类药物中含有芳伯氨基，所以能发生重氮化-偶合反应，可用亚硝酸滴定法测定含量，以磺胺嘧啶为例。

磺胺嘧啶的含量测定　取供试品约 0.5g，精密称定，照永停滴定法，用亚硝酸钠滴定液（0.1mol/L）滴定。每 1mL 亚硝酸钠滴定液（0.1mol/L）相当于 25.03mg 的 $C_{10}H_{10}N_4O_2S$。

2. 非水滴定法

磺胺嘧啶含有芳伯氨基，可用重氮化方法滴定测定其含量，也可根据磺酰氨基具有酸性的特点，采用非水酸量法测定其含量。该法以二甲基甲酰胺为溶剂，偶氮紫为指示剂，用甲醇钠标准溶液滴定。

磺胺异噁唑的含量测定　取供试品约 0.5g，精密称定，加 N,N-二甲基甲酰胺 40mL 溶解后，加偶氮紫指示液 3 滴，用甲醇钠滴定液（0.1mol/L）滴定至溶液恰显蓝色，并将滴定结果用空白试验校正。每 1mL 甲醇钠滴定液（0.1mol/L）相当于 26.73mg 的 $C_{11}H_{13}N_3O_3S$。

3. 高效液相色谱法

HPLC 法是测定磺胺类药物制剂的最常用方法，以复方磺胺甲噁唑口服混悬液的含量测定为例。

色谱条件与系统适用性试验　用十八烷基硅烷键合硅胶为填充剂；以乙腈-水-三乙胺（200∶799∶1）（用氢氧化钠试液或冰醋酸调节 pH 至 5.9）为流动相；检测波长为 240nm。理论板数按磺胺甲噁唑峰计算不低于 4000；磺胺甲噁唑峰与甲氧苄啶峰间的分离度应符合要求。

测定方法　取本品，摇匀，用内容量移液管精密量取 5mL，置 100mL 量瓶中，用甲醇分次洗涤移液管内壁，洗液并入量瓶中，加甲醇适量，振摇使两主成分溶解并稀释至刻度，摇匀，滤过，精密量取续滤液 2mL，置 50mL（处方 1）或 25mL（处方 2）量瓶中，用流动相稀释至刻度，摇匀，作为供试品溶液，精密量取 20μL，注入液相色谱仪，记录色谱图；另取磺胺甲噁唑对照品与甲氧苄啶对照品适量，精密称定，加甲醇适量溶解后，用流动相定量稀释制成每 1mL 中约含磺胺甲噁唑 0.16mg 与甲氧苄啶 32μg 的混合溶液，同法测定。按外标法以峰面积计算，即得。

四、杂环类药物的含量测定

在化学合成药物中，杂环类药物是现代药物中应用最多、最广的药物，可分为吡啶类、吩噻嗪类、苯并二氮杂䓬类、托烷类、喹啉类等。

（一）吡啶类药物的含量测定

这类药物分子中的吡啶环均含氮原子，呈弱碱性，常用非水溶液滴定法、紫外-可见分光光度法、高效液相色谱法等进行含量测定。

1. 非水溶液滴定法

尼克刹米除了吡啶环上的 N 原子外，吡啶环 β 位被酰氨基取代，遇碱水解释放二乙胺，可在非水溶剂中与高氯酸定量生成高氯酸盐，《中国药典》2020 年版二部中尼可刹米的含量测定方法为：取供试品约 0.15g，精密称定，加冰醋酸 10mL 与结晶紫指示液 1 滴，用高氯酸滴定液（0.1mol/L）滴定至溶液显蓝绿色，并将滴定的结果用空白试验校正。每 1mL 的高氯酸滴定液（0.1mol/L）相当于 17.82mg 的 $C_{10}H_{14}N_2O$。

2. 紫外-可见分光光度法

本类药物在紫外光区有较强的紫外吸收，可用来进行含量测定。《中国药典》2020 年版二部中采用紫外-可见分光光度法对尼可刹米注射液、烟酰胺片、烟酰胺注射液等吡啶类药物进行定量分析。

现以烟酰胺片为例，其含量测定方法为：取供试品 20 片，精密称定，研细，精密称取细粉适量（约相当于烟酰胺 60mg），置 100mL 量瓶中，加盐酸溶液（9→1000）75mL，置水浴上加热 15min 并时时振摇，使烟酰胺溶解，放冷，用盐酸溶液（9→1000）稀释至刻度，摇匀，滤过；精密量取续滤液 5mL，置 200mL 量瓶中，加盐酸溶液（9→1000）稀释至刻度，摇匀，照紫外-可见分光光度法，在 261nm 波长处测定吸光度，按 $C_6H_6N_2O$ 的吸收系数（$E_{1cm}^{1\%}$）为 430 计算，即得。

烟酰胺在水、乙醇和不同 pH（pH 为 6、7、8）的磷酸盐缓冲液中，最大吸收峰的波长均约在 262nm，吸收系数（$E_{1cm}^{1\%}$）约为 238；但在盐酸溶液（9→1000）中，最大吸收峰的波长为 261.5nm，吸收系数（$E_{1cm}^{1\%}$）为 423.4，该条件明显优于以水、乙醇和不同 pH 的磷酸盐缓冲液为溶剂。因此选用盐酸溶液（9→1000）为溶剂，在 261nm 波长处测定其含量，吸收系数经试验校正为 430。

3. 高效液相色谱法

异烟肼及其制剂、托吡卡胺滴眼液、硝苯地平制剂等均采用 HPLC 法测定含量，以硝苯地平片为例，加以说明。

色谱条件与系统适用性试验 用十八烷基硅烷键合硅胶为填充剂；以甲醇-水（60：40）为流动相；检测波长为 235nm。理论板数按硝苯地平峰计算不低于 2000；硝苯地平峰与相邻杂质峰的分离度应符合要求。

测定方法 避光操作。取本品 20 片，除去包衣，精密称定，研细，精密称取适量（约相当于硝苯地平 10mg），置 50mL 量瓶中，加甲醇适量，超声使硝苯地平溶解，放冷，用甲醇稀释至刻度，摇匀，滤过，精密量取续滤液 5mL，置 50mL 量瓶中，用甲醇稀释至刻度，摇匀，作为供试品溶液，精密量取 20μL，注入液相色谱仪，记录色谱图；另取硝苯地平对照品适量，精密称定，加甲醇溶解并定量稀释制成每 1mL 中约含 20μg 的溶液，同法测定。按外标法以峰面积计算，即得。

（二）吩噻嗪类药物的含量测定

吩噻嗪类药物的含量测定方法目前常用的有非水溶液滴定法、紫外-可见分光光度法、电位滴定法及高效液相色谱法等。

1. 非水溶液滴定法

吩噻嗪类药物母核上氮原子碱性极弱，不能进行滴定，但其 10 位取代基上 N 原子具有一定的碱性，因此可在非水介质中用高氯酸液进行滴定。非水滴定法在吩噻嗪类原料药物的含量测定中，大多数以冰醋酸为溶剂，以结晶紫为指示剂或电位法指示终点。

例如，《中国药典》收载的盐酸氯丙嗪的含量测定方法为：取本品约 0.2g，精密称定，加冰醋酸 10mL 与醋酐 30mL，振摇溶解后，照电位滴定法，用高氯酸滴定液（0.1mol/L）滴定，并将滴定的结果用空白试验校正。每 1mL 高氯酸滴定液（0.1mol/L）相当于 35.53mg 的 $C_{17}H_{19}ClN_2S \cdot HCl$。

2. 紫外-可见分光光度法

苯并吩噻嗪类药物在紫外光谱区具有特征的最大吸收，可在其最大吸收波长处测定吸光度，利用吸收系数（$E_{1cm}^{1\%}$）计算；或与标准对照溶液同时测定、计算含量。此法更多用于本类药物制剂的含量测定。

例如盐酸氯丙嗪注射液的紫外分光光度法的含量测定：避光操作。精密量取本品适量（约相当于盐酸氯丙嗪 50mg），置 200mL 量瓶中，加盐酸溶液（9→1000）至刻度，摇匀；精密量取 2mL，置 100mL 量瓶中，加盐酸溶液（9→1000）至刻度，摇匀，照紫外-可见分光光度法，在 254nm 的波长处测定吸光度，按 $C_{17}H_{19}ClN_2S \cdot HCl$ 的吸收系数（$E_{1cm}^{1\%}$）为 915 计算，即得。

3. 高效液相色谱法

HPLC 法是目前药物定量分析中最常用方法之一，本类药物及其制剂也常采用该法测定含量。以盐酸硫利达嗪片为例，加以说明。

色谱条件与系统适用性试验　用十八烷基硅烷键合硅胶为填充剂；以三乙胺-乙腈-水（1：850：150）为流动相；检测波长为 264nm。

测定方法　避光操作。取本品 20 片，除去糖衣后，精密称定，研细，精密称取适量，加甲醇溶解并定量稀释制成每 1mL 中约含盐酸硫利达嗪 100μg 的溶液，作为供试品溶液；另取盐酸硫利达嗪对照品适量，精密称定，加甲醇溶解并定量稀释制成每 1mL 中约含 100μg 的溶液，作为对照品溶液。精密量取对照品溶液与供试品溶液各 20μL，分别注入液相色谱仪，记录色谱图。按外标法以峰面积计算，即得。

（三）苯并二氮杂䓬类药物的含量测定

苯并二氮杂䓬类药物含量测定的法定方法有非水溶液滴定法、紫外-可见分光光度法及高效液相色谱法等。

1. 非水溶液滴定法

本类药物为有机弱碱，在冰醋酸或醋酐溶液中碱性增强，原料大都可采用高氯酸非水溶液滴定法测定含量，指示剂大多采用结晶紫，也有的采用电位滴定法指示终点。

（1）地西泮含量测定　取本品约 0.2g，精密称定，加冰醋酸与醋酐各 10mL 使溶解，加结晶紫指示液 1 滴，用高氯酸滴定液（0.1mol/L）滴定至溶液显绿色。每 1mL 高氯酸滴定液（0.1mol/L）相当于 28.47mg 的 $C_{16}H_{13}ClN_2O$。

（2）氯氮平含量测定　取本品约 0.1g，精密称定，加无水冰醋酸 50mL 使溶解，照电位滴定法，用高氯酸滴定液（0.1mol/L）滴定，并将滴定的结果用空白试验校正。每 1mL 高氯酸滴定液（0.1mol/L）相当于 16.34mg 的 $C_{18}H_{19}ClN_4$。

2. 紫外-可见分光光度法

本类药物的制剂常采用该法的对照品比较法测定含量。

氯氮䓬片的含量测定 取本品 20 片，精密称定，研细，精密称取适量（约相当于氯氮䓬 30mg），置 100mL 量瓶中，加盐酸溶液（9→1000）70mL，充分振摇使氯氮䓬溶解，用盐酸溶液（9→1000）稀释至刻度，摇匀，用干燥滤纸滤过，精密量取续滤液 5mL，置另一100mL 量瓶中，用盐酸溶液（9→1000）稀释至刻度，摇匀，在 308nm 波长处测定吸光度。另取氯氮䓬对照品，精密称定，用盐酸溶液（9→1000）溶解并稀释制成每 1mL 中约含 15μg 的溶液，同法测定。计算，即得。

3. 高效液相色谱法

地西泮注射液的含量测定。

色谱条件与系统适用性试验 用十八烷基硅烷键合硅胶为填充剂；以甲醇-水（70∶30）为流动相；检测波长为 254nm。理论板数按地西泮峰计算不低于 1500。

测定方法 精密量取本品适量（约相当于地西泮 10mg），置 50mL 量瓶中，用甲醇稀释至刻度，摇匀，作为供试品溶液，精密量取 10μL，注入液相色谱仪，记录色谱图；另取地西泮对照品约 10mg，精密称定，置 50mL 量瓶中，用甲醇稀释至刻度，摇匀，作为对照品溶液，同法测定。按外标法以峰面积计算，即得。

五、巴比妥类药物的含量测定

巴比妥类药物的含量测定方法较多，有银量法、溴量法、紫外-可见分光光度法、电位滴定法及色谱法等。

1. 银量法

将供试品溶于碳酸钠溶液中，保持温度在 15～20℃，用硝酸银滴定液直接滴定，在滴定过程中，首先形成可溶性一银盐，当被滴定的巴比妥类药物完全形成一银盐后，继续用硝酸银滴定液滴定，稍过量的银离子就和巴比妥类药物形成难溶性的二银盐沉淀，使溶液变为浑浊，以此指示终点。

《中国药典》规定采用银量法测定苯巴比妥及其钠盐以及注射用苯巴比妥、异戊巴比妥及其钠盐以及其制剂的含量。苯巴比妥的含量测定方法如下：取本品约 0.2g，精密称定，加甲醇 40mL 使溶解，再加新制的 3% 无水碳酸钠溶液 15mL，照电位滴定法，用硝酸银滴定液（0.1mol/L）滴定。每 1mL 硝酸银滴定液（0.1mol/L）相当于 23.22mg 的 $C_{12}H_{12}N_2O_3$。

2. 溴量法

凡取代基中含有双键的巴比妥类药物，如司可巴比妥钠，其不饱和键可与溴定量地发生加成反应，故可采用溴量法进行测定。

《中国药典》中司可巴比妥钠的含量测定 取本品约 0.1g，精密称定，置 250mL 碘瓶中，加水 10mL，振摇使溶解，精密加溴滴定液（0.05mol/L）25mL，再加盐酸 5mL，立即密塞并振摇 1min，在暗处静置 15min 后，注意微开瓶塞，加碘化钾试液 10mL，立即密塞，摇匀后，用硫代硫酸钠滴定液（0.1mol/L）滴定，至近终点时，加淀粉指示液，继续滴定至蓝色消失，并将滴定的结果用空白试验校正，即得。每 1mL 溴滴定液（0.05mol/L）相当于 13.01mg 的 $C_{12}H_{17}N_2NaO_3$。

滴定反应式为：

$$Br_2(剩余) + 2KI \longrightarrow 2KBr + I_2$$

$$I_2 + 2Na_2S_2O_3 \longrightarrow 2NaI + Na_2S_4O_6$$

含量测定结果的计算公式为：

$$含量(\%) = \frac{(V_0-V) \times \dfrac{c}{0.1} \times 13.01 \times 10^{-3}}{W} \times 100\%$$

式中，V_0 为空白试验消耗硫代硫酸钠滴定液的体积，mL；V 为回滴时所消耗硫代硫酸钠滴定液的体积，mL；c 为硫代硫酸钠滴定液的实际浓度，mol/L；0.1 为滴定度中规定的硫代硫酸钠滴定液的浓度，mol/L；W 为待测药物的称样量，g。

3. 高效液相色谱法

如苯巴比妥钠片的含量测定。

色谱条件与系统适用性试验　用辛烷基硅烷键合硅胶为填充剂；以乙腈-水（30：70）为流动相；检测波长为220nm。理论板数按苯巴比妥峰计算不低于2000；苯巴比妥峰与相邻杂质峰的分离度应符合要求。

测定方法　取本品20片，精密称定，研细，精密称取适量（约相当于苯巴比妥30mg），置50mL量瓶中，加流动相适量，超声20min使苯巴比妥溶解，放冷，用流动相稀释至刻度，摇匀，滤过，精密量取续滤液1mL，置10mL量瓶中，用流动相稀释至刻度，摇匀，作为供试品溶液，精密量取10μL，注入液相色谱仪，记录色谱图；另取苯巴比妥对照品适量，精密称定，加流动相溶解并定量稀释制成每1mL中约含60μg的溶液，同法测定。按外标法以峰面积计算，即得。

4. 紫外-可见分光光度法

基于巴比妥类药物的分子具有紫外吸收的性质，可采用紫外-可见分光光度法测定其含量。本法灵敏度高，专属性强，被广泛应用于巴比妥类药物及其制剂的测定。

注射用硫喷妥钠的含量测定　取装量差异项下的内容物，混合均匀，精密称取适量（约相当于硫喷妥钠0.25g），置500mL量瓶中，加水使硫喷妥钠溶解并稀释至刻度，摇匀，精密量取适量，用0.4%氢氧化钠溶液定量稀释制成每1mL中约含5μg的溶液，照紫外-可见分光光度法，在304nm的波长处测定吸光度；另取硫喷妥对照品，精密称定，用0.4%氢氧化钠溶液溶解并定量稀释制成每1mL中约含5μg的溶液，同法测定。根据每支的平均装量计算。每1mg硫喷妥相当于1.091mg的 $C_{11}H_{17}N_2NaO_2S$。

六、甾体激素类药物的含量测定

甾体激素类药物的含量测定方法很多，根据官能团和整个分子特征，常采用比色法、紫外-可见分光光度法、高效液相色谱法等进行测定。

（一）比色法

1. 四氮唑比色法

（1）原理　肾上腺皮质激素类药物分子结构中的 C_{17}-α-醇酮基具有还原性，在强碱性溶液中能将四氮唑盐定量地还原为有色甲臜。生成的颜色随所用试剂和条件不同而定，多为红色或蓝色。该有色化合物在可见光区有最大吸收。

（2）测定方法　以氢化可的松乳膏的含量测定为例介绍本方法。

① 对照品溶液的制备　精密称取氢化可的松对照品 20mg，置 100mL 量瓶中，加无水乙醇溶解并稀释至刻度，摇匀，即得。

② 供试品溶液的制备　取本品适量，精密称定（相当于氢化可的松 20mg），置烧杯中，加无水乙醇约 30mL，置水浴上加热使溶解，再置冰浴中冷却，滤过，滤液置 100mL 量瓶中，同法提取 3 次，滤液并入量瓶中，放至室温，用无水乙醇稀释至刻度，摇匀，即得。

③ 测定方法　精密量取对照品溶液与供试品溶液各 1mL，分别置干燥具塞试管中，各精密加无水乙醇 9mL 与氯化三苯四氮唑试液 1mL，摇匀，各再精密加氢氧化四甲基铵试液 1mL，摇匀，在 25℃的暗处放置 40~45min，照紫外-可见分光光度法，在 485nm 的波长处分别测定吸光度，计算，即得。

（3）影响因素　本法广泛用于肾上腺皮质激素的含量测定，测定时各种因素如药物的结构、所用溶剂、显色温度和时间、水分、碱的浓度、空气中的氧等，对形成甲臜的反应速率、呈色强度和稳定性都有一定的影响。

① 基团的影响　一般认为，C_{11}-酮基取代的甾体反应速率快于 C_{11}-羟基取代的甾体；C_{21}-羟基酯化后其反应速率减慢；当酯化了的基团为三甲基醋酸酯、磷酸酯或琥珀酸酯时，反应速率更慢。

② 溶剂和水分的影响　含水量大时会使呈色速率减慢，但含水量不超过 5%时对结果几乎没有影响，因此可用 95%的乙醇作溶剂。但为了减少整个反应中的水分含量，一般采用无水乙醇。由于醛具有一定的还原性，会使吸光度增大，因此最好采用无醛乙醇。

③ 碱的影响　在各类碱中，氢氧化四甲基铵最为理想，能得到满意结果，故最为常用。

④ 空气中氧及光线的影响　反应及其产物对光敏感，因此必须用避光容器并置于暗处显色，同时达到最大显色时间后，立即测定吸光度。

⑤ 温度和时间的影响　一般来说，显色反应速率随温度升高而加快。但在室温或 30℃恒温条件下显色，易得重现性较好的结果。《中国药典》规定，多数在 25℃暗处反应40~45min。

2. 异烟肼比色法

（1）原理　甾体激素 Δ^4-3-酮基及某些其他位置上的酮基都能在酸性条件下与羰基试剂异烟肼缩合形成黄色的异烟腙，在一定波长下具有最大吸收。反应式为：

某些具有 Δ^4-3-酮基和 C_{20}-酮基的甾体激素可形成双腙。

（2）测定方法　本法主要用于甾体激素类药物制剂的含量测定，其基本步骤如下。

① 配制对照品溶液；

② 配制供试品溶液；

③ 呈色反应；

④ 测定吸光度及计算。

（3）影响因素

① 溶剂　只有无水甲醇和无水乙醇才能得到满意结果，其他溶剂因受到异烟肼盐酸盐在其中溶解度的限制不能采用。在甲醇中的稳定性和呈色强度均较乙醇中高，但由于甲醇对制剂辅料（植物油）的溶解度较乙醇小，故一般多选用乙醇。

② 酸的种类及异烟肼的浓度　一般采用盐酸，当酸与异烟肼的摩尔比为 2：1 时，可获得最大的吸光度。

③ 水分、温度、光线和氧的影响　当溶剂中水分增加时，吸光度会随之下降，这是因为甾体激素与异烟肼的缩合反应为可逆反应，增加水分可促使反应逆转，异烟腙含量减少。温度升高，逆反应加快。当在具塞玻璃管中不致使溶剂挥发及吸收水分的情况下，光与氧对反应及其产物无影响。

④ 反应专属性　具有 Δ^4-3-酮基的甾体激素，在室温下不到 1h 即可定量地完成与异烟肼的反应；而其他甾酮化合物需经长时间放置或加热后才可完全反应。因此本法对 Δ^4-3-酮基甾体具有一定的专属性。

3. Kober 反应比色法

Kober 反应比色法是指雌激素在乙醇介质中与硫酸共热，发生呈色反应，产物在波长 515nm 附近有最大吸收。

（1）测定方法

① 配制对照品溶液；

② 配制供试品溶液；

③ 呈色反应；

④ 测定与计算。

（2）方法特点

① 该方法具有较高的灵敏度和一定的选择性。

② 制剂中的非活性成分常常会增加背景干扰，可利用分离预处理方法进行排除。

③ 操作条件难以控制，使平行试验（如背景扣除、空白扣除等）的相同条件较难掌握，从而增加测量误差，但严格控制条件还是能够获得满意的结果。

在这三种比色法中，《中国药典》2020 年版中常采用四氮唑比色法测定制剂的含量。此外，还采用以结晶紫为指示剂、高氯酸（0.1mol/L）为滴定液测定米非司酮的含量。

（二）紫外-可见分光光度法

甾体激素分子中存在 Δ^4-3-酮基（C＝C—C＝O）和苯环（C＝C—C＝C）共轭系统，因而在紫外光区有特征吸收。具有 Δ^4-3-酮基结构的肾上腺皮质激素、雄性激素、孕激素及许多口服避孕药，在 240nm 附近有最大吸收。具有苯环的雌激素在 280nm 附近有最大吸收。这些特征吸收都可用于定量分析。

如泼尼松龙片的含量测定，测定方法为：取本品 20 片，精密称定，研细，精密称取适量（约相当于泼尼松龙 20mg），置 100mL 量瓶中，加乙醇约 75mL，振摇 30min 使泼尼松龙溶解，用乙醇稀释至刻度，摇匀，滤过，精密量取续滤液 5mL，置另一 100mL 量瓶中，用乙醇稀释至刻度，摇匀，照紫外-可见分光光度法，在 243nm 的波长处测定吸光度，按 $C_{21}H_{28}O_5$ 的吸收系数（$E_{1cm}^{1\%}$）为 415 计算，即得。

（三）高效液相色谱法

《中国药典》中用 HPLC 法测定含量的甾体激素类药物占总该类药物的 70％以上，位居各种分析方法之首。色谱柱填充剂常用十八烷基硅烷键合硅胶；流动相通常用甲醇（或乙腈）-水混合液，为了提高分离效果，少数药物在流动相中加入醋酸缓冲液或磷酸缓冲液，以调节溶液 pH 值；采用紫外检测器，因为甾体激素类药物结构中具有 Δ^4-3-酮基或苯环，具有较强的紫外吸收，检测波长在 240nm 或 280nm 附近。

以《中国药典》2020 年版二部收载的醋酸氟氢可的松的含量测定为例。

色谱条件与系统适用性试验 用十八烷基硅烷键合硅胶为填充剂；甲醇-水（60∶40）为流动相；检测波长为 240nm。理论板数按醋酸氟氢可的松峰计算应不低于 1000。

测定方法 取本品，精密称定，加甲醇溶解并定量稀释制成每 1mL 中约含 25μg 的溶液，精密量取 20μL 注入液相色谱仪，记录色谱图；另取醋酸氟氢可的松对照品，精密称定，加甲醇溶解并定量稀释制成每 1mL 中约含 25μg 的溶液，同法测定。按外标法计算，即得。

七、维生素类药物的含量测定

（一）维生素 A 的含量测定

目前《中国药典》2020 年版采用紫外-可见分光光度法或高效液相色谱法测定维生素 A 及其制剂中的含量，以单位表示，每单位相当于全反式维生素 A 醋酸酯 0.344μg 或全反式维生素 A 醇 0.300μg。测定应在半暗室中快速完成，以避免维生素 A 在测定过程中被氧化破坏。

早期应用的三氯化锑比色法，由于呈色极不稳定，测定结果受水分、温度影响较大，反应专属性差等缺点，已被紫外-可见分光光度法或高效液相色谱法所代替，但由于三氯化锑比色法操作简便、快速，目前仍为食品或饲料中维生素 A 含量测定的常用方法。

1. 三氯化锑比色法

维生素 A 可与三氯化锑的氯仿溶液作用，产生蓝色，在 618～620nm 波长处有最大吸收，可用于维生素 A 的比色测定。

测定方法：取维生素 A 对照品，制成标准系列的氯仿溶液，加入一定量的三氯化锑溶液，在 5～10s 内，于 620nm 波长处测定吸光度，绘制标准曲线。同法测定供试品溶液的吸光度，根据标准曲线计算含量。

本法的缺点是呈色不稳定，必须迅速测定；反应介质须无水，否则可使三氯化锑水解产生 SbOCl 而使溶液浑浊，影响比色；温度对呈色强度影响较大，样品测定温度与制作标准曲线时的温度相差应在 ±1℃ 以内；反应专属性差，在相同条件下某些相关物质均与三氯化锑显蓝色，干扰测定。

2. 紫外-可见分光光度法

本法准确、快速，测定结果能较正确地反映出维生素 A 的效价，故为各国药典收载。由于维生素 A 及其制剂中常含有异构体、合成中间体、副产物、氧化产物等有关物质，以及稀释用油，它们在 325～328nm 波长之间也有吸收，对维生素 A 的测定有干扰。在《中国药典》2020 年版四部规定的测定条件下，非维生素 A 物质的无关吸收所引入的误差可以用校正公式校正，以便得到正确结果。

（1）生物效价和换算因数 维生素 A 的含量仍沿用生物效价（国际单位，IU）表示，维生素 A 的国际单位规定如下。

$$1 \text{ 个维生素 A 的单位} = 0.300μg \text{ 全反式维生素 A 醇}$$
$$= 0.344μg \text{ 全反式维生素 A 醋酸酯}$$

在计算含量结果时要将计算得到的样品吸收系数 $E_{1cm}^{1\%}$ 乘以换算因数 F，以求得其生物效价。现举例说明如下。

已知 $0.344\mu g$ 维生素 A 醋酸酯相当于 1 个维生素 A 的单位，则：

$$1g\ 维生素\ A\ 醋酸酯所相当的维生素\ A\ 的单位数 = \frac{1000000}{0.344} = 2907000(IU/g)$$

在环己烷中 328nm 处，维生素 A 醋酸酯的吸收系数 $E_{1cm}^{1\%}$ 为 1530，则：

$$\frac{(E_{1cm}^{1\%})_{样品}}{(E_{1cm}^{1\%})_{纯品}} = \frac{(IU/g)_{样品}}{(IU/g)_{纯品}}$$

$$(IU/g)_{样品} = (E_{1cm}^{1\%})_{样品}\frac{(IU/g)_{纯品}}{(E_{1cm}^{1\%})_{纯品}} = (E_{1cm}^{1\%})_{样品} \times \frac{2907000}{1530} = (E_{1cm}^{1\%})_{样品} \times 1900$$

即：

$$换算因数(F) = \frac{效价(IU/g)_{纯品}}{吸收系数(E_{1cm}^{1\%})_{纯品}} = 1900$$

同样方法可算得维生素 A 醇的换算因数 F 为 1830。

（2）方法原理　校正公式采用三点法，除其中一点是在吸收峰波长处测得外，其他两点分别在吸收峰两侧的波长处测定，根据校正公式计算吸光度 $A_{校正}$ 值，再计算含量，因此本法也称为"三点校正法"。其主要原理基于以下两点。

① 物质对光的吸收具有加和性。即在某一样品的吸收曲线中，各波长的吸光度是维生素 A 与杂质的吸光度的代数和。因而吸收曲线也是它们的叠加。

② 杂质的吸收在 310～340nm 波长范围内呈一直线，且随波长的增大，吸光度随之变小。

校正公式正是依据上述原理并以实验研究结果为前提而建立的。

在应用三点法校正时，除其中一点在最大吸收波长处测定，其余两点均选在最大吸收波长两侧上升或下降陡坡波长处进行测定，如仪器不够准确，就会带来较大误差，必要时应对仪器的波长读数进行校正。

（3）测定方法　取供试品适量，精密称定，加环己烷溶解并定量稀释制成每 1mL 中含 9～15 单位的溶液，照紫外-可见分光光度法，测定其吸收峰的波长，并在表 4-5 所列各波长处测定吸光度，计算各吸光度与波长 328nm 处吸光度的比值和波长 328nm 处的 $E_{1cm}^{1\%}$ 值。

表 4-5　测定波长处吸光度与波长 328nm 处吸光度比值的理论值

波长/nm	吸光度比值	波长/nm	吸光度比值
300	0.555	340	0.811
316	0.907	360	0.299
328	1.000		

如果吸收峰波长在 326～329nm 之间，且所测得各波长处的吸光度比值不超过表 4-5 中规定的 ± 0.02，可用式（1）计算含量：

$$每\ 1g\ 供试品中含有的维生素\ A\ 的单位 = E_{1cm(328nm)}^{1\%} \times 1900 \qquad (1)$$

式中，$E_{1cm}^{1\%}$ 为供试品的百分吸收系数；1900 为维生素 A 醋酸酯在环己烷溶液中测定时的效价换算因数。

制剂含量通常以相当于标示量的百分率表示，计算式（2）为：

$$标示量(\%)=\frac{E_{1cm}^{1\%}\times 1900\times \overline{W}}{标示量}\times 100\%=\frac{A_{328(实测)}\times D\times 1900\times \overline{W}}{W\times 100\times L\times 标示量}\times 100\% \tag{2}$$

式中，$A_{328nm(实测)}$ 为供试品溶液实际测得的吸光度；D 为供试品溶液的稀释体积；$\overline{W}$ 为单位制剂中用于测定部分的平均重量（当测定维生素 AD 胶丸时，为胶丸内容物的平均重量）；W 为供试品称取的重量；L 为光路（比色皿）长度；100 为供试品溶液浓度转换因数，将 1mL 溶液中含有的维生素 A 的质量换算为每 100mL 溶液中含有维生素 A 的质量（g/100mL）；标示量为制剂规格。

如果吸收峰波长在 326～329nm 之间，但所测得的各波长吸光度比值超过表 4-5 中规定值的 ±0.02，应按式（3）求出 328nm 波长处校正后的吸光度：

$$A_{328(校正)}=3.52(2A_{328}-A_{316}-A_{340}) \tag{3}$$

并按式（4）计算校正吸光度与实测吸光度的差值对实测吸光度的百分率（d）：

$$d=\frac{A_{328(校正)}-A_{328(实测)}}{A_{328(实测)}}\times 100\% \tag{4}$$

再根据下述不同情况选用实测或校正吸光度计算供试品溶液的百分吸收系数（$E_{1cm}^{1\%}$）后，按上述式（1）或式（2）计算含量。

① 若 d 不超过 ±3.0%，则不用校正，仍以未经校正的吸光度计算含量。

② 若 d 在 −15%～−3% 之间，则以校正吸光度计算含量。

③ 若 d 超出 −15%～−3% 的范围，或者吸收峰波长不在 326～329nm 之间，则供试品须按下述方法测定。

另精密称取供试品适量（约相当于维生素 A 总量 500 单位以上，重量不多于 2g），置皂化瓶中，加乙醇 30mL 与 50%（g/g）氢氧化钾溶液 3mL，置水浴中煮沸回流 30min，冷却后，自冷凝管顶端加水 10mL 冲洗冷凝管内部管壁，将皂化液移至分液漏斗中（分液漏斗活塞涂以甘油淀粉润滑剂），皂化瓶用水 60～100mL 分数次洗涤，洗液并入分液漏斗中，用不含过氧化物的乙醚振摇提取 4 次，每次振摇约 5min，第一次 60mL，以后各次 40mL，合并乙醚液，用水洗涤数次，每次约 100mL，洗涤应缓缓旋动，避免乳化，直至水层遇酚酞指示液不再显红色，乙醚液用铺有脱脂棉与无水硫酸钠的滤器过滤，滤器用乙醚洗涤，洗液与乙醚液合并，置 250mL 量瓶中，用乙醚稀释至刻度，摇匀；精密量取适量，置蒸发皿内，微温挥去乙醚，迅速加异丙醇溶解并定量稀释制成每 1mL 中含维生素 A 9～15 单位，照紫外-可见分光光度法，在 300nm、310nm、325nm 与 334nm 四个波长处测定吸光度，并测定吸收峰的波长。吸收峰的波长应在 323～327nm 之间，且 300nm 波长处的吸光度与 325nm 波长处的吸光度的比值应不超过 0.73，按式（5）计算校正吸光度：

$$A_{325(校正)}=6.815A_{325}-2.555A_{310}-4.260A_{334} \tag{5}$$

每 1g 供试品中含有的维生素 A 的单位 $=E_{1cm(325nm,校正)}^{1\%}\times 1830$

如果校正吸光度在未校正吸光度的 97%～103%，则仍以未经校正的吸光度计算含量。

如果吸收峰的波长不在 323～327nm 之间，或 300nm 波长处的吸光度与 325nm 波长处的吸光度的比值超过 0.73，则应自上述皂化后的乙醚提取液 250mL 中，另精密量取适量（相当于维生素 A 300～400 单位），微温挥去乙醚至约剩 5mL，再在氮气流下吹干，立即精密加入甲醇 3mL，溶解后，精密量取 500μL，注入维生素 D 测定法第二法项下的净化用色谱柱系统，准确收集含有维生素 A 的流出液，在氮气流下吹干，而后照上述方法自"迅速加异丙醇溶解"起，依法操作并计算含量。

（4）注意事项

① 甘油淀粉润滑剂的配制　取甘油 22g，加入可溶性淀粉 9g，加热至 140℃，保持 30min 并不断搅拌，放冷，即得。

② 不含过氧化物的乙醚的配制　照麻醉乙醚项下的过氧化物检查，如不符合规定，可用 5%硫代硫酸钠溶液振摇，静置，分取乙醚层，再用水振摇洗涤 1 次，重蒸，弃去首尾 5%部分，馏出的乙醚再检查过氧化物，应符合规定。

3. 高效液相色谱法

本法适用于维生素 A 醋酸酯原料及其制剂中维生素 A 的含量测定，测定方法如下。

① 系统适用性试验溶液的制备　取维生素 A 对照品适量（约相当于维生素 A 醋酸酯 300mg），置烧杯中，加入碘试液 0.2mL，混匀，放置约 10min，定量转移置 200mL 量瓶中，加正己烷稀释至刻度，摇匀，再精密量取 1mL，置 100mL 量瓶中，加正己烷稀释至刻度，摇匀。

② 色谱条件与系统适用性试验　用硅胶为填充剂；以正己烷-异丙醇（997：3）为流动相；检测波长为 325nm；取系统适用性试验溶液 $10\mu L$，注入液相色谱仪，调整色谱系统，维生素 A 醋酸酯主峰与其顺式异构体主峰的分离度应大于 3。精密量取对照品溶液 $10\mu L$，注入液相色谱仪，连续进样 5 次，主成分峰面积的相对标准偏差不得过 3.0%。

③ 测定方法　精密称定供试品适量（约相当于 15mg 维生素 A 醋酸酯），置 100mL 量瓶中，加正己烷稀释至刻度，摇匀，精密量取 5mL，置 50mL 量瓶中，加正己烷稀释至刻度，摇匀，作为供试品溶液。另精密称取维生素 A 对照品适量，同法制成对照品溶液。精密量取供试品溶液与对照品溶液各 $10\mu L$，分别注入液相色谱仪，记录色谱图，按外标法以峰面积计算，含量应符合规定。

④ 注意事项　若维生素 A 对照品中含有维生素 A 醋酸酯顺式异构体，则可直接以对照品溶液作为系统适用性试验溶液，不必再做破坏性实验。

（二）维生素 B_1 的含量测定

维生素 B_1 及其制剂的含量测定方法有非水溶液滴定法、紫外-可见分光光度法、硫色素荧光法和硅钨酸重量法。《中国药典》中原料药采用非水溶液滴定法，片剂及注射液采用紫外-可见分光光度法测定含量。

1. 非水溶液滴定法

（1）方法原理　维生素 B_1 分子中含有两个碱性基团，包括已成盐的伯胺（嘧啶环）和季铵（噻唑环）基团，在非水溶液中均可与高氯酸作用，其反应的摩尔比为 1：2，根据高氯酸的消耗量即可计算出维生素 B_1 的含量。

（2）测定方法　取本品约 0.12g，精密称定，置 100mL 具塞锥形瓶中，加冰醋酸 20mL，微热溶解后，密塞，冷至室温，加醋酐 30mL，照电位滴定法，用高氯酸滴定液（0.1mol/L）滴定，并将滴定结果用空白试验校正。每 1mL 高氯酸滴定液（0.1mol/L）相当于 16.86mg 的 $C_{12}H_{17}ClN_4OS \cdot HCl$。

2. 紫外-可见分光光度法

（1）方法原理　维生素 B_1 分子中有共轭双键结构，具有紫外特征吸收，可在其最大吸收波长处测定吸光度进行定量。维生素 B_1 片的测定方法如下。

（2）测定方法　取维生素 B_1 片 20 片，精密称定，研细，精密称取适量（约相当于维生素

B$_1$ 25mg)，置100mL量瓶中，加盐酸溶液（9→1000）约70mL，振摇15min使维生素B$_1$溶解，加盐酸溶液（9→1000）稀释至刻度，摇匀，用干燥滤纸滤过，精密量取续滤液5mL，置另一100mL量瓶中，再加盐酸溶液（9→1000）稀释至刻度，摇匀，照紫外-可见分光光度法，在246nm波长处测定吸光度。按 $C_{12}H_{17}ClN_4OS \cdot HCl$ 的吸收系数（$E_{1cm}^{1\%}$）为421计算，即得。

$$标示量百分率 = \frac{A \times D \times \overline{W}}{E_{1cm}^{1\%} \times 100 \times W \times 标示量} \times 100\%$$

若维生素B$_1$片的规格（标示量）为5mg，20片重为1.5790g，取样量为0.4028g；测得吸光度为0.522，则维生素B$_1$片标示量的百分率为：

$$平均片重(\overline{W}) = 1.5790g/20 = 0.07895(g/片)$$

$$稀释体积(D) = 100 \times 100/5 = 2000(mL)$$

$$含量为标示量的百分率 = \frac{A \times D \times \overline{W}}{E_{1cm}^{1\%} \times 100 \times W \times 标示量} \times 100\%$$

$$= \frac{0.522 \times 2000 \times 0.07895}{421 \times 100 \times 0.4028 \times 0.00500} \times 100\% = 97.2\%$$

3. 硅钨酸重量法

硅钨酸重量法为测定维生素B$_1$的经典方法，其结果准确、稳定，为《中国药典》（1990年版）所采用。但本法操作烦琐、费时，因此《中国药典》自1995年版后原料药改用非水溶液滴定法。

（三）维生素C的含量测定

维生素C的含量测定与其鉴别试验一样，大多基于其具有较强的还原性，可被不同的氧化剂定量氧化。由于容量分析操作简便、快速、结果准确，各国药典均采用如碘量法、2,6-二氯靛酚法等。为适用于复方制剂、食品及果汁中微量维生素C含量的测定，又相继发展了比色法、紫外-可见分光光度法及高效液相色谱法等。《中国药典》2020年版二部中，维生素C及其制剂均采用碘量法测定含量，这在本章第一节中已有涉及，下面仅介绍2,6-二氯靛酚法。

（1）方法原理　维生素C可在酸性溶液中定量地将玫瑰红色的2,6-二氯靛酚还原为无色的酚亚胺。当滴定至化学计量点时，稍过量的2,6-二氯靛酚滴定液就可使溶液呈玫瑰红色，即为指示终点，无需另加指示剂。

（2）测定方法　以USP（42）测定维生素C注射液为例。精密量取本品适量（约相当于维生素C 50mg，如有必要，可先用水稀释），置于100mL量瓶中，加偏磷酸-醋酸试液20mL，用水稀释至刻度，摇匀；精密量取稀释液适量（约相当于维生素C 2mg）于50mL锥形瓶中，加偏磷酸-醋酸试液5mL，用2,6-二氯靛酚滴定液滴定，至溶液呈玫瑰红色，并保持5s不褪色即为终点；另取5.5mL偏磷酸-醋酸试液，加15mL水，用2,6-二氯靛酚滴定溶液滴定，测出空白值。

（3）注意事项

① 本法并非维生素C的专一反应，其他还原性物质对测定也有干扰。但由于维生素C的被氧化速率远较干扰物质快，因此快速滴定可减少对干扰物质的影响。

② 2,6-二氯靛酚滴定液用维生素C对照品在相同条件下进行标定。由于滴定液不够稳定，贮存时缓慢分解，故需经常标定，贮存不能超过一星期。

（四）维生素D的含量测定

《中国药典》2020年版中采用高效液相色谱法测定维生素D（包括维生素D$_2$和维生素D$_3$）

及其制剂、维生素 AD 制剂或鱼肝油中所含维生素 D 及前维生素 D 折算成维生素 D 的总量，以单位表示，每单位相当于维生素 D 0.025μg。测定应在半暗室中及避免氧化的情况下进行。

根据样品中的杂质情况，用高效液相色谱法测定维生素 D 时分为三种方法。无维生素 A 醇及其他杂质干扰的供试品可用第一法测定，否则应按第二法处理后测定；如果按第二法处理后，前维生素 D 峰仍受杂质干扰，仅有维生素 D 峰可以分离时，则应按第三法测定；存在维生素 A 醇和其他成分干扰的供试品也可按第四法测定。

1. 第一法

（1）对照品贮备溶液的制备　根据供试品中所含维生素 D 的成分，精密称取相应的维生素 D_2 或维生素 D_3 对照品 25mg，置 100mL 棕色量瓶中，加异辛烷 80mL，避免加热，超声处理 1min 使完全溶解，加异辛烷稀释至刻度，摇匀，充氮密塞，避光，0℃ 以下保存，作为贮备溶液（1）；精密量取 5mL，置 50mL 棕色量瓶中，用异辛烷稀释至刻度，摇匀，充氮密塞，避光，0℃ 以下保存，作为贮备溶液（2）。

测定维生素 D_2 时，应另取维生素 D_3 对照品 25mg，同法制成维生素 D_3 对照品贮备溶液，供系统适用性试验用。

（2）色谱条件与系统适用性试验　用硅胶为填充剂；以正己烷-正戊醇（997∶3）为流动相；检测波长为 254nm。量取维生素 D_3 对照品贮备溶液（1）5mL，置具塞玻璃容器中，通氮后密塞，置 90℃ 水浴中加热 1h，取出，迅速冷却，加正己烷 5mL，摇匀，置 1cm 具塞石英吸收池中，在 2 支主波长分别为 254nm 和 365nm 的紫外光灯下，将石英吸收池斜放成 45°，并距灯管 5~6cm 照射 5min，使溶液中含有前维生素 D_3、反式维生素 D_3、维生素 D_3 和速甾醇 D_3。量取该溶液注入液相色谱仪，进样 5 次，记录峰面积，维生素 D_3 峰的相对标准偏差应不大于 2.0%；前维生素 D_3 峰（与维生素 D_3 的相对保留时间约为 0.5）与反式维生素 D_3 峰（与维生素 D_3 的相对保留时间约为 0.6）以及维生素 D_3 峰与速甾醇 D_3 峰（与维生素 D_3 的相对保留时间约为 1.1）的分离度均应大于 1.0。

（3）校正因子的测定　精密量取对照品贮备溶液（1）或贮备溶液（2）5mL，置 50mL 量瓶中，加正己烷稀释至刻度，摇匀，作为校正因子 f_1 对照品溶液；取 10μL 注入液相色谱仪，记录色谱图，计算维生素 D 的校正因子 f_1。

$$f_1 = c_1/A_1$$

式中，c_1 为维生素 D 对照品溶液的浓度，μg/mL；A_1 为对照品溶液色谱图中维生素 D 峰的峰面积。

另精密量取对照品贮备溶液（1）或贮备溶液（2）5mL，置 50mL 量瓶中，加入 2,6-二叔丁基对甲酚结晶 1 粒，通氮气排除空气后，密塞，置 90℃ 水浴中加热 1.5h，取出，迅速冷却至室温，用正己烷稀释至刻度，摇匀，作为校正因子 f_2 混合对照品溶液；取 10μL 注入液相色谱仪，记录色谱图，计算前维生素 D 的校正因子 f_2。

$$f_2 = \frac{c_1 - f_1 A_1}{A_2}$$

式中，c_1 为 f_1 测定项下维生素 D 对照品溶液的浓度，μg/mL；f_1 为维生素 D 的校正因子；A_1 为混合对照品溶液色谱图中维生素 D 峰的峰面积；A_2 为混合对照品溶液色谱图中前维生素 D 峰的峰面积。

（4）测定方法　取该品种项下制备的供试品溶液进行测定，按下式计算维生素 D 及前维生素 D 折算成维生素 D 的总量（c_i）。

$$c_i = f_1 A_{i1} + f_2 A_{i2}$$

式中，A_{i1} 为维生素 D 峰的峰面积；A_{i2} 为前维生素 D 峰的峰面积。

2. 第二法

（1）校正因子测定 取第一法的对照品贮备溶液（2），照第一法校正因子测定项下所述操作，即得维生素 D 的校正因子 f_1 和前维生素 D 的校正因子 f_2，进样量为 $100 \sim 200 \mu L$。

（2）供试品溶液 A 的制备 精密称取供试品适量（相当于维生素 D 总量 600 单位以上，重量不超过 2.0g），置皂化瓶中，加乙醇 30mL、抗坏血酸 0.2g 与 50％氢氧化钾溶液 3mL（若供试量为 3g，则加 50％氢氧化钾溶液 4mL），置水浴上加热回流 30min，冷却后，自冷凝管顶端加水 10mL 冲洗冷凝管内壁，将皂化液移至分液漏斗中，皂化瓶用水 $60 \sim 100$mL 分数次洗涤，洗液并入分液漏斗中。用不含过氧化物的乙醚振摇提取 3 次，第一次 60mL，以后每次 40mL，合并乙醚液，用水洗涤数次，每次约 100mL。洗涤时应缓缓旋动，避免乳化，直至水层遇酚酞指示液不再显红色，静置，分取乙醚提取液，加入干燥滤纸条少许振摇除去乙醚提取液中残留的水分。分液漏斗及滤纸条再用少量乙醚洗涤，洗液与提取液合并，置具塞圆底烧瓶中，在水浴上低温蒸发至约 5mL，再用氮气流吹干，迅速精密加入甲醇 3mL，密塞，超声处理助溶后，移入离心管中，离心，取上清液作为供试品溶液 A。

（3）净化用色谱柱系统分离收集维生素 D 精密量取上述供试品溶液 A 500μL，注入以十八烷基硅烷键合硅胶为填充剂的液相色谱柱，以甲醇-乙腈-水（50：50：2）为流动相进行分离，检测波长为 254nm，记录色谱图，要求维生素 D 与前维生素 D 为重叠峰，并能与维生素 A 及其他干扰含量测定的杂质分开。准确收集含有维生素 D 及前维生素 D 混合物的全部流出液，置具塞圆底烧瓶中，用氮气流迅速吹干，精密加入正己烷溶液适量，使每 1mL 中含维生素 D 为 $50 \sim 140$ 单位，密塞，超声处理使溶解，即为供试品溶液 B。

（4）测定方法 取供试品溶液 B，按第一法进行含量测定，进样量为 $100 \sim 200 \mu L$。

3. 第三法

（1）供试品溶液的制备 取该品种项下制备的供试品溶液 A，按上述第二法净化用色谱系统分离维生素 D 项下的方法处理，至"用氮气流迅速吹干后"，加入异辛烷 2mL 溶解，通氮气排除空气后，密塞，置 90℃水浴中，加热 1.5h 后，立即通氮气在 2min 内吹干，迅速精密加入正己烷 2mL，溶解后，即得供试品溶液 C。

（2）对照品溶液的制备 精密量取对照品贮备溶液（1）适量，加异辛烷定量稀释制成每 1mL 中约含维生素 D 50 单位，精密量取 2mL，置具塞圆底烧瓶中，照供试品溶液项下的方法，自"通氮气排除空气后"起，依法操作，得对照品溶液。

（3）测定方法 照第一法项下的色谱条件，精密量取对照品溶液与供试品溶液 C 各 200μL，注入液相色谱仪，记录色谱图，按外标法以峰面积计算维生素 D 的含量。

4. 第四法

（1）校正因子测定 取第一法的对照品贮备溶液（1）制成的校正因子 f_1 对照品溶液和校正因子 f_2 混合对照品溶液各 2mL，分别置 100mL 量瓶中，用正己烷稀释至刻度，摇匀，制成校正因子 f_1 对照品溶液（1）和校正因子 f_2 混合对照品溶液（1），取 100μL 注入液相色谱仪，记录色谱图，按第一法项下的方法计算，即得校正因子 f_1 和校正因子 f_2。

（2）供试品溶液的制备 精密称取供试品适量（相当于维生素 D 总量 500 单位），置 25mL 棕色量瓶中，加正己烷溶解并稀释至刻度，摇匀，作为供试品溶液。

（3）色谱条件与系统适用性试验 检测波长 265nm，柱温 40℃，流速为每分钟 0.5mL。收集管为聚醚酮管，内径为 0.0762cm，长 20m，容积约 9mL。

第一维液相色谱：以脲基键合硅胶为填充剂，或其功能类似填料的色谱柱；以正己烷为流动相 A，以正己烷-正戊醇-异丙醇（98：1：1）为流动相 B，按表 4-6 程序进行梯度洗脱。

表 4-6　梯度洗脱程序表

时间/min	流动相 A/%	流动相 B/%
0	95	5
30	95	5
35	0	100
60	0	100
65	95	5
80	95	5

第二维液相色谱：以硅胶为填充剂；以正己烷-正戊醇-异丙醇（996：2：2）为流动相。取校正因子 f_2 混合对照品溶液（1）100μL 注入第一维液相色谱仪，对前维生素 D 峰和维生素 D 峰进行定位。调节第一维液相色谱流动相 A 和流动相 B 的初始比例使维生素 D 主峰的保留时间约 25min，第一维液相色谱中前维生素 D 切换时间设为保留时间的前后各约 1.5min，第一维液相色谱中维生素 D 切换时间设为维生素 D 出峰开始时间前和出峰完毕时间后各约 1.5min；取校正因子 f_2 混合对照品溶液和供试品溶液各 5mL 混匀，作为系统适用性溶液，取 100μL 注入液相色谱仪，第一维液相色谱系统中前维生素 D 峰与维生素 D 峰的分离度应不小于 5，理论板数按维生素 D 峰计算应不低于 2300；第二维液相色谱系统中维生素 D 峰与相邻峰的分离度以及前维生素 D 峰和相邻峰的分离度均应符合规定。

（4）测定方法 取供试品溶液 100μL，注入液相色谱仪，记录色谱图，按第一法的计算方法计算，即得。

（五）维生素 E 的含量测定

维生素 E 的含量测定方法很多，主要是利用其水解产物（游离生育酚）的易氧化性质，可在酸性或碱性条件下水解后，用硫酸铈标准溶液直接滴定；或将铁（Ⅲ）还原为铁（Ⅱ）后，再与不同试剂生成配位化合物后比色测定；也可用硝酸氧化、邻苯二胺缩合后荧光测定。本节除介绍《中国药典》所采用气相色谱法外，还对 HPLC 法和荧光分光光度法作简单介绍，以便更多地了解维生素 E 的定量分析方法。

1. 气相色谱法

《中国药典》2020 年版中维生素 E 原料及其制剂均采用气相色谱法测定含量。该法专属性强，测定时采用内标法，使方法更简便快速，定量结果与进样量无关，操作条件变化时对结果影响小。维生素 E 的测定方法如下。

（1）色谱条件与系统适用性试验 以硅酮（OV-17）为固定液，涂布浓度为 2% 的填充柱，或用 100% 二甲基聚硅氧烷为固定液的毛细管柱；柱温为 265℃。理论板数按维生素 E 峰计算应不低于 500（填充柱）或 5000（毛细管柱），维生素 E 峰与正三十二烷峰之间的分离度应符合要求。

（2）校正因子测定 取正三十二烷适量，加正己烷溶解并稀释成每 1mL 中含 1.0mg 的溶液，摇匀，作为内标溶液。另取维生素 E 对照品约 20mg，精密称定，置棕色具塞锥形瓶中，精密加入内标溶液 10mL，密塞，振摇使溶解，作为对照品溶液；取 1～3μL 注入气相色谱仪，计算校正因子。

（3）测定方法 取本品约 20mg，精密称定，置棕色具塞锥形瓶中，精密加入内标溶液 10mL，密塞，振摇使溶解，作为供试品溶液；取 1～3μL 注入气相色谱仪，测定，按内标法以峰面积计算，即得。

2. 高效液相色谱法

JP（17）中收载的维生素 E 为 dl-α-生育酚，采用高效液相色谱法测定含量。

（1）色谱条件 色谱柱为内径 4mm、长 15～30cm 的不锈钢柱，填充以粒径为 5～10μm 的十八烷基硅烷键合硅胶固定相；流动相为甲醇-水（49：1）；采用紫外检测器，检测波长为 292nm。生育酚与其醋酸酯的分离度应大于 2.6（生育酚先出峰），峰高的相对标准偏差应小于 0.8％。

（2）测定方法 取维生素 E 供试品和生育酚对照品各约 0.05g，精密称定，分别溶于无水乙醇中，并准确稀释至 50.0mL，制成供试品溶液和对照品溶液；精密吸取两种溶液各 20μL，注入色谱仪，记录色谱图，利用峰高按下式计算含量。

供试品中生育酚的量 $[m_x(\text{mg})]$：

$$m_x = m_r \frac{H_x}{H_r}$$

式中，m_r 为加入生育酚对照品的量，mg；H_x、H_r 分别为生育酚供试品和对照品的峰高。

（3）注意事项 本法为外标法。由于供试品和对照品是在平行条件下按同法操作，溶液的稀释过程相同，所以计算时不考虑溶液稀释体积，而直接按对照品加入量计算供试品取样量中维生素 E 的含量。原料药的百分含量及制剂的标示量百分率的计算与气相色谱相同。

3. 荧光分光光度法

采用荧光法测定维生素 E 的含量时，由于维生素 E 的荧光峰与溶剂的拉曼光谱重叠，因而影响测定方法的灵敏度和准确性。采用同步荧光扫描法测定血清中的维生素 E，可有效地消除溶剂拉曼光谱的干扰。方法如下。

（1）维生素 E 对照品溶液的配制 称取 dl-α-生育酚对照品适量，用正己烷配成每 1L 含对照品 4mg 的溶液。

（2）测定方法 取三支试管，标明 U、S、B，分别加入血清、对照品溶液和水各 0.1mL。每支试管再各加 0.1mL 水、0.4mL 无水乙醇混匀 30s。各加入正己烷 2.0mL，混匀 60s，离心 2min，分别吸取上层清液于石英比色皿中，在荧光分光光度计上以发射、激发波长 $\Delta\lambda$ 为 40nm，在 220～400nm 扫描其同步荧光光谱，测定同步荧光峰（337nm）的荧光强度信号值。荧光分光光度计的工作条件为双狭缝 10nm、响应时间 2s、扫描速度 600nm/min。

（3）计算

$$c_i = \frac{R_i - R_b}{R_r - R_b} \times 4.0(\text{mg/L})$$

式中，R_i、R_r、R_b 分别为测定液、标准液和空白液在同步荧光峰 337nm 处的强度。

八、抗生素类药物的含量测定

（一）β-内酰胺类抗生素的含量测定

《中国药典》2020 年版收载的 β-内酰胺类抗生素的含量测定，基本上都已采用了分离效率高、选择性好、检测灵敏度高、操作自动化、应用范围广的高效液相色谱法，其他一些容量分析法及分光光度法作为曾经的定量分析方法，在本节中也做个介绍。

1. 碘量法

碘量法是测定 β-内酰胺类抗生素的经典方法。青霉素或头孢菌素分子本身不消耗碘，但用碱水解生成的降解物可被碘氧化，从而消耗碘。可加入过量碘标准溶液，在规定条件下反应一定时间后，用硫代硫酸钠标准溶液滴定剩余碘，根据碘标准溶液的消耗量计算其含量。

例如，青霉素经碱水解后产生的青霉噻唑酸可与碘作用，根据消耗的碘量可计算青霉素的含量。反应分两步进行：第一步水解反应是按化学计量进行；第二步青霉噻唑酸在酸性条件下被碘氧化的反应受温度、pH 值、时间等诸多因素影响，故耗碘量没有固定的计量关系。因此实验过程中要严格控制温度，同时采用与青霉素对照品平行对照测定，则可抵消上述可变因素的影响。反应式如下。

第一步反应

青霉素　　　　　　　　　　青霉噻唑二钠

第二步反应

$$I_2 + 2Na_2S_2O_3 \longrightarrow 2NaI + Na_2S_4O_6$$
（过量）

一般认为，碘与青霉噻唑酸的作用以 pH 4.5、温度在 24～26℃为最好。由于每摩尔青霉素能吸收较多摩尔的碘（1mol 青霉素能消耗 8mol 碘），故本法的灵敏度较高。

以注射用普鲁卡因青霉素为例，其测定方法为：精密称取本品约 0.12g，置 100mL 量瓶中，加水使溶解并稀释至刻度，摇匀，精密量取 5mL，置碘量瓶中，加 1mol/L 氢氧化钠溶液 1mL，放置 20min，再加 1mol/L 盐酸溶液 1mL 与醋酸-醋酸钠缓冲液（pH 4.5）5mL，精密加入碘滴定液（0.01mol/L）15mL，密塞，摇匀，在 20～25℃暗处放置 20min，用硫代硫酸钠滴定液（0.01mol/L）滴定，至近终点时加淀粉指示液，继续滴定并强力振摇，至蓝色消失。另精密量取供试品溶液 5mL，置碘量瓶中，加醋酸-醋酸钠缓冲液（pH 4.5）5mL，精密加入碘滴定液（0.01mol/L）15mL，密塞，摇匀，在暗处放置 20min，用硫代硫酸钠滴定液（0.01mol/L）滴定，作为空白。同时用已知含量的普鲁卡因青霉素按上法同样测定作对照，计算出供试品的含量，即得。

注意事项：①在滴定近终点时放慢滴定速度，并强力振摇；②如果滴定至终点时又返现蓝色，说明真正的终点还未到达。

本品含量测定的计算公式如下：

$$含量(\%) = \frac{V_{t0}-V_t}{V_{s0}-V_s} \times \frac{c_s \times D}{W} \times 100\%$$

式中，V_{t0}为滴定样品空白时所消耗的硫代硫酸钠滴定液的体积；V_t为滴定样品溶液时所消耗的硫代硫酸钠滴定液的体积；V_{s0}为滴定对照品空白时所消耗的硫代硫酸钠滴定液的体积；V_s为滴定对照品溶液时所消耗的硫代硫酸钠滴定液的体积；c_s为对照品含量；D为稀释倍数；W为供试品重量。

头孢类抗生素以头孢氨苄为例，其反应式如下：

$$I_2 + 2Na_2S_2O_3 \longrightarrow 2NaI + Na_2S_4O_6$$

头孢氨苄的含量测定方法为：取本品约 0.1g，精密称定，置 100mL 量瓶中，加水溶解并稀释至刻度，摇匀，即得样品溶液。精密量取 10mL 样品溶液于碘量瓶中，加 1mol/L 氢氧化钠溶液 5mL，放置 20min，使 β-内酰胺环水解开环后，加入新配制的醋酸-醋酸钠溶液（取醋酸钠 5.44g 与冰醋酸 2.4g，加水溶解成 100mL）20mL，摇匀，放置 15min；再加入 1mol/L 盐酸溶液 5mL，摇匀，精密加入碘滴定液（0.02mol/L）25mL，密塞，在 20～25℃ 避光放置 20min，用硫代硫酸钠滴定液（0.02mol/L）滴定，至近终点时加淀粉指示液，继续滴定至蓝色消失。另精密量取样品溶液 10mL，置碘量瓶中，加入上述新配制的醋酸-醋酸钠溶液 20mL，摇匀，精密加入碘滴定液（0.02mol/L）25mL，密塞，在 20～25℃ 避光放置 20min，用硫代硫酸钠滴定液（0.02mol/L）滴定，作为空白。两次滴定的差值即相当于样品中所含 $C_{16}H_{17}N_3O_4S$ 消耗的碘滴定液（0.02mol/L）的体积（mL）。同时用头孢氨苄对照品按上法同样测定作对照，计算样品中 $C_{16}H_{17}N_3O_4S$ 的含量。

2. 汞量法

青霉素分子不与汞盐反应，而其碱性水解产物青霉噻唑酸及继续水解生成的青霉胺都能与汞盐定量反应，根据消耗的汞盐量可以计算青霉素的含量。

青霉素钠在碱性溶液中先水解生成青霉噻唑酸钠，继续水解生成青霉胺。在 pH 值为 4.6 的条件下用硝酸汞进行电位滴定，青霉胺与硝酸汞发生配位反应。先按 2 分子的青霉胺与 1 分子汞离子的比例配位，发生第一次滴定突跃，但突跃范围很小，变化比较平缓，不宜用作终点；继续用硝酸汞滴定时，青霉胺分子与汞离子按 1∶1 的比例配位，生成稳定的配合物青霉胺合汞，发生第二次滴定突跃。其突跃范围较大，变化较急剧，宜于确定终点。

以第二次突跃为终点。为了提高精密度，在加氢氧化钠溶液后应放置 15min，以使其水解完全。加硝酸溶液和醋酸盐缓冲溶液调节 pH 值为 4.6 后，在 35～40℃条件下，用硝酸汞滴定液缓慢滴定，控制滴定过程约为 15min，以保证配位反应进行完全，测出总青霉素的百分含量。

青霉素钠 $\xrightarrow[\text{进一步水解}]{\text{碱性水解后pH=4.6时脱羧}}$ 青霉胺 $\xrightarrow[\text{Hg(NO}_3)_2\text{滴定}]{\text{pH=4.6}}$ 青霉胺合汞

青霉素钠 + NaOH 水解→ 青霉噻唑酸钠

青霉噻唑酸 $\xrightarrow[\text{pH=4.6}]{\text{脱羧}}$ 脱羧青霉噻唑酸 + CO_2

脱羧青霉噻唑酸 $\xrightarrow[\text{pH=4.6}]{\text{水解}}$ 青霉醛 + 青霉胺

青霉胺 + Hg(NO$_3$)$_2$ $\xrightarrow[\text{pH=4.6}]{\text{配位}}$ 青霉胺合汞 + 2HNO$_3$

另取样品不经水解，在 pH 值为 4.6 的条件下，用硝酸汞直接滴定，测出样品中降解物（青霉噻唑酸钠或青霉胺等）的百分含量。总青霉素的百分含量与降解物的百分含量之差即为青霉素钠的百分含量。

综上所述，青霉素钠的含量测定方法为硝酸汞配位电位滴定法。用铂电极作为指示电极，汞-硫酸亚汞电极为参比电极。第一次滴定是经水解测出总青霉素的百分含量；第二次滴定是不经水解直接滴定，测出降解物的百分含量；二者之差即为青霉素的百分含量。

青霉素钠的含量测定方法如下。取本品约 50mg，精密称定，加水 5mL 溶解后，加 1mol/L 氢氧化钠溶液 5mL，摇匀，放置 15min，加 1mol/L 硝酸溶液 5mL、醋酸盐缓冲液（pH 4.6）20mL 及水 20mL，摇匀，照电位滴定法，用铂电极作为指示电极，汞-硫酸亚汞电极为参比电极，在 35～40℃用硝酸汞滴定液（0.02mol/L）缓慢滴定（控制滴定过程约为 15min），不计算第一个化学计量点，计算第二个化学计量点时消耗滴定液的体积。每 1mL 硝酸汞滴定液（0.02mol/L）相当于 7.128mg 的总青霉素（按 $C_{16}H_{17}N_2NaO_4S$ 计算）。

另取本品约 0.5g，精密称定，加水与上述醋酸盐缓冲液各 25mL，振摇使完全溶解，在室温下，立即用硝酸汞滴定液（0.02mol/L）滴定。滴定终点判断方法同上。每 1mL 硝酸汞滴定液（0.02mol/L）相当于 7.128mg 降解物（按 $C_{16}H_{17}N_2NaO_4S$ 计算）。

总青霉素的百分含量与降解物的百分含量之差即为青霉素的含量。

【例 4-6】 称取水分含量为 0.5% 的青霉素钠样品 50.0mg，按上述方法测定总青霉素含量时，消耗硝酸汞滴定液（0.02mol/L）6.97mL。另称取样品 500.0mg，按同法测定降解物含量时，消耗硝酸汞滴定液（0.02mol/L）1.33mL，求样品中青霉素的百分含量。

解

$$总青霉素（\%）=\frac{6.97\times7.128}{50.0\times(1-0.5\%)}\times100\%=99.86\%$$

$$降解物（\%）=\frac{1.33\times7.128}{500.0\times(1-0.5\%)}\times100\%=1.91\%$$

青霉素含量＝总青霉素含量－降解物含量＝99.86%－1.91%＝97.95%

3. 酸碱滴定法

青霉素或头孢菌素的 β-内酰胺环可被碱水解，这步水解系定量完成。可用于含量测定。以苯唑西林钠为例，其原理为：苯唑西林钠在水溶液中加过量的氢氧化钠滴定液水解后，产生的青霉噻唑酸被中和，再以盐酸滴定液滴定剩余的氢氧化钠滴定液，以氢氧化钠滴定液的消耗量求得苯唑西林钠的含量，其反应式如下。

$$HCl+NaOH\longrightarrow NaCl+H_2O$$

苯唑西林钠的含量测定方法为：取本品约 0.5g，精密称定，加新沸过的并用 0.01mol/L 氢氧化钠溶液中和至酚酞指示液刚显红色的水 20mL 使溶解，再用 0.01mol/L 氢氧化钠溶液中和后，精密加氢氧化钠滴定液（0.1mol/L）25mL，摇匀，置水浴中加热 20min，注意避免吸收空气中的二氧化碳，冷却后，加酚酞指示液 1～2 滴，用盐酸滴定液（0.1mol/L）滴定，并将滴定结果用空白试验校正。每 1mL 氢氧化钠滴定液（0.1mol/L）相当于 40.14mg 的 $C_{19}H_{19}N_3O_5S$。

注意事项：①所用的水必须是新沸的（煮沸法驱除水中溶解的 CO_2），临用时用氢氧化钠溶液（0.01mol/L）调至酚酞指示液呈微红色。②精密称取本品约 0.5g，加上述的水 20mL 使溶解。溶解后溶液的酸性增大，再加氢氧化钠溶液（0.01mol/L）适量中和后，精密加氢氧化钠（0.1mol/L）25mL，摇匀，置水浴中加热 20min，水浴温度以 95℃为宜，在避免吸收空气中的二氧化碳的措施下进行冷却。例如，可加装有碱石灰吸收管的装置滤过除去空气中的二氧化碳。冷却后，加酚酞指示液 1～2 滴，用盐酸滴定液（0.1mol/L）滴定至无色。重复以上操作，但不加本品作为空白，两者滴定数的差值即为所耗氢氧化钠的量。

4. 紫外-可见分光光度法

（1）酸水解法（铜盐法）　青霉素类抗生素在弱酸性条件下的降解产物青霉烯酸具有紫外吸收特征。青霉烯酸在 320～360nm 处有强烈吸收，但此水解产物不稳定，可加 Cu^{2+}，与青霉烯酸形成较稳定的螯合物，在 320nm 处有最大吸收。

以氨苄西林为例，其测定方法 [JP(17)收载] 为：分别取本品及氨苄西林对照品约 100mg，精密称定，加水溶解并使成 100mL，作为供试原液及标准原液。精密量取供试原液和标准原液各 2mL，加硫酸铜-枸橼酸试液使成 100mL，作为供试溶液和标准溶液。准确量取供试溶液和标准溶液各 10mL，置具塞试管中，盖上试管塞，在 75℃的水浴中加热 30min

后，立即冷却至室温。分别以不加热的两溶液作为对照液，在 320nm 的波长处分别测定供试溶液和标准溶液的吸光度 A_t 和 A_s。

$$本品\ 1mg\ 中氨苄西林含量(\mu g)=\frac{A_t}{A_s}\times\frac{氨苄西林标准品取量(mg)}{本品取量(mg)}\times 1000$$

（2）硫醇汞盐法　本法原理为青霉素类抗生素在咪唑的催化下与氯化高汞能定量地反应生成相应的青霉烯酸硫醇汞盐，在 $324\sim345$nm 波长范围内有最大吸收。

以氨苄西林钠为例，其反应如下。

测定方法：取本品约 50mg，精密称定，置 100mL 量瓶中，加水溶解并稀释至刻度，摇匀，精密量取 5mL，置另一 100mL 量瓶中，加水稀释至刻度，摇匀，再精密量取 5mL，置 25mL 量瓶中，加硼酸缓冲液（取硼酸 1.24g，加水 180mL 溶解后，加氢氧化钠试液调节 pH 值至 9.0，再用水稀释至 200mL）2.5mL 与醋酐的乙腈溶液（1→50）0.25mL，放置 5min 后，加咪唑溶液（取用苯精制过的咪唑 8.25g，加水 60mL 溶解后，加 6mol/L 盐酸溶液 8.3mL，在搅拌下滴加 0.27％二氯化汞溶液 10mL，调节 pH 值至 6.8 ± 0.05，用水稀释至 100mL，滤过）至刻度，摇匀，置 60℃水浴中，加热 30min，取出，冷却，照紫外-可见分光光度法，在 325nm 的波长处测定吸光度。另取氨苄西林三水合物作对照品，按同法测定，计算，即得。

按下式计算百分含量。

$$含量(\%)=\frac{A_t\times c_s\times 0.9205\times D}{A_s\times W}\times 100\%$$

式中，A_t 为供试品的吸光度；A_s 为对照液吸光度；c_s 为对照液浓度；D 为稀释倍数；W 为供试品重量。

5. 高效液相色谱法（HPLC 法）

近年来各国药典应用本法测定的 β-内酰胺类抗生素数目越来越多。《中国药典》也大都采用了该法，现以其收载的头孢唑林钠为例，介绍其测定方法。

色谱条件与系统适用性试验　用十八烷基硅烷键合硅胶为填充剂；以磷酸氢二钠、枸橼酸溶液（取无水磷酸氢二钠 1.33g 与枸橼酸 1.12g，加水溶解并稀释成 1000mL）-乙腈（88：12）为流动相；检测波长为 254nm。取本品约 10mg，加 0.2％氢氧化钠溶液 10mL 使溶解，静置 $15\sim30$min，精密量取 1mL，置 10mL 量瓶中，加流动相稀释至刻度，摇匀，取 $10\mu L$ 注入液相色谱仪，记录色谱图，头孢唑林的保留时间约为 7.5min。头孢唑林峰和相邻杂质峰的分离度应符合要求。

测定方法　取本品适量，精密称定，加流动相溶解并定量制成每 1mL 中约含 0.1mg 的溶液，作为供试品溶液，精密量取 $10\mu L$ 注入液相色谱仪，记录色谱图；另取头孢唑林对照品适量，加磷酸盐缓冲液（pH 7.0）5mL 溶解后，再用流动相定量稀释制成每 1mL 中约含

0.1mg 的溶液，同法测定。按外标法以峰面积计算供试品中 $C_{14}H_{14}N_8O_4S_3$ 的含量。《中国药典》2020 年版二部规定，按无水物计算，含头孢唑林（$C_{14}H_{14}N_8O_4S_3$）不得少于 86.0%。

（二）氨基糖苷类抗生素的含量测定

本类抗生素的效价测定目前各国药典主要采用微生物检定法。但其理化分析方法近年来国内外发表的论文很多，有人综述了氨基糖苷类抗生素的分析方法，微生物法、各种免疫法、色谱法是本类抗生素定量分析的主要方法。其中自动免疫分析法在治疗药物监测中是最适合的方法，而高效液相色谱法的高选择性和高灵敏度使其在药动学、代谢物、稳定性等研究中独占鳌头。氨基糖苷类抗生素的 HPLC 测定可分为离子交换（酸性条件下在阳离子交换柱上分离）、离子对（以烷基磺酸盐为反离子）和反相 HPLC 法，由于本类抗生素多数无紫外特征吸收，不能直接用紫外或荧光检测器，需进行柱前或柱后衍生化，采用的衍生化试剂有邻苯二醛、1,2-萘醌-4-磺酸、2,4,6-三硝基苯磺酸、1-氟-2,4-二硝基苯、9-芴甲基氯甲酸酯（荧光检测）、茚三酮等。

下面以《中国药典》2020 年版二部中收载的盐酸大观霉素的 HPLC 法含量测定为例作简要说明。

（1）溶液的配制　系统适用性溶液：取大观霉素对照品适量，精密称定，加水溶解并稀释制成每 1mL 中约含 3.5mg 的溶液。

对照溶液：分别取大观霉素对照品适量，精密称定，各加水溶解并定量稀释制成每 1mL 中约含 0.15mg、0.35mg 和 0.70mg 的溶液，作为对照溶液（1）、（2）、（3）。

供试品溶液：取本品适量，精密称定，加水溶解并定量制成每 1mL 中约含大观霉素 0.35mg 的溶液。

（2）色谱条件与系统适用性试验　用十八烷基硅烷键合硅胶为填充剂（pH 值范围 0.8～8.0）；以 0.1mol/L 三氟醋酸溶液为流动相，流速为 0.6mL/min；用蒸发光散射检测器检测。进样体积 20μL。系统适用性溶液的色谱图应与大观霉素标准图谱一致，大观霉素峰与杂质 E 峰（相对保留时间约为 0.9）之间的分离度应不小于 1.0。对照溶液（1）～（3）色谱图中，以对照溶液浓度的对数值与相应的峰面积对数值计算线性回归方程，相关系数（r）应不小于 0.99。

（3）测定方法　精密量取供试品溶液与对照溶液（1）～（3）各 20μL，分别注入液相色谱仪，记录色谱图，用线性回归方程计算供试品中大观霉素（$C_{14}H_{24}N_2O_7$）的含量，并将其与有关物质检查项下测得的（4R）-双氢大观霉素的含量之和作为 $C_{14}H_{24}N_2O_7$ 的含量。《中国药典》2020 年版二部规定，按无水物计算，含大观霉素（$C_{14}H_{24}N_2O_7$）不得少于 77.9%。

（三）四环素类抗生素的含量测定

四环素类抗生素是由放线菌产生的一类广谱抗生素，分为天然四环素和半合成四环素。《中国药典》2020 年版中收载的四环素类药物大都采用高效液相色谱法测定含量，现以盐酸美他环素的含量测定为例加以说明。

色谱条件与系统适用性试验　用十八烷基硅烷键合硅胶为填充剂；以醋酸盐缓冲液 [0.25mol/L 醋酸铵溶液-0.1mol/L 乙二胺四醋酸二钠-三乙胺（100:10:1），用冰醋酸调节 pH 值至 8.3]-乙腈（85:15）为流动相；柱温为 35℃；检测波长为 280nm。取土霉素对照品和美他环素对照品各适量，用 0.01mol/L 盐酸溶液溶解并稀释制成每 1mL 中各含 0.1mg 的混合溶液，取 20μL 注入液相色谱仪，记录色谱图，土霉素峰与美他环素峰间的分离度应大于 6.0。

测定方法 取本品适量，精密称定，加 0.01mol/L 盐酸溶液溶解并定量制成每 1mL 中约含 0.1mg 的溶液，作为供试品溶液，精密量取 $20\mu L$ 注入液相色谱仪，记录色谱图；另取美他环素对照品适量，精密称定，加 0.01mol/L 盐酸溶液溶解并定量稀释制成每 1mL 中约含 0.1mg 的溶液，作为对照品溶液，同法测定。按外标法以峰面积计算供试品中 $C_{22}H_{22}N_2O_8$ 的含量。《中国药典》2020 年版二部规定，按干燥品计算，含美他环素（$C_{22}H_{22}N_2O_8$）不得少于 87.0%。

第五节　药物分析方法验证

分析方法是揭示药品品质的工具和手段，方法验证是判断采用的分析方法是否科学、可行的过程。实际上，方法验证就是根据确定的检测项目的要求，预先设置一定的验证内容，并通过设计合理的试验来验证所采用的分析方法能否符合检测项目的要求。

方法验证的内容应根据检测项目的要求，同时结合所采用的分析方法的特点进行确定。相同的分析方法用于不同的检测项目时，其验证要求是不同的。例如，采用高效液相色谱法用于制剂的鉴别和杂质定量检查时的验证要求是不同的，前者重点要验证方法的专属性，而后者重点要验证方法的专属性、准确度和定量限。表 4-7 列出的分析项目和相应的验证指标可供参考。通常需要验证的检测项目有鉴别、杂质检查（限度试验、定量试验）、定量测定（含量测定、溶出度、释放度等），还有其他特定的检测项目（粒径分布、分子量分布）等。方法验证的内容包括专属性、线性、范围、准确度、精密度、检测限、定量限、耐用性和系统适用性等。

表 4-7　检验项目和验证指标

指标	鉴别	杂质测定		含量测定-特性参数 含量或效价测定
		定量	限度	
专属性[②]	＋	＋	＋	＋
准确度	－	＋	－	＋
重复性	－	＋	－	＋
中间精密度	－	＋[①]	－	＋[①]
检测限	－	－[③]	＋	－
定量限	－	＋	－	－
线性	－	＋	－	＋
范围	－	＋	－	＋
耐用性	＋	＋	＋	＋

① 已有重现性验证，不需要中间精密度。

② 如一种方法不够专属，可用其他分析方法予以补充。

③ 视具体情况予以验证。

一、专属性

专属性系指在其他成分（如杂质、降解产物、辅料等）存在下，采用的分析方法能够正确鉴定、检出被测物的特性。通常情况下，鉴别、杂质检查、含量测定均应验证方法的专属性，排除非主药成分的干扰。

1. 鉴别反应

应能与可能共存的物质或结构相似的化合物区分，不含被测成分的样品，以及结构相似或组分中的有关化合物均应呈阴性反应。

2. 含量测定和杂质测定

采用色谱法和其他分离方法，应附代表性图谱，并应标明诸成分在图中的位置，以说明方法的专属性。色谱法中的分离度应符合要求。

在杂质对照品可获得的情况下，对于含量测定，样品中可加入杂质或辅料，考察测定结果是否受干扰，并可与未加杂质或辅料的样品比较测定结果；对于杂质测定，也可向试样中加入一定量的杂质，考察杂质是否能有效分离。

在杂质或降解产物不能获得的情况下，可将含有杂质或降解产物的试样进行测定，与另一经验证的方法或药典方法比较结果。也可用强光照射、高温、高湿、酸（碱）水解或氧化的方法进行强制破坏，以研究可能的降解产物和降解途径对含量测定和杂质测定的影响。含量测定方法应对比两种方法的结果，杂质检查应比对检出的杂质个数，必要时可采用光电二级管阵列检测和质谱检测，进行峰纯度检查。

二、准确度

准确度系指用所建立方法测定的结果与真实值或参比值之间接近的程度。具有一定的准确度是进行定量测定的必要条件，因此，涉及到定量测定的检测项目均需要验证方法的准确度，如含量测定、杂质定量试验等。准确度应在规定的范围内建立，该指标主要是通过回收率（%）来反映。本章节中主要介绍化学药含量测定和杂质定量测定方法的准确度。

在规定范围内，取同一浓度（相当于100%浓度水平）的供试品，用至少6份样品的测定结果进行评价；或设计至少3种不同浓度，每种浓度分别制备至少3份供试品溶液进行测定，用至少9份样品的测定结果进行评价，且浓度的设定应考虑样品的浓度范围。两种方法的选定应考虑分析的目的和样品的浓度范围。

（一）含量测定方法的准确度

1. 原料药含量测定方法的准确度

原料药可用已知纯度的对照品或样品进行测定，并按下式计算回收率；或将所测结果与已知准确度的另一方法（参比法）测定的结果进行比较。

$$回收率(\%)=\frac{测得量}{加入量}\times100\%$$

如该分析方法已经测试并求得其精密度、线性和专属性，在准确度也能推算出来的情况下，该项目可不再进行验证。

2. 制剂含量测定方法的准确度

主要测试制剂中其他组分及辅料对含量测定方法的影响。制剂可在处方量空白辅料中加入已知量被测物对照品进行测定，回收率计算同原料药的"原料药含量测定方法的准确度"项下。如不能获得制剂辅料的全部组分，则可向待测制剂中加入已知量的被测物进行测定，回收率则应按下式计算；或用所建立方法测定所得的结果与已知准确度的另一方法测定结果进行比较。

$$回收率(\%) = \frac{测得量 - 本底量}{加入量} \times 100\%$$

（二）杂质定量测定方法的准确度

杂质定量测定方法多采用色谱法，其准确度可通过向原料药或制剂中加入已知量杂质对照品进行测定。如不能获得杂质对照品，可用所建立的方法测试的结果与另一成熟的方法进行比较，如药典标准方法或经过验证的方法。

（三）数据要求

对于化学药应报告已知加入量的回收率（%），或测定结果平均值与真实值之差及其相对标准偏差或置信区间（置信区间度一般为95%）。样品中待测定成分含量和回收率限度关系可参考表4-8。在基质复杂、组分含量低于0.01%及多成分等分析中，回收率限度可适当放宽。

表 4-8　样品中待测定成分含量和回收率限度

待测定成分含量		待测定成分质量分数	回收率限度/%
%	mg/g 或 μg/g	g/g	
100	1000mg/g	1.0	98～101
10	100mg/g	0.1	95～102
1	10mg/g	0.01	92～105
0.1	1mg/g	0.001	90～108
0.01	100μg/g	0.0001	85～110
0.001	10μg/g	0.00001	80～115
0.0001	1μg/g	0.000001	75～120
	0.01μg/g	0.00000001	70～125

三、精密度

精密度（precision）系指在规定的测试条件下，同一均质供试品经多次取样测定所得结果之间的接近程度。一般用偏差（d）、标准偏差（SD，S）或相对标准偏差（RSD）表示。精密度可以从3个层次考察。

（1）重复性　在相同条件下，在较短时间间隔内，由同一个分析人员连续测定所得结果的精密度，也称为批内精密度或日内精密度。在规定范围内，取同一浓度（分析方法拟定的样品测定浓度，相当于100%浓度水平）的供试品，用至少6份样品的测定结果进行评价；或设计至少3种不同浓度，每种浓度分别制备至少3份供试品溶液进行测定，用至少9份样品的测定结果进行评价，采用至少9份测定结果进行评价时，浓度的设定应考虑样品的浓度范围。

（2）中间精密度　考察随机变动因素。在同一实验室，由于实验室内部条件的改变，如不同时间由不同分析人员用不同设备测定所得结果的精密度，也称为批精密度或日间精密度。

（3）重现性　在不同实验室由不同分析人员所得测定结果之间的精密度。当分析方法将被法定标准采用时，应进行重现性试验，通过协同检验得出结果。

（4）数据要求　均应报告标准偏差、相对标准偏差或置信区间，其可接受范围与样品中待测成分含量的高低有关。

四、检测限

检测限（LOD）系指试样中的被测物能被检测出的最低浓度或量，为一种限度检验效能指标和定性鉴别的依据，该验证指标的意义在于考察方法是否具备灵敏的检测能力。它反映方法与仪器的灵敏度和噪声的大小（主峰与噪声峰信号的强度比应不得小于 3），也表明样品处理后的本底值的高低，无需定量测定。因此，对杂质限度试验，需验证并证明方法具有足够低的检测限，以保证检出需控制的杂质。

常用的方法如下。

（1）直观法　用已知浓度的被测物进行试验，目视确定能被可靠地检测出的被测物的最低浓度或量。适用于可用目视法直接评价结果的分析方法，非仪器分析法。如，鉴别试验的显色法；杂质检查的 TLC 法等。

（2）信噪比法　可用已知的低浓度样品测出的信号与空白样品测出的信号进行比较，计算出能被可靠地检测出的待测物最低浓度或量。适用于能直观显示信号与基线噪声水平的分析方法，如 HPLC 法。光谱分析时，可通过多次空白值的测定，以三倍空白值标准差（S）作为 LOD 的估计值。色谱分析时，一般以信噪比 $S/N = 2 \sim 3$ 时的相应浓度或注入仪器的量确定检测限。无论用何种方法，均应使用一定数量（如 $5 \sim 6$ 份）的试样，其浓度为近于或等于检测限定量值，以可靠地测定检测限。报告应附测试图谱，并说明测试过程和检测限结果。

（3）基于响应值标准偏差法和标准曲线斜率法　适用于不能直观比较信噪比的仪器分析方法。按照 $LOD = 3.3\delta/S$ 公式计算，式中 LOD 为检测限，δ 为响应值的偏差，S 为标准曲线的斜率。δ 可以通过下列方法测得：①测定空白值的标准偏差；②标准曲线的剩余标准偏差或截距的标准偏差。

（4）数据要求　上述计算方法获得的检测限数据须用含量相近的样品进行验证。应附测定图谱，说明试验过程和检测限结果。

五、定量限

定量限（LOQ）系指试样中的被测物能够被定量测定的最低量，其测定结果应具有一定的准确度和精密度。它体现了分析方法是否具备灵敏的定量检测能力。杂质定量试验和降解产物用定量测定方法研究时，需验证方法的定量限，以保证含量很少的杂质能够被准确测定。常用的方法如下。

（1）直观法　用已知浓度的被测物进行试验，确定能被可靠地定量测定的被测物的最低浓度或量。

（2）信噪比法　用于能显示基线噪声的分析方法，即将已知低浓度样品测出的信号与空白样品测出的信号进行比较，计算出能被可靠地定量的被测物的最低浓度或量。一般以信噪比 $S/N = 10 : 1$ 时的相应浓度或注入仪器的量确定定量限。

（3）基于响应值标准偏差法和标准曲线斜率法　按照 $LOD = 10\delta/S$ 公式计算，式中

LOD 为定量限，δ 为响应值的偏差，S 为标准曲线的斜率。δ 可以通过下列方法测得：①测定空白值的标准偏差；②标准曲线的剩余标准偏差或截距的标准偏差。

（4）数据要求　上述计算方法获得的定量限数据须用含量相近的样品进行验证。应附测定图谱，说明测试过程和定量限结果，包括准确度和精密度试验数据。

六、线性

线性系指在设计的测定范围内，检测结果与供试品中被测物的浓度（量）直接呈线性关系的程度，是定量测定的基础。涉及定量测定的项目，如杂质定量试验和含量测定均需要验证方法的线性。

线性一般通过线性回归方程的形式来表示。

① 含量测定的线性验证方法一般为：在 80%～120% 的浓度范围内配制 6 份浓度不同的供试液，分别测定其主峰的面积，计算相应的含量。以含量为横坐标（x），峰面积为纵坐标（y），进行线性回归分析。可接受的标准为：回归线的相关系数（R）不得小于 0.999，y 轴截距应在 100% 响应值的 2% 以内，响应因子的相对标准偏差应不大于 2.0%。

② 有关物质检查的线性验证方法一般为：在定量限至一定的浓度范围内配制 6 份浓度不同的供试液，分别测定该杂质的峰面积，计算相应的含量。以含量为横坐标（x），峰面积为纵坐标（y），进行线性回归分析。可接受的标准为：回归线的相关系数（R）不得小于 0.990，y 轴截距应在 100% 响应值的 25% 以内，响应因子的相对标准偏差应不大于 10%。

七、范围

范围系指能够达到一定的准确度、精密度和线性，测试方法适用的试样中被测物高低限浓度或量的区间。通常用与分析方法的测试结果相同的单位（如百分浓度）表达。涉及到定量测定的检测项目均需要验证范围，如含量测定、含量均匀度、溶出度或释放度、特殊元素或特殊杂质的定量检查等。

范围应根据分析方法的具体应用、剂型和（或）检测项目的要求确定。原料药和制剂的含量测定，范围一般为测定浓度的 80%～120%；制剂含量均匀度检查，范围一般为测定浓度的 70%～130%；特殊剂型，如气雾剂和喷雾剂，范围可适当放宽；溶出度或释放度中的溶出量测定，范围一般为限度的 ±30%；若规定了限度范围，则应为下限的 -20% 至上限的 +20%；杂质定量测定的范围应根据初步实际测定数据，拟订为规定限度的 ±20%。如果一个试验同时进行含量测定和纯度检查，且仅使用 100% 的对照品，线性范围应覆盖杂质的报告水平至规定含量的 120%。

【思考与训练】

一、A 型题：题干在前，选项在后。有 A、B、C、D、E 五个备选答案，其中只有一个为最佳答案，其余选项为干扰答案。在 5 个选项中选出一个最符合题意的答案（最佳答案），写在相应的位置上。

1. 相对标准偏差表示的应是（　　）。

A. 准确度　　　B. 回收率　　　C. 精密度　　　D. 纯净度　　　E. 限度

2. 表示两变量指标 A 与 C 之间线性相关程度常用（　　）。

A. 相关规律　　B. 比例常数　　C. 相关常数　　D. 相关系数　　E. 精密度

3. 减小偶然误差的方法是（　　　）。

A. 做空白试验 　　　　　　B. 做对照实验 　　　　　　C. 做回收试验

D. 增加平行测定次数 　　　E. 选用多种测定方法

4. 用移液管量取的 25mL 溶液，应记成（　　　）。

A. 25mL 　　　　B. 25.0mL 　　　　C. 25.00mL 　　　　D. 25.000mL 　　　　E.（25±1）mL

二、B 型题：是一组试题（2 至 4 个）公用一组 A、B、C、D、E 五个备选。选项在前，题干在后。每题只有一个正确答案。每个选项可供选择一次，也可重复选用，也可不被选用。只需为每一道题选出一个最佳答案。

A. 空白试验　　B. 对照试验　　C. 回收试验　　D. 鉴别试验　　E. 检测试验

1. 以同量的溶剂替代供试品同法进行测定试验（　　　）。

2. 在供试液中加入已知量的标准物或已知量的被测物后，同法进行测定试验（　　　）。

3. 用已知量的纯物质作为试样，同法进行测定试验叫做（　　　）。

4. 取少许水杨酸，加水溶解，加三氯化铁试液，显紫堇色（　　　）。

思考与训练答案 4

第五章
药用辅料质量分析

药用辅料概述
主药含量测定时常见附加剂的干扰与排除

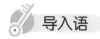 导入语

　　药用辅料系指生产药品和调配处方时使用的赋形剂和附加剂，是除活性成分或前体以外，在安全性方面已进行了合理的评估，并且包含在药物制剂中的物质。药用辅料除了赋形、充当载体、提高稳定性外，还具有增溶、助溶、缓释、控释等重要功能，是可能会影响到制剂质量、安全性和有效性的重要成分。制剂中的附加剂有时也会对药物的测定造成影响，需予以排除。本章将介绍药用辅料的分类、要求以及片剂和注射剂中主药含量测定时常见附加剂的干扰与排除。

 学习目标

　　（1）了解药用辅料的种类、性质和用途；
　　（2）熟悉药用辅料的质量分析方法；
　　（3）熟悉药用辅料对主药含量测定的影响及干扰排除方法。

第一节　概述

　　药用辅料（pharmaceutical excipients）是指在制剂处方设计时，为解决制剂的成型性、有效性、稳定性、安全性，加入处方中除主药以外的一切药用物料的统称。药物制剂处方设计过程实质是依据药物特性与剂型要求，筛选与应用药用辅料的过程。药用辅料是药物制剂的基础材料和重要组成部分，也就是说，药物制剂是由活性成分的原料和辅料所组成的。药用辅料在制剂剂型和生产过程中起着关键的作用，可以说"没有辅料就没有制剂"。剂型中

药物是主体部分，决定着制剂的整个疗效，辅料则保证药物在体内按一定的速度和时间，在一定的部位释放。药用辅料的研制对新剂型与新技术的发展起着关键作用，它不仅赋予药物一定剂型，并且对给药途径以及产品质量，对药物作用的速度、生物利用度及毒副作用有很大影响，在制剂剂型和生产中起着关键作用。辅料质量的可靠性和多样性是保证剂型和制剂先进性的基础，因此应对辅料进行严格的质量控制。

一、药用辅料的要求

药用辅料在制剂中的作用包括赋形、稳定、改善依从性等，药用辅料可影响药物的安全性、有效性、稳定性、依从性和经济价值。同时，有些辅料本身具有一定的生物活性，因此，应关注药用辅料本身的安全性及药物-辅料相互作用及其安全性。《中国药典》2020年版和《美国药典》（USP）中收载了一些药辅同源的材料，如滑石粉，既可以利尿通淋、清热解毒，外用祛湿敛疮；也可以在制剂中作润滑剂使用。对辅料一般有以下要求。

① 必须符合药用要求。

② 对人体无毒害作用，几乎无副作用，无不良影响及不降低药品疗效。

③ 化学性质稳定，不易受温度、pH 值、保存时间等的影响。通常情况下要求辅料为"惰性"物质，即其物理、化学、生物学性质稳定。

④ 与主药无配伍禁忌，不影响主药的疗效和质量检查。

⑤ 不与主药、其他辅料及包装材料等相互发生作用。

⑥ 尽可能以较小的用量发挥较大的作用。

二、药用辅料的分类

药用辅料在制剂中的作用可以从来源、用途、剂型、给药途径等进行分类，常见的分类方法有以下几种。

1. 按化学结构及性质分类

按辅料自身的化学结构可分为无机化合物和有机化合物。无机化合物又可分为无机酸、无机盐、无机碱；有机化合物可分为酸、碱、盐、醇、酚、酯、醚、纤维素及糖类等。特点在于每类辅料在化学结构上具有共性。但对有机化合物，这些共性不能保证同类化学物质具有相同的功能特性，而这些特性是其用途的基础。

2. 按来源分类

可分为天然物、半合成物和全合成物。

3. 按剂型分类

药用辅料按用于制备的剂型可分为溶液剂、合剂、乳剂、滴眼剂、滴鼻剂、片剂、胶囊剂、栓剂、颗粒剂、丸剂、膜剂、注射剂、气雾剂等，即有多少种剂型，就多少类辅料。该分类的特点在于每种剂型所使用的辅料一目了然，如药剂学教材中辅料就是按剂型分类的。但一些辅料可用于多种剂型中，如明胶，既可用作胶囊剂的囊材，又可作为片剂、丸剂的包衣材料，还可作为栓剂的基质。同一物质多用途，方便剂型研究但不便于辅料的评价。

4. 按用途分类

药用辅料按用途可分为溶剂、抛射剂、增溶剂、助溶剂、乳化剂、着色剂、黏合剂、崩解剂、填充剂、润滑剂、助流剂、助压剂、矫味剂、防腐剂、包衣剂、芳香剂、油墨等40多种。此分类方法适合辅料专著的撰写，因此分类方法将用途相同但理化性质不同的物质集合在一起，便于寻找规律，从而开发新辅料，减少重复。虽然有些辅料如丙二醇可作为溶剂、潜溶剂、润湿剂、保湿剂、防腐剂，但这种辅料不多，一般用其主要用途，以便查询和统计。

5. 按给药途径分类

药用辅料按预定的给药途径，如口服、黏膜、经皮或局部给药、注射、经鼻或吸入给药和眼部给药等进行分类。许多辅料可用于多种给药途径，且对不同的给药途径又有多种剂型，容易重复，分类混杂不清，既不便查询也不便统计。但比较适合于药监部门对辅料的管理及审批。

6. 其他

也可按用途分为影响制剂稳定性的辅料（如抗氧剂、抗氧增效剂、螯合剂、防腐剂、空气取代剂等）；影响活性成分释放和吸收的辅料（如各种缓释材料、渗透促进剂、崩解剂等）；影响制剂制造性能的辅料（如润滑剂、抗黏着剂、助流剂等）。

在此列出按其使用目的和作用分类的主要七大类药用辅料。

（1）防腐剂 也叫抑菌剂，是为防止药剂受微生物污染而引起霉败变质，确保药剂质量。但静脉和脊髓注射剂一律不准加入防腐剂，其他注射剂加防腐剂时，在标签上必须注明使用品种和用量。常用防腐剂如下所述。

① 苯甲酸 白色或微黄色轻质鳞片或针状结晶，无臭，熔点 121.5～123.5℃，受热可升华。本品在乙醇、三氯甲烷或乙醚中易溶，在沸水中溶解，在水中微溶。其抑菌力与 pH 值关系很大，酸性时抑菌力较好，pH 值超过 4.4 时，效果显著下降。适用于内服、外用液体制剂，一般浓度为 0.05％～0.1％，口服日允许量 5mg/kg。不适用于眼用溶液和注射剂。

② 山梨酸 白色结晶性粉末，有微弱特臭，熔点 134.5℃，溶解度为：冷水中 1：700、沸水中 1：27、乙醇中 1：10、氯仿中 1：16、乙醚中 1：20、甘油中 1：300、丙二醇中 1：16、油脂中约 1：150。

对霉菌和细菌有较强作用，特别适用于含有吐温的液体制剂，浓度为 0.2％，不含吐温的制剂浓度为 0.05％～0.2％。pH 值为 3.0 时抑菌作用较尼泊金强，可用于内服制剂。在碱性溶液中效力骤降。

③ 乙醇 无色透明具挥发性液体，沸点 78℃，易燃烧，与水、乙醚、氯仿可任意混合。

20％时有抑菌作用，若同时含有甘油、挥发油等抑菌性物质时，稍低浓度也可抑菌。液体药剂中单独添加乙醇为抑菌剂的不多见。

④ 对羟基苯甲酸酯类（尼泊金类） 常用的有甲、乙、丙三种。为白色或微黄色结晶性粉末，无臭或有轻微香味，味灼麻而苦。

抑制霉菌作用较强，但对细菌作用较弱。适用于弱酸和中性溶液，最适条件 pH 值小于 6 或 7。广泛用于内服制剂。低浓度丙二醇可加强其作用，浓度为 0.02％～0.05％。对羟基苯乙酯应用较多。

因在水中溶解度小，需先加热至 80℃左右搅拌溶解，温度过高，细粉在熔融后将聚结在一起，不易溶解。pH 值大于 7 时易分解。

⑤ 苯甲醇 无色液体，几无臭，苛辣味，相对密度为 1.04～1.05，沸点为 203～208℃，在水中的溶解度为 1：25，水溶液中性，与乙醇、氯仿、脂肪油等任意混合。为局部止痛剂，有抑菌作用，用于偏碱性溶液，常用浓度为 1％～3％。

有的产品在水中澄明度不好，主要是含不溶性氯化苄杂质的缘故。

⑥ 苯乙醇 无色液体，化学性质稳定，耐热，沸点为 219～221℃，相对密度约 1.02。

溶于水（1：50），易溶于矿物油，极易溶于乙醇、丙二醇、甘油和脂肪油。对革兰阴性菌尤为有效，可用于滴眼液，浓度为 0.25%～0.5%，配伍禁忌少。

（2）抗氧剂　又称还原剂，其氧化电势比主药低，先与氧作用而保持药物稳定。

① 水溶性抗氧剂　如亚硫酸氢钠、焦亚硫酸钠、亚硫酸钠、干燥亚硫酸钠、硫代硫酸钠、抗坏血酸、甲硫氨酸（蛋氨酸）、硫脲、乙二胺四醋酸二钠（EDTA-Na$_2$）、磷酸、枸橼酸等。

② 油溶性抗氧剂　如叔丁基对羟基茴香醚（BHA）、叔丁基对甲酚（BHT）、去甲双氢愈创木酸（CDGA）、生育酚、棓酸酯类等。

（3）矫味剂　是一种能改变味觉的物质，用以掩盖药物的恶味。

① 甜味剂　常用甜味剂见表 5-1。

表 5-1　常用甜味剂

品名	甜度与蔗糖比较的倍数	品名	甜度与蔗糖比较的倍数	品名	甜度与蔗糖比较的倍数
山梨糖	0.51	甘露糖	0.59	糖精钠	675
木糖	0.67	半乳糖	0.63	甜菊糖苷	300
木糖醇	1.25	麦芽糖	0.46	葡萄糖	0.74
甘油	1.08	乳糖	0.16	蔗糖	1.0
甘草酸二钠	200	果糖	1.15～1.5		
甘露醇	0.69	甜精	265		

② 芳香剂　天然芳香性挥发油，多为芳香族有机化合物的混合物。

人工合成的香料有酯、醇、醛、酮、萜类等按不同比例制成的香精。常用的香料有小茴香油、玫瑰油、玫瑰香精、柠檬油、柠檬香精、香草香精、香草醛、香蕉香精、菠萝香精、薄荷油、橙皮油、苹果香精等。

③ 胶浆剂　黏稠，具缓和性，可干扰味蕾的味觉而达到矫味目的。常用的有淀粉、阿拉伯胶、西黄耆胶、羧甲基纤维素、甲基纤维素、海藻酸钠、果胶、琼脂等。

（4）着色剂　分天然和合成两类染料。内服制剂尽量少用。

① 食用色素　如苋菜红、胭脂红、柠檬黄、可溶性靛蓝、橘黄 G 等。

② 外用着色剂　如伊红、品红、美蓝、苏丹黄、红汞等。

值得注意的是，不同溶剂能产生不同色调和强度；pH 值常对色素色调产生影响；氧化剂、还原剂和日光对许多色素有褪色作用；着色剂可相互配色，产生多种色彩。

（5）表面活性剂　能使表面张力迅速下降。多为长链有机化合物，分子中同时存在亲水基团和亲油基团。

① 表面活性剂的种类　分为离子型（包括阴离子、阳离子和两性）表面活性剂和非离子型表面活性剂。

② 非离子型表面活性剂　例如，吐温（或聚山梨酯）为一系列聚氧乙烯去水山梨醇的部分脂肪酸酯，广泛用作乳化剂和油类物质的增溶剂。吐温-60 为硬脂酸酯；吐温-80 为油酸酯；吐温-20 为月桂酸酯，为聚氧乙烯去水山梨醇单月桂酸酯和一部分聚氧乙烯双去水山梨醇单月桂酸酯的混合物。司盘（失水山梨醇脂肪酸酯）为失水山梨醇与不同高级脂肪酸所形成的酯，如司盘-20（SP-20）为月桂酸酯，司盘-80（SP-80）为单油酸酯，有乳化作用。

③ 阴离子表面活性剂　例如，软皂（钾肥皂）、硬皂（钠肥皂）、单硬脂酸铝、硬脂酸

钙、油酸三乙醇胺、月桂醇硫酸钠、硫酸化蓖麻油、丁二酸二辛酯磺酸钠等。

④ 阳离子表面活性剂　例如，洁尔灭、新洁尔灭、氯化苯甲烃铵、溴化十六烷基三甲铵等。几乎均为消毒灭菌剂。

⑤ 两性表面活性剂　较少，也都为消毒防腐剂。

（6）合成高分子化合物　常用作黏合剂、崩解剂、润滑剂、乳化剂、增塑剂、稳定剂等。

① 环糊精　由 6～8 个 D-葡萄糖分子构成，有 α-、β-、γ-三种。具有环状空洞结构，可将其他物质分子包在其中，也称"分子胶囊"。它可提高药物的稳定性；防止药物挥发；增加溶解度，提高生物利用度；制成缓释制剂；降低药物刺激性、毒性、副作用；掩盖不良气味及分离提纯化合物等。

② 蔗糖酯　由蔗糖和食用脂肪酸形成的酯，有单酯、双酯、三酯等。一般用作软膏及栓剂基质；片剂润滑剂、崩解剂及包衣材料；控释制剂；乳剂及多相脂质体材料；分散剂、增溶剂、促吸收剂等。

③ 月桂氮䓬酮（阿佐恩 Azone）　即 1-十二烷基-六氢-2H-氮杂䓬-2-酮。本品为安全高效的透皮促渗剂。可增加药物的透皮吸收，也可增加抗病毒药的作用。

药用辅料的
要求和分类

④ 其他　例如，微晶纤维素、乙酸纤维素、甲基纤维素、乙基纤维素、邻苯二甲酸纤维素、羟丙基纤维素、羟丙基甲基纤维素、羧甲基纤维素钠、聚乙烯吡咯烷酮、羧甲基淀粉钠、丙烯酸树脂（Ⅱ、Ⅲ、Ⅳ号）、聚乙烯醇等。

（7）天然高分子化合物　多作乳化剂，也有作黏合剂、混悬剂、崩解剂等。主要有阿拉伯胶、西黄蓍胶、白及胶、明胶（白明胶）、虫胶（紫胶）、（海）藻酸钠、（无水）羊毛脂、琼脂（琼胶、洋菜）、胆固醇、卵磷脂、蜂蜡、凡士林、鲸蜡醇、硬脂醇、鲸蜡、石蜡等。

三、药用辅料质量标准

质量标准作为控制药用辅料质量的重要措施，对于确保药物制剂的性能和安全性具有重要意义。

1. 药用辅料质量标准分类

药用辅料的质量标准作为其质量的重要衡量尺度，分为以下几种标准：企业的内控标准、企业和用户的协议标准、注册/登记标准、国家标准。

①《中国药典》收载的药用辅料标准为国家标准，具有法律地位。药典标准是门槛标准，在我国上市的药品中使用的同一名称的药用辅料如不符合药典标准和相应要求，应证明其合理性。《中国药典》辅料标准正文的起草是基于国内已有药用辅料的使用情况、供应现状或生产水平而修订的。《中国药典》辅料标准以严谨为根本，顺应医学发展、分析技术发展和工业发展，不断提高标准水平。例如，滑石粉作为重要的药用辅料，其中的石棉残留是一类致癌物质，《中国药典》2015 年版起增加了石棉的检测，对于保护患者具有重要意义。另一个重要的例子是聚山梨酯 80（供注射用），其中油酸的比例达到 98%，纯度很高，对于注射给药的安全性具有重要意义。

② 注册/登记标准是药用辅料生产企业在药品行政管理部门登记的有效期标准（国际上为复测标准），是保证监管机构确认其质量的重要文件。不同企业的注册/登记标准可能有差别，一般情况下符合注册/登记标准的产品均应符合《中国药典》现行标准。例如，不同供应商的乳糖注册/登记标准有一定的差别，但一水乳糖必须符合《中国药典》2020 年版的乳

糖标准。

③ 供应商和用户的协议标准是生产企业为满足用户需求定制的辅料的质量标准，往往在注册/登记标准的基础上增加了功能相关性指标（FRC）。功能相关性指标近年来逐渐被各国药典考虑收载，已经成为药用辅料的重要质量指标。药辅同源的物质作为药用辅料时，可以修订与确保制剂性能的功能相关性指标。

④ 企业的内控标准是药用辅料的放行标准，往往是特定辅料的最高标准，辅料生产企业通常会根据不同的用途和使用要求，针对同一辅料制定不同的内控标准，以满足不同规格、不同级别的需求。

药品监管部门可以接触到的质量标准往往是药典标准和注册/登记标准。同一企业的同一品种，如果因规格的物理特性变化，其注册/登记标准可以采用同一标准，在标示中增加分规格的 FRC 的描述；对于不同级别注册/登记标准，往往不同级别不同标准。

2. 药用辅料质量标准内涵

药用辅料的质量标准由定义（来源、制法）、性状、鉴别、检查、含量测定、标示、类别、贮藏等组成。

① 来源、制法是确定药用辅料的合法来源的重要方面。药用辅料合成过程中，一般不得使用苯。

② 鉴别是区别真伪的重要项目，鉴别方法应具有区分力。目前，药用辅料标准现代化的一个重要方面就是鉴别项的现代化。例如，几乎每种脂肪酸辅料都采用了气相色谱法测定脂肪酸组成，并作为鉴别的重要项目。

③ 检查项包括对药用辅料的一般特性、安全性及功能相关性检查。药用辅料的安全性检查，应根据产品的来源、制法，产品的降解情况，研究产品的纯度、有关物质和杂质，在此基础上建立检查项目、方法和限度。有关物质往往是辅料必然存在的物质总称，例如不同的脂肪酸，在检查项中应检查其脂肪酸组成，根据使用途径和生产水平设定限度。例如油酸和油酸（供注射用）的脂肪酸组成就有不同的要求。杂质的内容关注污染和使假掺杂，农药残留、生物毒素、金属元素污染是其重要方面。以金属元素为例，USP 和 ICH 颁布了金属元素的要求，USP 废止了药用辅料的通则（1232）、（1233），颁布了具有强制性的通则（232）、（233），尽管 ICH 要求在关联制剂中总体要求金属元素，但协议标准中往往会有约定。出口欧洲的药用辅料，往往要求做农药残留和生物毒素的检查，因此，企业的放行标准应包含此内容。

药用辅料的功能性指标检查是药用辅料的特有项目，是保证关联制剂性能的重要方面。目前，《中国药典》2020 年版通则（9601）已经制定了药用辅料的功能相关性指标指导原则。

对于使用途径风险较高的药用辅料应进行相应的安全性检查。例如聚山梨酯 80（供注射用），基于安全性考虑要求检查脂肪酸组成中油酸的比例在 98% 以上，其符合传统的聚山梨酯 80 的定义，但安全性检查具有更高的要求。

④ 含量测定是确定药用辅料质量的重要方面，但很多辅料的含量测定较复杂，因此，并不是每个辅料都有含量测定项。

与《中国药典》2015 年版比较，《中国药典》2020 年版收载药用辅料由 270 种提高至335 种，其中新增 65 种、修订 212 种。

应用实例——明胶空心胶囊的质量分析

（1）空心胶囊概述　空心胶囊是现代药品及功能性食品最常选用的药品装填材料之一，以其独特的优势在药品生产制造领域有着不可或缺的地位。由于胶囊囊壳的质量及制造来源直接影响到胶囊剂的临床使用效果和安全性，所以，人们一直努力提高胶囊囊壳的质量和寻找新的制造原料，以改善目前传统胶囊囊壳所不能满足的需求。

传统胶囊囊壳是由明胶、甘油和水等物质构成，属于蛋白质类物质。由于明胶胶囊存在着失水硬化、吸水软化、遇醛类物质易发生交联固化反应等缺陷，因此不宜充填易吸湿、易风化和与囊壳发生反应的内容物（如含醛基的物质等）。随着近年来人们在养殖业大量使用激素和滥用药品现象的日趋严重，人们越来越对动物制品的安全性有所怀疑，席卷欧洲的"疯牛病"就曾对传统明胶胶囊市场造成一定的冲击。因此，选用天然、植物性产品为原料的胶囊制品成为了人们的首选。植物胶囊不同于传统明胶胶囊，它是以羟丙基甲基纤维素（HPMC）为原料（原料含多聚糖和植物细胞壁的基本成分）。除纯天然概念优势之外，植物胶囊还可增进蛋白质、脂肪和碳水化合物的吸收和消化，具有传统明胶胶囊不具备的技术优势和特点。随着人们自我保健意识的不断增强、素食主义的发展以及受宗教等因素的影响，纯天然、植物性的胶囊产品将成为胶囊产品发展的主导方向。

明胶空心胶囊由药用明胶加辅料精制而成的帽、体两节胶囊壳组成，主要用于盛装固体药物。如自制散剂、保健品、药剂等，为服用者解决了难入口、口感差的问题，真正实现了良药不再苦口。空心胶囊越来越受欢迎，首先胶囊的形状细长，易于吞服，是最受消费者欢迎的剂型；其次胶囊能够很有效地掩盖内容物的令人不舒服的味道和气味。

胶囊的尺寸有多种，有00号、0号、1号、2号、3号、4号、5号，其中00号最大，5号最小。胶囊上还可印上文字、商标和图案，呈现出独特的定制外观。胶囊可容纳各种药粉、液体、半固体和药粒。此外，胶囊剂具有良好的生物利用度，原因是胶囊能迅速、可靠和安全地溶解。

空心胶囊有软胶囊、硬胶囊、胃溶胶囊和肠溶胶囊等。肠溶明胶空心胶囊是用明胶和肠溶包衣材料制成的有特定颜色（可根据用户的需要进行特别配制）和形状的囊壳，在胃液中不崩解，在肠液中才崩解释放的一种靶向性胶囊制品。常用于对胃有刺激或遇酸不稳定及需要在肠内溶解和发挥疗效的药物或保健品的特殊包装。肠定位给药可提高药物疗效和降低剂量，同时可减少不良反应，方便患者使用；还可避免口服蛋白多肽类药物或保健品的降解，为其提供最佳的吸收场所。

（2）贮存条件　除另有规定外，胶囊应密封贮存，其存放环境温度不高于30℃，湿度应适宜，防止受潮、发霉、变质。

① 装有胶囊的容器应置放于货架上，避开窗户和管道使其处于阴凉通风处，避免日光照射和靠近热源。不可随意放置和重压。

② 未使用前包装容器应保持密封，如果已打开，需采取相应灭菌措施，否则易造成细菌污染。

③ 贮存温度应保持在15～25℃；相对湿度保持在35％～65％。不可贮藏于高温高湿条件下，否则会因受热变软而发生粘连和变形，也不可置放于温度过低或过于干燥的环境下，否则胶囊易产生发脆易碎现象。

按上述贮存条件贮存，胶囊可完好地贮存9个月以上。

《中国药典》（2020年版）规定，明胶空心胶囊的主要质量分析项目如下。

（1）性状　本品呈圆筒状，系由可套合和锁合的帽和体两节组成的质硬且具有弹性的空囊。囊体应光洁、色泽均匀、切口平整、无变形、无异臭。本品分透明（两节均不含遮光剂）、半透明（仅一节含遮光剂）、不透明（两节均含遮光剂）三种。

记录：本品为＿＿＿＿＿＿＿＿＿＿＿＿＿＿＿＿＿＿＿＿＿＿＿＿＿＿＿＿＿＿＿
＿＿＿＿＿＿＿＿＿＿＿＿＿＿＿＿＿＿＿＿（应呈圆筒状，由帽和体两节组成的质硬且具有弹性的空囊。囊体应光洁，色泽均匀，切口平整，无变形，无异臭）。本品＿＿＿＿＿＿＿＿＿＿＿＿＿＿＿
（分透明、半透明、不透明三种）。

结论：＿＿＿＿＿＿＿＿＿＿＿＿＿＿。

（2）鉴别

a. 取本品约 0.25g，加水 50mL，加热使熔化，放冷，摇匀，取溶液 5mL，加重铬酸钾-稀盐酸（4∶1）的混合液数滴，即生成絮状沉淀。

记录：＿＿＿＿＿＿＿＿＿＿＿＿＿＿＿＿＿（应即生成絮状沉淀）。

结论：＿＿＿＿＿＿＿＿＿＿＿＿＿＿。

b. 取（a）项下的溶液 1mL，加水 50mL，摇匀，加鞣酸试液数滴，即产生浑浊。

记录：＿＿＿＿＿＿＿＿＿＿＿＿＿＿＿（应即发生浑浊）。

结论：＿＿＿＿＿＿＿＿＿＿＿＿＿＿。

c. 取本品约 0.3g，置试管中，加钠石灰少许，加热，产生的气体能使湿润的红色石蕊试纸变蓝。

记录：＿＿＿＿＿＿＿＿＿＿＿＿＿＿＿（应能使湿润的红色石蕊试纸变蓝色）。

结论：＿＿＿＿＿＿＿＿＿＿＿＿＿＿。

（3）检查

a. 松紧度　取本品 10 粒，用拇指和食指轻捏胶囊两端，旋转拨开，不得有黏结、变形或破裂，然后装满滑石粉，将帽、体套合并锁合，逐粒于 1m 的高度处直坠于厚度为 2cm 的木板上，应不漏粉；如有少量漏粉，不得超过 1 粒；若超过，应另取 10 粒复试，均应符合规定。

记录：＿＿＿＿＿＿＿＿＿＿＿＿＿（应不漏粉）；如有少量漏粉，有＿＿＿＿＿粒（应不得超过 1 粒）。

结论：＿＿＿＿＿＿＿＿＿＿＿＿＿＿。

b. 脆碎度　取本品 50 粒，至表面皿中，放入盛有硝酸镁饱和溶液的干燥器内，于25℃±1℃恒温 24h，取出，立即分别逐粒放入直立木板（厚度为 2cm）上的玻璃管（内径为24mm，长为 200mm）内，将圆柱形砝码（材质为聚四氟乙烯，直径为 22mm，重 20g±0.1g）从玻璃管口处自由落下，视胶囊是否破裂，如有破裂，不得超过 5 粒。

记录：＿＿＿＿＿＿＿＿＿＿＿＿＿（应无破裂）；如有破裂，有＿＿＿＿＿粒（应不得超过 5 粒）。

结论：＿＿＿＿＿＿＿＿＿＿＿＿＿＿。

c. 崩解时限　取本品 6 粒，装满滑石粉，照崩解时限检查法（通则 0921）胶囊剂项下的方法，加挡板进行检查。各粒均应在 10min 内崩解。除破碎的囊壳外，应全部通过筛网。如有胶囊壳碎片，不能通过筛网，但已软化、黏附在筛网及挡板上，可作符合规定论。如有 1 粒不符合规定，应另取 6 粒复试，均应符合规定。

记录：各粒全部通过筛网，崩解的时间为＿＿＿＿＿＿＿min（应不得过 10min）。

结论：＿＿＿＿＿＿＿＿＿＿＿＿＿＿。

d. 干燥失重　取洁净的称量瓶在 105℃的烘箱干燥恒重 2h，称重（m_1）；在干燥的称量瓶中，放入体、帽分开的胶囊约 1.0g（准确至 0.001g），称重（m）；然后在 105℃干燥 6h（在烘箱中干燥时勿将称量瓶盖严），取出后置于干燥器内，冷却至室温，在分析天平上称重（m_2）。减失重量应为 12.5%～17.5%。

胶囊含水量按下式计算：

$$X = \frac{m - m_2}{m - m_1} \times 100\%$$

式中，X 为胶囊含水量，%；m_1 为称量瓶重量，g；m_2 为称量瓶加烘干后胶囊的总重量，g；m 为称量瓶加原胶囊的总重量，g。

记录：称量瓶恒重（m_1）：105℃干燥_____h 称重_____g；105℃干燥_____h 称重_____g。

（供试品＋称量瓶）重（m）：_____g，供试品重：_____g。

（供试品＋称量瓶）恒重（m_2）：105℃干燥 6h 称重_____g。

结果计算：

$$X = \frac{m - m_2}{m - m_1} \times 100\%$$
$$= \underline{\hspace{2cm}} \% \ （应为 12.5\%～17.5\%）。$$

结论：_____。

e. 炽灼残渣　将瓷坩埚放入 550℃的高温箱式电阻炉内灼烧 1.5h，取出放入干燥器内冷却至室温。称取体、帽拨开的胶粉 1.0g，准确至 0.001g。将坩埚置于弱火上灼烧，直到有机物完全烧去。将坩埚置于 550℃左右的高温炉中灼烧，使黑色炭氧化至坩埚中留下白色或淡黄色灰分为止，并恒重。将坩埚放入干燥器中冷却至室温，然后称其重量。遗留残渣分别不得超过 2.0%（透明）、3.0%（半透明）、5.0%（不透明）。

灰分含量按下式计算：

$$X = \frac{G_2 - G_1}{G - G_1} \times 100\%$$

式中，X 为灰分含量，%；G 为胶囊加坩埚的重量，g；G_1 为空坩埚重量，g；G_2 为灼烧后残渣与空坩埚的总重量，g。

记录：空坩埚恒重（G_1）：_____℃炽灼_____h 称重_____g；_____℃炽灼_____h 称重_____g。

（供试品＋空坩埚）重（G）：_____g；供试品重：_____g。

（残渣＋空坩埚）恒重（G_2）：_____℃炽灼_____h 称重_____g；_____℃炽灼_____h 称重_____g；_____℃炽灼_____h 称重_____g。

结果计算：

$$X = \frac{G_2 - G_1}{G - G_1} \times 100\%$$
$$= \underline{\hspace{2cm}} \% ［应不得过 2.0\%（透明）、3.0\%（半透明）、5.0\%（不透明）］。$$

结论：_____。

f. 亚硫酸盐（以 SO_2 计）　取本品 5.0g，置长颈圆底烧瓶中，加热水 100mL 使溶化，加磷酸 2mL 与碳酸氢钠 0.5g，即时连接冷凝管，加热蒸馏，以 0.05mol/L 碘溶液 15mL 为接收液，收集馏出液 50mL，加水稀释至 100mL，摇匀，量取 50mL，置水浴上蒸发，随时补充水适量，蒸至溶液几乎无色，加水稀释至 40mL，照硫酸盐检查法（通则 0802）检查，若显浑浊，与标准硫酸钾溶液 3.75mL 制成的对照液比较，不得更浓（0.01%）。

记录：供试管与对照管比较结果_____［应不得更浓（0.01%）］。

结论：_____。

g. 氯乙醇 取本品适量，剪碎，称取 2.5g，置具塞锥形瓶中，加正己烷 25mL，浸渍过夜，将正己烷液移至分液漏斗中，精密加水 2mL，振摇提取，取水溶液作为供试品溶液。另取氯乙醇适量，精密称定，加正己烷溶解并定量稀释成每 1mL 中约含 25μg 的溶液，精密量取 2mL，置盛有正己烷 24mL 的分液漏斗中，精密加水 2mL，振摇提取，取水溶液作为对照溶液。照气相色谱法（通则 0521）试验，用 10% 聚乙二醇为固定液的毛细管柱为色谱柱，在柱温 110℃ 下测定。供试品溶液中氯乙醇峰面积不得大于对照溶液峰面积（0.002%）（此项适用于环氧乙烷灭菌的工艺）。

记录：供试品溶液中氯乙醇峰面积_____对照溶液峰面积［应不得大于对照溶液峰面积（0.002%）］。

结论：_____。

h. 黏度 取本品 4.50g，置已称定重量的 100mL 烧杯中，加温水 20mL，置 60℃ 水浴中搅拌使溶化；取出烧杯，擦干外壁，加水使胶液总重量达到下列计算式的重量（含干燥品 15.0%），将胶液搅匀后倒入干燥的具塞锥形瓶中，密塞，置 40℃±0.1℃ 水浴中，当胶液的温度达到 40℃±0.1℃ 后，移至平氏黏度计内，照黏度测定法（通则 0633 第一法，毛细管内径为 2.0mm），于 40℃±0.1℃ 水浴中测定。本品运动黏度不得低于 60mm²/s。

胶液总重量（g）按下式计算：

$$胶液总重量(g) = \frac{(1-干燥失重) \times 4.50 \times 100}{15.0}$$

记录：胶液总重量（g）$= \dfrac{(1-干燥失重) \times 4.50 \times 100}{15.0} =$

黏度计常数 $K =$ _____ mm²/s²

测得的流出时间（t）：1_____s，2_____s，3_____s；平均：_____s。

结果计算：

运动黏度（mm²/s）= _____mm²/s（应不得低于 60mm²/s）。

结论：_____。

i. 重金属 取"炽灼残渣"项下遗留的残渣，加硝酸 0.5mL 蒸干，至氧化氮蒸气除尽，放冷，加盐酸 2mL，置水浴上蒸干后加水 5mL，微热溶解，滤过（透明空心胶囊不需滤过），滤渣用 15mL 水洗涤，合并滤液和洗涤液至乙管（供试液管）中；另取配制供试品溶液的试剂，置瓷皿中蒸干后，加醋酸盐缓冲液（pH 3.5）2mL 与水 15mL，微热溶解后，移至纳氏比色管中，加标准铅溶液（10μg/mL）一定量，再用水稀释至 25mL（为甲管，对照液管）；依法检查（通则 0821 第二法）。在甲、乙两管中分别加硫代乙酰胺试液各 2mL，摇匀放置 2min，同置白纸上，自上而下透视，供试液管中显出的颜色与对照液管中显出的颜色比较不得更深（含重金属不得过百万分之二十）。

记录：供试管与对照管比较结果_____（应不得更深）。

结论：_____。

j. 对羟基苯甲酸酯类 取本品约 0.5g，精密称定，置已加热水 30mL 的分液漏斗中，振摇使溶解，放冷，精密加乙醚 50mL，小心振摇，静置分层，精密量取乙醚层 25mL，置蒸发皿中，蒸干乙醚，用流动相转移至 5mL 量瓶中并稀释至刻度，摇匀，作为供试品溶液；另精密称取羟苯甲酯、羟苯乙酯、羟苯丙酯、羟苯丁酯对照品各 25mg，置同一 250mL 量瓶中，加流动相溶解并稀释至刻度，摇匀，精密量取 5mL 置 25mL 量瓶中，用流动相稀释至刻度，摇匀，作为对照品溶液。照高效液相色谱法（通则 0512）试验，用十八烷基硅烷键合硅胶为填充剂，以甲醇-0.02mol/L 醋酸铵（58：42）为流动相，检测波长为 254nm，理论板数按羟苯乙酯峰计算应不低于 1600。精密量取供试品溶液与对照品溶液各 10μL，分别注入液相色谱仪，记录色谱图；供试品溶液如出现与对照品溶液相应的峰，按外标法以峰面积计算，含羟苯甲酯、羟苯乙酯、羟苯丙酯与羟苯丁酯的总量不得过 0.05％（此项适用于以对羟基苯甲酸酯类作为抑菌剂的工艺）。

记录：按计算公式

$$c_x = c_R \times \frac{A_x}{A_R}$$

（式中，A_R 为对照品的峰面积；c_R 为对照品的浓度；c_x 为供试品的浓度；A_x 为供试品的峰面积）计算羟苯甲酯、羟苯乙酯、羟苯丙酯与羟苯丁酯的总量＿＿＿＿＿＿＿＿（应不得过 0.05％）。

结论：＿＿＿＿＿＿＿＿＿。

k. 环氧乙烷　取本品约 2.0g，精密称定，置 20mL 顶空瓶中，精密加 60℃的水 10mL，密封，不断振摇使溶解，作为供试品溶液；取外部干燥的 100mL 量瓶，加水约 60mL，加瓶塞，称重，用注射器注入环氧乙烷对照品约 0.3mL，不加瓶塞，振摇，盖好瓶塞，称重，前后两次称重之差即为溶液中环氧乙烷的重量，用水稀释至刻度，摇匀，精密量取适量，用水定量稀释制成每 1mL 中约含 2μg 的溶液，精密量取 1mL，置 20mL 顶空瓶中，精密加水 9mL，密封，作为对照品溶液；照残留溶剂测定法（通则 0861 第二法）试验，用 5％甲基聚硅氧烷或聚乙二醇为固定液（或极性相近的固定液）的毛细管柱，柱温 45℃。顶空瓶平衡温度为 80℃，平衡时间为 15min。取供试品溶液与对照品溶液分别顶空进样，记录色谱图。供试品溶液中环氧乙烷的峰面积不得大于对照品溶液主峰面积（0.0001％）（此项适用于环氧乙烷灭菌的工艺）。

记录：供试品溶液中环氧乙烷的峰面积＿＿＿＿＿＿＿对照品溶液主峰面积（应不得大于对照品溶液主峰面积）。

结论：＿＿＿＿＿＿＿＿＿。

l. 铬　取本品 0.5g，精密称定，置聚四氟乙烯消解罐内，加硝酸 5～10mL，混匀，100℃预消解 2h 后，盖上内盖，旋紧外套，置适宜的微波消解炉内，进行消解。消解完全后，取消解内罐置电热板上缓缓加热至红棕色蒸气挥尽并近干，用 2％硝酸转移至 50mL 量瓶中，并用 2％硝酸稀释至刻度，摇匀，作为供试品溶液。同法制备试剂空白溶液。另取铬单元素标准溶液，用 2％硝酸稀释制成每 1mL 含铬 1.0μg 的铬标准贮备液，临用时，分别精密量取铬标准贮备液适量，用 2％硝酸溶液稀释制成每 1mL 含铬 0～80 ng 的对照品溶液。取供试品溶液与对照品溶液，以石墨炉为原子化器，照原子吸收分光光度法（通则 0406 第一法），在 357.9nm 的波长处测定，计算，即得。含铬不得过百万分之二。

记录：计算机自动由工作曲线计算出试样相应的铬含量，本品含铬＿＿＿＿＿＿＿（应不得过百万分之二）。

结论：＿＿＿＿＿＿＿＿＿。

m. 微生物限度 取本品，依法检查（通则 1105 与通则 1106），每 1g 供试品中需氧菌总数不得过 1000cfu、霉菌和酵母菌总数不得过 100cfu，不得检出大肠埃希菌；每 10g 供试品中不得检出沙门菌。

记录：每 1g 供试品中含需氧菌总数_____cfu（应不得过 1000cfu）；含霉菌和酵母菌总数_____cfu（应不得过 100cfu），大肠埃希菌_____（应不得检出大肠埃希菌）。每 10g 供试品中沙门菌_____（应不得检出沙门菌）。

药用辅料
质量标准

结论：_____。

【思考与训练】

简答题

1. 药用辅料在药物制剂中有哪些作用？

2. 矫味剂起什么作用？分为几类？

3. 防腐剂的选用原则？

思考与训练
答案 1

第二节 主药含量测定时常见附加剂的干扰与排除

药物在制成制剂时一般需要加入附加剂，如片剂的稀释剂、润滑剂、崩解剂，注射剂的助溶剂、抗氧剂等。制剂中的附加剂有时会对药物的测定造成影响，需予以排除。本节对常用的片剂和注射剂中主药含量测定时常见附加剂的干扰与排除予以介绍。

一、片剂中常见赋形剂的干扰与排除

1. 糖类的干扰与排除

赋形剂中含有淀粉、糊精、蔗糖、乳糖等，其中乳糖本身有还原性，淀粉、糊精、蔗糖虽然本身无明显的还原性，但它们水解后均生成葡萄糖，而葡萄糖为醛糖，具有还原性，干扰氧化还原滴定，特别是使用具有较强氧化性的滴定剂，如高锰酸钾、溴酸钾等。在选择含糖附加剂的片剂含量测定方法时，应避免使用氧化性强的滴定剂，同时应采用阴性对照品做对照试验；若阴性对照品要消耗滴定剂，说明附加剂对测定有干扰，应换用其他的方法测定。也可以先把赋形剂分离出去，或把主药提取分离出来，然后进行含量测定。

2. 硬脂酸镁的干扰与排除

硬脂酸镁是片剂中常用的润滑剂，是以硬脂酸镁（$C_{36}H_{70}MgO_4$）和棕榈酸镁（$C_{32}H_{62}MgO_4$）为主要成分的混合物。硬脂酸镁对主药含量测定的干扰作用主要分为两个方面。

（1）对配位滴定法的干扰与排除 Mg^{2+} 干扰配位滴定。在碱性条件下，Mg^{2+} 也可与滴定剂配位，使测定结果偏高，需选用合适的指示剂、或改变溶液 pH 值或用掩蔽剂来消除干扰。

（2）对非水滴定法的干扰 在非水溶液滴定中，硬脂酸根离子能被高氯酸滴定，因而可干扰测定。若主药含量大，硬脂酸镁的含量小，则对测定结果影响不大，可忽略其干扰，直接进行测定；但主药含量少而硬脂酸镁含量大时，硬脂酸镁的存在可使测定结果偏高。若药物是脂溶性的，可采用适当的有机溶剂提取出药物后再测定。为排除干扰，一般采取有机溶剂提取、加掩蔽剂（酒石酸、草酸等）等方法。例如硫酸奎宁片，《中国药典》采用碱化后用 $CHCl_3$ 提取，再用 $HClO_4$ 滴定。

3. 滑石粉的干扰与排除

滑石粉在水中不易溶解，使溶液浑浊，所以当采用紫外-可见分光光度法、比旋度法及比浊度法等测定片剂的主药含量时会发生干扰，一般采用滤除法和提取分离法排除干扰。

4. 其他干扰与排除

苯甲酸盐、羧甲基纤维素钠及聚乙烯吡咯烷酮等均要消耗高氯酸滴定溶液，使滴定结果偏高，亦要注意排除。

片剂中常见赋形剂的干扰与排除　　案例分析1

总之，考虑辅料对片剂含量测定的干扰与排除时，应注意以下几个方面：①辅料的理化性质；②辅料与主药的配比，主药量大、辅料小时，干扰影响较小，甚至可以忽略不计；③测定方法的选择，测定方法应选专属性强、辅料干扰少的方法；④主药量很少时，可用微量测定法，如比色法、分光光度法等。

二、注射剂中常见赋形剂的干扰与排除

注射剂中的附加剂种类较多，其主要作用是保持药液稳定，减少对人体组织的刺激。常见的附加剂有酸度调节剂、渗透压调节剂、助溶剂、抗氧剂、抑菌剂、止痛剂、冻干制剂中的赋形剂等。

1. 抗氧剂的干扰与排除

具有还原性药物的注射剂，常需加入抗氧剂以增加药物的稳定性。注射剂中常用的抗氧剂有亚硫酸钠、亚硫酸氢钠、焦亚硫酸钠、硫代硫酸钠、维生素 C 等。抗氧剂均为还原性物质，这些物质的存在，对氧化还原滴定结果会产生干扰，对亚硝酸钠滴定法测定注射液含量的结果也有干扰。另外，维生素 C 还具有紫外吸收能力，可干扰紫外-可见分光光度法的测定。

注射剂中抗氧剂的干扰，常采用下述方法排除。

① 加入掩蔽剂法　常用的掩蔽剂有丙酮或甲醛。注射剂中加入亚硫酸钠、亚硫酸氢钠或焦亚硫酸钠作抗氧剂，主药测定采用碘量法、银量法、铈量法或重氮化法测定时，使用上述掩蔽剂可与抗氧剂发生加成反应从而排除其干扰。

反应原理如下：

$$NaHSO_3 + O=C\begin{matrix}CH_3\\CH_3\end{matrix} \longrightarrow \begin{matrix}HO\\NaO_3S\end{matrix}C\begin{matrix}CH_3\\CH_3\end{matrix}$$

$$NaHSO_3 + HCHO \longrightarrow \begin{matrix}H\\H\end{matrix}C\begin{matrix}OH\\SO_3Na\end{matrix}$$

例如，《中国药典》采用碘量法测定维生素 C 注射液含量时，其中的抗氧剂亚硫酸氢钠也会消耗碘而产生干扰，使用丙酮作为掩蔽剂可消除其干扰。

② 加酸分解法　因亚硫酸钠、亚硫酸氢钠及焦亚硫酸钠均可被强酸分解，产生二氧化硫气体，经加热可全部逸出。例如，磺胺嘧啶钠注射液的含量测定采用亚硝酸钠滴定法，其中添加了亚硫酸氢钠作抗氧剂，消耗亚硝酸钠滴定溶液；若滴定前加入一定量的盐酸（这也是亚硝酸钠滴定法所要求的条件），可使亚硫酸氢钠分解，排除干扰。又如亚硝酸钠测定盐酸普鲁卡因胺注射液的含量时，其中的抗氧剂亚硫酸氢钠或焦亚硫酸钠也能消耗亚硝酸钠滴定液而产生干扰，采用加入盐酸并迅速加热煮沸的办法可使抗氧剂分解从而消除其干扰。

$$NaHSO_3 + HCl \longrightarrow NaCl + H_2O + SO_2\uparrow$$

③ 加入弱氧化剂氧化法　注射剂中的亚硫酸盐、亚硫酸氢盐等抗氧剂可被一些弱氧化剂氧化，常用的弱氧化剂有过氧化氢和硝酸。但使用本法时必须注意加入的弱氧化剂不能氧化被测的药物，也不能消耗滴定液。

$$NaHSO_3 + H_2O_2 \longrightarrow NaHSO_4 + H_2O$$
$$Na_2SO_3 + H_2O_2 \longrightarrow Na_2SO_4 + H_2O$$
$$Na_2SO_3 + 2HNO_3 \longrightarrow Na_2SO_4 + H_2O + 2NO_2\uparrow$$
$$2NaHSO_3 + 4HNO_3 \longrightarrow Na_2SO_4 + 2H_2O + H_2SO_4 + 4NO_2\uparrow$$

④ 提取分离法　利用溶解性的不同进行分离。如盐酸阿扑吗啡注射液中加入焦亚硫酸钠作抗氧剂，根据生物碱的溶解特性，用不含过氧化物的乙醚提取碱化后游离的阿扑吗啡，然后再用间接酸碱滴定法测定含量。

《中国药典》2020 年版二部中盐酸阿扑吗啡注射液的含量测定方法如下。精密量取本品适量（约相当于盐酸阿扑吗啡 50mg），置分液漏斗中，用新沸放冷的水稀释使成 25mL，加碳酸氢钠 0.5g，振摇溶解后，用无过氧化物的乙醚振摇提取 5 次，第一次 25mL，以后每次各 15mL，合并乙醚液，用水洗涤 3 次，每次 5mL，合并洗液，用无过氧化物的乙醚 5mL 振摇提取，合并前后两次得到的乙醚液，精密加盐酸滴定液（0.02mol/L）20mL，振摇提取，静置分层后，分取酸层，乙醚层用水振摇洗涤 2 次，每次 5mL，洗液并入酸液中，加甲基红指示液 1～2 滴，用氢氧化钠滴定液（0.02mol/L）进行滴定。每 1mL 盐酸滴定液（0.02mol/L）相当于 6.256mg 的 $C_{17}H_{17}NO_2 \cdot HCl \cdot 1/2\ H_2O$。

⑤ 选择适当测定波长法　注射液中如使用了维生素 C 作抗氧剂，其最大吸收波长为 243nm，若主药的测定波长也在此波长附近，就会产生干扰。通常采用选择其他波长作测定波长的方法使主药有吸收，而维生素 C 几乎没有吸收，从而排除干扰。

2. 溶剂油的干扰与排除

对于脂溶性的药物，一般将其注射液制成油溶液，因为油溶液进行肌内注射时可延长作用时间。注射用植物油，我国多采用麻油、茶油或核桃油等，植物油中往往含有三萜类物质，它们有可能对主药测定产生干扰。排除干扰的方法常有下列几种。

① 有机溶剂稀释法　对主药含量较高，而测定时规定取样量较少的注射液，可经有机溶剂稀释以使油溶液对测定的影响减小。

② 有机溶剂提取后再测定法　加入有机溶剂，将主药从油溶液中提取出来，再按不同方法测定。如黄体酮注射液，先加乙醚溶解，再用甲醇分次提取黄体酮，然后采用高效液相色谱法测定含量。

3. 等渗溶液的干扰与排除

为临床治疗需要，注射剂中常用氯化钠作为等渗调节剂，但氯化钠的存在对银量法或离子交换法测定主药含量会产生干扰，应根据不同的情况采用不同的方法予以排除。例如，复方乳酸钠注射液中加有氯化钠作为等渗调节剂，当用离子交换-酸碱滴定法测定主药含量时，氯化钠会干扰测定。先用强酸性阳离子交换树脂处理时，氯化钠会参与交换产生盐酸，继续用氢氧化钠标准溶液滴定时，上述反应生成的盐酸也会消耗标准溶液，对测定结果产生干扰。解决的办法是先用银量法测得氯化钠消耗硝酸银的物质的量，再从离子交换法中所消耗的氢氧化钠总物质的量中减去由氯化钠所消耗的物质的量，即银量法测得的氯化钠所耗硝酸银的物质的量，从而求得供试品中主药的含量。

4. 溶剂水的干扰及排除

注射液一般是以水作溶剂的，当采用非水溶液滴定法测定主药时，溶剂水的存在对测定有干扰，必须先除水，再进行测定。除水的方法取决于主药的热稳定性。如果主药对热稳定，测定前可在水浴上加热蒸发或在105℃下干燥，除去水分后，再按非水溶液滴定法测定，如乳酸钠注射液的含量测定。如果主药遇热易分解，则在适当的pH条件下，用有机溶剂提取后，再按原料药的方法进行测定，如盐酸氯胺酮注射液的含量测定。《中国药典》2020年版中改用紫外-可见分光光度法测定盐酸氯胺酮注射液的含量。

5. 助溶剂的干扰及排除

某些注射剂中可能添加帮助主药溶解的助溶剂，这些助溶剂的存在也常影响主药的含量测定。如葡萄糖酸钙注射液中往往加入氢氧化钙为助溶剂，当用配位滴定法测定含量时，就会使测定结果偏高。为此，常在制备过程中控制钙盐的用量，《中国药典》中规定添加的钙盐按钙（Ca）计算，不得超过葡萄糖酸钙中含有钙量的5.0%。

注射剂中常见赋形剂的干扰与排除

案例分析2

【思考与训练】

选择题

1. 在注射剂的含量测定中要考虑附加剂的影响，常用的附加剂有（   ）。

A. 黏合剂   B. 抗氧剂   C. 防腐剂   D. 糖浆剂   E. 润滑剂

2. 注射剂中抗氧剂亚硫酸氢钠对碘量法有干扰，可采用下列哪一试剂与其生成加成物而排除干扰。（   ）

A. 硼酸   B. 草酸   C. 甲醛   D. 酒石酸   E. 丙醇

3. 测定硫酸亚铁片的含量时，为防强氧化剂滴定时带来误差，常用下列哪种方法进行测定。（   ）

A. 高锰酸钾法   B. 碘量法   C. 重铬酸钾法   D. 铈量法

4. 糖类赋形剂对下列哪种定量方法产生干扰。（   ）

A. 酸碱滴定法   B. 非水碱量法   C. 氧化还原法

D. 配位滴定法   E. 紫外-可见分光光度法

5. 受硬脂酸镁干扰的含量测定方法有（   ）。

A. 银量法   B. 非水碱量法   C. 配位滴定法   D. 氧化还原法   E. 酸碱滴定法

思考与训练
答案2

教学说明

第六章
原料药质量分析

原料药概述
常见原料药的性质及质量分析

导入语

原料药由化学合成、植物提取或生物技术所制备，是制剂中的有效成分。在生产过程中由于起始原料的纯度、反应的完全性、应用的溶剂、自身的结构及外界条件等因素，直接影响原料药的质量，同时也会影响到后续的制剂质量。本章将介绍原料药质量的影响因素、质量研究的内容、常见原料药的性质及质量分析。

学习目标

（1）了解各类原料药的结构、性质和质量分析方法之间的关系；

（2）熟悉各类原料药的质量分析和计算；

（3）能对实验结果做出正确判断和处理。

 第一节　概述

原料药是指用于生产各类制剂的原料药物，是制剂中的有效成分。由化学合成、植物提取或者生物技术所制备的各种用来作为药用的粉末、结晶、浸膏等均为原料药，但病人无法直接服用。而由这种粉末、结晶、浸膏状态的药物加工制成便于病人使用的给药形式（如片剂、胶囊、注射液、丸剂、软膏剂等），这些给药形式称为药物的剂型。具体的原料药加工后成为药物制剂，原料药的称呼主要是相对于制剂而言的，比如注射用硫酸头孢匹罗是药，那么硫酸头孢匹罗就是原料药。

原料药按生产分类，可分为化学合成药，大多数的原料药是合成药，如磺胺嘧啶；提取药，如从猪肠提取的肝素，从软骨中提取的软骨素；发酵药，多数抗生素都是来源于发酵过程，如青霉素、链霉素等；多种工艺组合药，如半合成抗生素、甾体、激素等。原料药根据来源分为化学合成药和天然化学药两大类。化学合成药又可分为无机合成药和有机合成药，无机合成药为无机化合物（极个别为元素），如用于治疗胃及十二指肠溃疡的氢氧化铝、三硅酸镁等；有机合成药主要是由基本有机化工原料，经一系列有机化学反应而制得的药物，如阿司匹林、对乙酰氨基酚等。天然化学药按其来源，也可分为生物化学药与植物化学药两大类，抗生素一般系由微生物发酵制得，属于生物化学范畴；近年出现的多种半合成抗生素，则是生物合成和化学合成相结合的产品。原料药中，有机合成药的品种、产量及产值所占比例最大，是化学制药工业的主要支柱。此外，质量标准中有无菌检查项目的原料药为无菌原料药，通常可直接分装成注射剂，但注射剂原料药不一定是无菌原料药。原料药质量好坏直接决定制剂质量的好坏，因此其质量标准要求很严，世界各国对于其广泛应用的原料药都制定了严格的国家药典标准和质量控制方法。

一、原料药质量研究的一般内容

原料药的生产往往包含复杂的化学变化和生物变化过程，生产过程往往会产生副产物，因此需要纯化和精制。在原料药生产过程中，物料的化学结构变化是经常发生的，原料药的质量研究应在确证化学结构或组分的基础上进行。原料药的一般质量研究项目包括性状、鉴别、检查和含量测定等几个方面。

（一）性状

1. 外观

外观、色泽、臭、味、结晶性等为药物的一般性状，应予以考察，并应注意在贮存期内是否发生变化。如有变化，应如实描述，如遇光变色、易吸湿、风化、挥发等情况。

2. 溶解度

通常考察药物在水及常用溶剂（与该药物溶解特性密切相关的、配制制剂、制备溶液或精制操作所需用的溶剂等）中的溶解度。

3. 熔点或熔距

熔点或熔距是已知结构的化学原料药的重要物理常数之一，熔点或熔距数据是鉴别和检查该原料药的纯度指标之一。常温下呈固体状态的原料药应考察其熔点或受热后的熔融、分解、软化等情况。结晶性原料药一般应有明确的熔点，对熔点难以判断或熔融同时分解的品种，应同时采用热分析方法进行比较研究。

4. 旋光度或比旋度

旋光度或比旋度是反映具有光学活性化合物固有特性及其纯度的指标。对这类药物，应考察其旋光性质（采用不同的溶剂），并测定旋光度或比旋度。

5. 吸收系数

化合物对光的选择性吸收及其在最大吸收波长处的吸收系数，是该化合物的物理常数之一，也是原料药质量研究的一个重要项目。药物的吸收系数应至少用五台不同型号的仪器，按照规范的方法测定，并对结果进行统计处理。

6. 其他

（1）相对密度　相对密度可反映物质的纯度。纯物质的相对密度在特定条件下为不变的常数。若纯度不够，则其相对密度的测定值会随着纯度的变化而改变。液体原料药应考察其相对密度。

（2）凝点 凝点系指一种物质由液体凝结为固体时，在短时间内停留不变的最高温度。物质的纯度变更，凝点亦随之改变。液体原料药应考察其是否具有一定的凝点。

（3）馏程 某些液体药物具有一定的馏程，测定馏程可以区别或检查药物的纯杂程度。

（4）折光率 对于液体药物，尤其是植物精油，利用折光率数值可以区别不同的油类或检查某些药物的纯杂程度。

（5）黏度 黏度是指流体对流动的阻抗能力。测定液体药物或药物溶液的黏度可以区别或检查其纯度。

（6）碘值、酸值、皂化值、羟值等 是脂肪与脂肪油类药物的重要理化性质指标，在此类药物的质量研究中应予以研究考察。

（二）鉴别

原料药的鉴别试验要采用专属性强、灵敏度高、重复性好、操作简便的方法，常用的方法有化学反应法、色谱法和光谱法。

1. 化学反应法

化学反应法的主要原理是选择官能团专属的化学反应进行鉴别。包括显色反应、沉淀反应、盐类的离子反应等。

2. 色谱法

色谱法主要包括气相色谱法（GC）、高效液相色谱法（HPLC）和薄层色谱法（TLC）等。可采用 GC 法、HPLC 法的保留时间及 TLC 法的比移值（R_f）及颜色等进行鉴别。

3. 光谱法

常用的光谱法有红外吸收光谱法和紫外-可见吸收光谱法。紫外吸收法应规定在指定溶剂中的最大吸收波长，必要时，规定最小吸收波长；或规定几个最大吸收波长处的吸光度比值或特定波长处的吸光度，以提高鉴别的专属性。

（三）检查

检查项目通常应考虑安全性、有效性和纯度三个方面的内容。药品按既定的工艺生产和正常贮藏过程中可能产生需要控制的杂质，包括工艺杂质、降解产物、异构体和残留溶剂等，因此要进行质量研究，并结合实际制定出能真实反映药品质量的杂质控制项目，以保证药品的安全有效。

1. 一般杂质

一般杂质检查包括氯化物、硫酸盐、重金属、砷盐、炽灼残渣等。对一般杂质，试制产品在检验时应配制不同浓度系列的对照液，考察多批数据，确定所含杂质的范围。

2. 有关物质

有关物质主要是在生产过程中带入的起始原料、中间体、聚合体、副反应产物，以及贮藏过程中的降解产物等。有关物质的研究是药品质量研究中关键性的项目之一，其含量是反映药品纯度的直接指标。对药品的纯度要求，应基于安全性和生产实际情况两方面的考虑，因此，允许含限定量无害的或低毒的共存物，但对有毒杂质则应严格控制。毒性杂质的确认主要依据安全性试验资料或文献资料。与已知毒性杂质结构相似的杂质，亦被认为是毒性杂质。

3. 有机溶剂残留

由于某些有机溶剂具有致癌、致突变、有害健康以及危害环境等特性，而且有机溶剂残留亦在一定程度上反映精制等后处理工艺的可行性，故应对生产工艺中使用的有机溶剂在药品中的残留量进行研究。

4. 晶型

许多药物具有多晶型现象。因物质的晶型不同，其物理性质会有不同，并可能对生物利用度和稳定性产生影响，故应对结晶性药物的晶型进行考察研究，确定是否存在多晶型现象；尤其对难溶性药物，其晶型如果有可能影响药品的有效性、安全性及稳定性，则必须进行晶型的研究。晶型检查通常采用熔点、红外吸收光谱、粉末 X 射线衍射、热分析等方法。对于具有多晶型现象的药物，应确定其有效晶型，并对无效晶型进行控制。

5. 粒度

用于制备固体制剂或混悬剂的难溶性原料药，其粒度对生物利用度、溶出度和稳定性均有较大的影响，必要时需测定粒度，检查原料药的粒度分布，并规定其限度。

6. 溶液的澄清度与颜色、溶液的酸碱度

溶液的澄清度与颜色、溶液的酸碱度是原料药质量控制的重要指标，通常应作此两项检查，特别是制备注射剂用的原料药。

7. 干燥失重和水分

此两项为原料药常规的检查项目。含结晶水的药物通常测定水分，再结合其他试验研究确定所含结晶水的数目。质量研究中一般应同时进行干燥失重检查和水分测定，并将二者的测定结果进行比较。

8. 异构体

异构体包括顺反异构体和光学异构体等。由于不同的异构体可能具有不同的药效或生物有效性，甚至产生相反的药理活性，因此，须作不同异构体的检查。具有顺、反异构现象的原料药应检查其异构体。单一光学活性的药物应检查其光学异构体，如对映体杂质检查。

9. 其他

根据研究品种的具体情况，以及工艺和贮藏过程中发生的变化，有针对性地设置检查研究项目。如聚合物药物检查其平均分子量等。

抗生素类药物或供注射用的原料药（无菌粉末直接分装），必要时应检查异常毒性、细菌内毒素或热原、降压物质、无菌等。

（四）含量（效价）测定

凡用理化方法测定药品含量的称为"含量测定"，凡以生物学方法或酶化学方法测定药品效价的称为"效价测定"。

原料药质量
研究的一般内容

化学原料药的含量（效价）测定是评价药品质量的主要指标之一，应选择适当的方法对原料药的含量（效价）进行研究。

《中华人民共和国药品管理法》第四十五条规定，生产药品所需的原料、辅料必须符合药用要求。《中华人民共和国药品管理法实施条例》第九条规定，药品生产企业生产药品所使用的原料药，必须具有国务院药品监督管理部门核发的药品批准文号或者进口药品注册证书、医药产品注册证书。

二、影响化学原料药质量的主要因素

原料药的质量与药物的相关理化性质（结晶、粒度等）、药物的稳定性、杂质水平（有关物质、无机杂质等）以及生产过程中可能的污染和交叉污染等有关。主要影响因素有以下几个方面。

1. 合成工艺

（1）缺乏对合成用起始原料、关键原料的合理控制　起始原料内控标准的制定不仅仅是研究资料完整性的一个方面，更重要的是有利于加强对原料药合成的起点控制，最大限度地降低可能引入的杂质，保证终产品的纯度。有些研究单位往往忽视制定起始原料的内控标准，或者即使制定，也不是结合起始原料的工艺设定合理的质控项目，例如，未结合工艺制定相应的杂质控制以及残留溶剂控制。

（2）缺少反应终点的监测方法与中间体质控方法　对于反应终点的监测以及中间体的控制，是构成产品质量控制体系的一部分重要内容。研发者应尽量采用 TLC 等方法监测反应进程，对关键中间体应建立 HPLC 法等定量分析方法进行质控，以保证工艺与质量的稳定。

尤其需要强调的是，目前手性原料的合成中，对引入手性的原料、中间体的控制过于粗略。研究单位多采用比旋度的方法对手性原料药合成中的关键原料及中间体进行光学活性控制，但比旋度对光学纯度的质控而言，是个较为粗略的指标，其数值受样品的化学纯度、水分等的影响而会产生较大的波动，无法较准确体现样品的光学纯度。同时，由于手性药物尤其是多个手性中心的药物空间结构确证以及质量控制，仅依靠终点控制有一定难度，通常尚需结合起始材料以及中间体的情况进行判断，故建议此类药物合成中采用手性 HPLC 法、毛细管电泳法等更具专属性的方法控制相关样品的光学纯度。

2. 药物自身结构及官能团的影响

药物在生产、制剂、贮存、调配和使用等各个环节中发生的化学变化即质量发生了改变。一些含酯键、酰胺键的药物及盐类、苷类药物相对容易发生水解；含碳碳双键、酚羟基、巯基、芳伯氨基等基团的药物容易被氧化。

3. 外界条件的影响

温度、光线、空气中的氧气、二氧化碳、水分及包装材质和包装方式等都会影响药物贮存过程中的质量。

原料药生产的质量控制必须按照《药品生产质量管理规范（2016 年修订）》附件 2 施行，从硬件设施管理、物料管理、生产和质量管理、不合格中间产品或原料药的处理、一系列的验证、文件的制定与实施以及采用传统发酵工艺生产原料药的特殊要求管理等多方面进行，以防止出现人为差错污染和交叉污染，影响原料药的质量。

影响化学原料药质量的主要因素

三、原料药的发展

目前全球主要的原料药生产区域有五个：中国、印度、日本、北美和西欧。西欧是原料药的纯出口地区，北美是主要进口地区，日本则基本处于自给自足的状态，而中国和印度是主要的原料药生产基地。

作为制药行业的上游环节，原料药行业的发展与制药行业的发展密不可分，甚至保持一致。在全球药品市场持续扩容，大批专利药到期致仿制大潮来临以及新兴地区业务快速增长的现状之下，全球原料药行业也保持稳定的增长和良好的发展趋势。

1. 我国原料药发展现状

根据国家药监局公布的《2018 年度药品监管统计年报》显示，截至 2018 年 11 月底，我国共有原料药和制剂生产企业 4400 多家，其中在国家食品药品监督管理局注册的原料中间体和原料药生产企业共有 3000 多家，占较大比例。

随着化学原料药行业竞争的不断加剧，大型化学原料药企业间并购整合与资本运作日趋频繁，国内优秀的化学原料药生产企业愈来愈重视对行业市场的研究，特别是对企业发展环境和客户需求趋势变化的深入研究。正因为如此，一大批国内优秀的化学原料药品牌迅速崛起，逐渐成为化学原料药行业中的翘楚。

2. 原料药的发展前景

（1）原料药行业发展趋势　全球原料药市场需求快速增长，据前瞻产业研究院发布的《原料药行业发展前景预测与投资战略规划分析报告》统计数据显示，2015 年全球原料药市场规模为 1308 亿美元，到了 2016 年全球原料药市场规模增长至 1460 亿美元，截至 2017 年末全球原料药市场规模达到了 1550 亿美元。预计未来几年全球对原料药的需求将快速增长，预计到 2021 年，全球原料药市场规模将上升到 2250 亿美元，年复合增长率将超过 6.5%。

通过对全球原料药市场份额统计分析，以 2015 年为例，专属使用原料药的规模为 801.8 亿美元，占全球原料药市场的 61.3% 份额，外购原料药市场规模为 506.2 亿美元，占全球原料药市场的 38.7% 份额，即 6 成原料药是由制药企业自己生产的，其余 4 成是由第三方生产出售给制药企业的。从类别上来说，全球原料药市场以合成化学原料药为主、生物制药原料药为辅，前者约占市场总量的 90%，后者仅占 10% 左右的份额，而随着全球生物技术行业的发展，后者的市场占比正在逐年提升；通用名原料药占 43.5%，特色原料药占 56.5%，今后特色原料药将迎来难得的发展机遇。

全球原料药行业挑战与机遇并存。一方面，生物技术的发展，仿制药行业的持续火热，将推动全球原料药市场的增长；另一方面，市场的分散在加剧整体研发费用减少以及环保等问题，也可能会给原料药行业带来严峻的考验。但总体来看，当前及短期内原料药行业仍然将保持稳定增长，机遇会大于挑战。不仅如此，环保也在制约着原料药的进一步发展。环保压力的增加，提升了医药制造企业的环保支出，逼迫部分小产能退出市场，提升了行业集中度，对原料药生产企业而言既是机遇、又是挑战。企业加大环保投资力度，进行产业升级，改进工艺，提升污染处理能力，才能在未来发展中实现可持续发展，抓住结构性机遇。

（2）中国原料药市场前景　我国原料药产业发展前景广阔，特别是近几年专利到期的原研药物数量日渐增多，带动了世界各国原料药市场的需求，同时也为我国仿制药生产带来新的发展机遇。

目前中国原料药行业的增长速度稳健，是我国医药工业的支柱行业。我国原料药的生产能力、数量和品种在全球名列前茅，在全球原料药市场中占举足轻重的地位。我国是原料药生产大国，可生产 1500 多种原料药和中间体，已经从仅能生产维生素等低端大宗原料药的阶段发展到可以大量生产较为高端的特色原料药阶段，且技术和质量水平都在不断提升。和其他原料药大国相比，我国原料药制造业依然有望保持成本优势。相比较印度，当前中国原

料药在国际市场上有着显著的优势。一方面，中国原料药整体产业规模更加庞大。绝大多数

印度制药企业均缺乏相关原料药生产技术，所以很多印度制剂生产商每年都要从中国进口总价值超过 20 亿美元的原料药和中间体。另一方面，中国在抗生素类、解热镇痛类、维生素类、皮质激素类等原料药商领先

原料药的发展趋势

于印度，甚至在国际上都有着举足轻重的地位。而随着中国原料药企业在生产工艺、规模及质量等方面的不断升级，中国原料药将在国际市场中得到更进一步的发展。

【思考与训练】

是非题

1. 一般原料药都需进行有关物质研究，对于供注射用的原料尤其要关注。
（   ）

2. 方法学验证中，要求进行主成分同关键中间体和破坏性降解产物分离情况的试验，如未进行可结合影响因素试验考察情况确定。（   ）

3. 原料药的质量研究应先确证其化学结构或组分。（   ）

4. 原料药的质量仅与药物的稳定性、杂质水平以及生产过程中可能的污染和交叉污染等有关。（   ）

思考与训练
答案 1

第二节 常见原料药的性质及质量分析

原料药按合成路线分，可分为酯类、醛类、杂环类、手性化合物等；按药理分，可分为抗生素、维生素、甾体激素、巴比妥类、芳酸及其酯类、芳香胺类、杂环类等；按治疗疾病分，可分为抗肿瘤药、心血管药、精神用药、麻醉药、解热镇痛药、中枢兴奋药、利尿药、抗过敏药、抗溃疡药、寄生虫病防治药、抗病毒药、抗真菌药；按来源分，可分为植物提取、化工合成、半合成等。

药物的结构决定其性质，而药物的质量分析方法和检验项目，则取决于药物的性质及生产工艺，下面简单介绍各类药物的结构特点和性质。

一、醇、醚、醛和酮类药物

（1）结构 醇类药物含—OH（醇羟基），可与酸成酯；醚类药物含有—O—键；醛、酮类中均含有＞C＝O，易被氧化。

（2）主要反应

① 活泼氢反应 如乙醇、三氯叔丁醇，在碱性条件下与碘反应生成碘仿。

② 丙烯醛反应 如甘油、二巯丙醇，在碱性条件下加热生成丙烯醛。

三氯叔丁醇在碱性条件下加热回流生成氯化钠，可加入一定量过量的硝酸银，过量硝酸银用硫氢酸铵滴定，以硫酸铁铵为指示剂，可以定量测定。

本类药物具有还原性，可采用碘量法或高碘酸法进行含量测定。

典型药物有甘露醇、山梨醇、月桂氮䓬酮、苯酚、水合氯醛、盐酸苯海拉明等。

二、芳酸及其酯类药物

（1）结构

① 水杨酸类　结构特征为羧基直接与苯环相连，并且邻位有羟基取代，代表药物有：

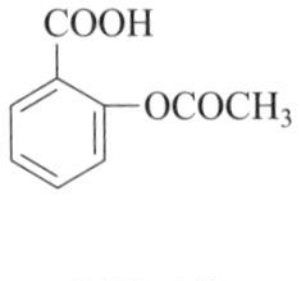

阿司匹林 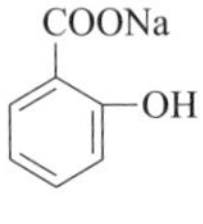　　　　水杨酸(钠) 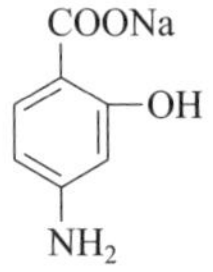　　　对氨基水杨酸(钠)

② 苯甲酸类　结构特征为羧基直接与苯环相连，代表药物有：

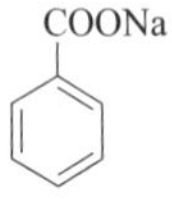

苯甲酸(钠) 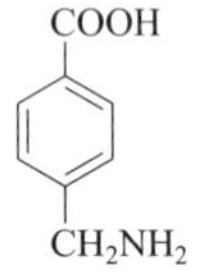　　　　氨甲基苯甲酸 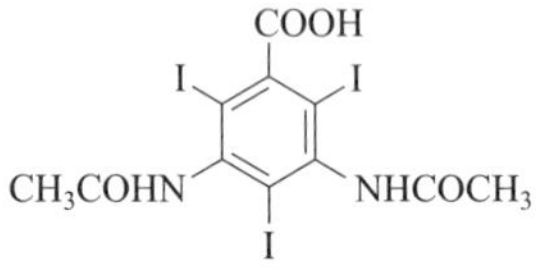　　　　　泛影酸

③ 其他芳酸　代表药物有：

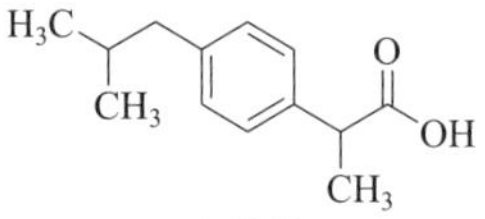

布洛芬

（2）主要性质

① 性状　芳酸类药物大多数是结晶性的固体，少数为液体。

② 溶解性　游离的芳酸类药物几乎不溶于水，易溶于有机溶剂中。芳酸的碱金属盐易溶于水。

③ 酸性　由于芳酸类药物的分子中具有—COOH，所以显弱酸性。药用芳酸的 pK_a 在 3～6 之间。由于具有酸性，所以可以与碱成盐。

④ 紫外吸收　在这类药物的分子中都具有苯环，所以具有紫外特征吸收。

⑤ 官能团反应，可用于鉴别

a. 含酚羟基的可与三氯化铁作用显色。

b. 含芳伯氨基的对氨基水杨酸钠和水解产生芳伯氨基的贝诺酯，能发生重氮化-偶合反应。

c. 苯甲酸盐可分解产生苯甲酸的升华物。

d. 含硫的丙磺舒可分解产生硫化物。

三、芳香胺类药物

（1）对氨基苯甲酸酯类药物　本类药物分子中都具有对氨基苯甲酸酯的母体，结构通式如下：

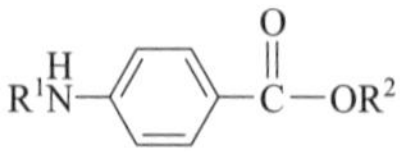

典型药物有苯佐卡因、盐酸普鲁卡因和盐酸丁卡因等局部麻醉药。

主要化学性质如下。

① 芳伯氨基特性　可发生重氮化-偶合反应；与芳醛发生缩合反应，生成席夫碱；且易

氧化变色。

② 水解特性　含酯键或酰胺键易水解。其水解速率的快慢受光线、热或碱性条件的影响。水解产物主要为对氨基苯甲酸（PABA）。

③ 弱碱性　除苯佐卡因外，因其脂烃胺侧链为叔胺氮原子，故具有弱碱性，因此能与生物碱沉淀剂发生沉淀反应；但在水溶液中不能用标准酸直接滴定，在非水溶剂中则可以。

④ 其他特性　本类药物的游离碱多为碱性油状液体或低熔点固体，难溶于水，可溶于有机溶剂。其盐酸盐均系白色结晶性粉末，具有一定的熔点，易溶于水和乙醇，难溶于有机溶剂。

（2）酰胺类药物　本类药物均系苯胺的酰基衍生物，其共性是具有芳酰氨基，基本结构为：

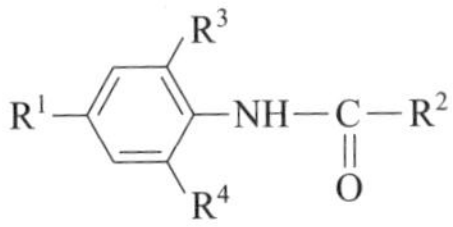

典型药物有对乙酰氨基酚（扑热息痛）等解热镇痛药、盐酸利多卡因和盐酸布比卡因等局部麻醉药及醋氨苯砜抗麻风病药。

主要化学性质如下。

① 水解后显芳伯氨基特性　芳酰氨基在酸性溶液中易水解生成芳伯氨基，并显芳伯氨基特性反应。水解反应的速率受空间位阻影响。

② 水解产物易酯化　对乙酰氨基酚和醋氨苯砜水解后均生成了乙酸，而乙酸与乙醇发生酯化反应后呈现出乙酸乙酯的香味。

③ 酚羟基特性　对乙酰氨基酚能与 $FeCl_3$ 发生显色反应。

④ 弱碱性　利多卡因和布比卡因的脂烃胺侧链有叔胺氮原子，显碱性，可以成盐，能与生物碱沉淀剂发生沉淀反应。其中与三硝基苯酚试液反应生成的沉淀具有一定的熔点。

⑤ 与重金属离子发生沉淀反应　盐酸利多卡因和盐酸布比卡因酰氨基上的氮可在水溶液中与铜离子或钴离子络合，生成有色的配位化合物沉淀。此沉淀可溶于氯仿等有机溶剂后呈色。

此外，本类药物的紫外吸收和红外吸收光谱特征均可供分析用。

四、巴比妥类药物

巴比妥类药物是巴比妥酸的衍生物，分子中具有环状丙二酰脲的结构。基本结构如下：

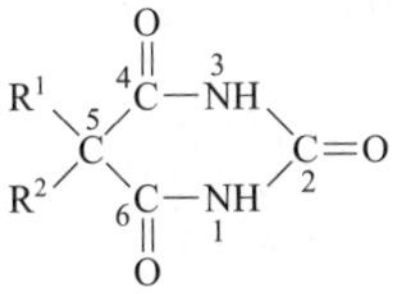

临床上使用的巴比妥类药物大部分是巴比妥酸的 5,5-二取代物，少数为 1,5,5-三取代物，另外还有硫代巴比妥酸的衍生物。

巴比妥类药物的性质主要是和环状的 1,3-二酰亚氨基的结构有关。酰亚氨基上的 H 受邻位羰基的影响，具有活性。主要性质如下。

① 弱酸性　酰亚氨基上的氢受邻位羰基的影响，可以发生 1,3-质子迁移，由酮式变为烯醇式。

$$-\overset{\overset{H}{|}}{N}-C=O \Longleftrightarrow -N=C-OH$$

所以巴比妥类药物在水中能发生二级电离而显弱酸性，可与碱成盐。因此，可以利用这一性质，用酸碱滴定法测定巴比妥类药物的含量。

② 水解反应　巴比妥类药物的环状结构在酸、氧化剂、还原剂存在时一般不会破裂，但与碱溶液一起加热时，酰亚胺结构可水解产生 NH_3。

$$\begin{array}{c} R^1 \\ \diagdown \\ \diagup \\ R^2 \end{array} C \begin{array}{c} CO-NH \\ \diagup \qquad \diagdown \\ \diagdown \qquad \diagup \\ CO-NH \end{array} C=O + 5NaOH \xrightarrow{\triangle} \begin{array}{c} R^1 \\ \diagdown \\ \diagup \\ R^2 \end{array} CHCOONa + 2NH_3\uparrow + 2Na_2CO_3$$

环从这个位置断裂

使红色的石蕊
试纸变成蓝色

③ 与重金属离子反应　巴比妥类药物分子中的二酰亚氨基在适当的 pH 值条件下（弱碱性），能和一些重金属离子（如 Ag^+、Cu^{2+}、Co^{2+}、Hg^{2+} 等）反应，生成有色或不溶性的物质。

a. 与银反应　在碳酸钠溶液中与硝酸银试液反应，生成可溶性的一银盐沉淀，硝酸银过量，则生成难溶性的二银盐沉淀。

b. 与铜盐反应　本类药物在铜吡啶试液中形成稳定的配合物，呈紫色，含硫的巴比妥呈绿色。

c. 与钴盐反应　在碱性溶液中与钴盐反应，生成紫堇色配合物。

d. 与汞盐反应　生成白色汞盐沉淀，此沉淀可溶于氨试液。

④ 紫外吸收光谱　巴比妥类药物在水溶液中能产生二级电离，电离的级数随溶液 pH 值的不同而异，而巴比妥类药物的吸收光谱是与它的电离程度有关的。pH＝2 时，不电离，无紫外特征吸收；pH＝10 时，可发生一级解离，最大吸收波长为 240nm；pH＝13 时，5，5-取代物可发生二级解离，最大吸收波长为 255nm。

由于 1,5,5-取代物不能发生二级解离，所以最大吸收波长仍在 240nm。

五、杂环类药物

杂环化合物是指环状有机化合物的碳环中夹杂有非碳素原子（如 O、S、N 等）的化合物，主要包括天然有活性的（例如生物碱、抗生素和维生素类）和化学合成的［如含 O（呋喃），含 N（吡啶、嘧啶），含 S（吩噻嗪）］两大类。这里主要介绍含氮和含硫的杂环类药物。

（1）吡啶类药物　本类药物结构中均有吡啶环。

吡啶

典型代表药物有：

异烟肼　　　　尼可刹米　　　　硝苯地平

主要性质如下。

① 吡啶环

a. 环上的氮为碱性氮原子，可以和一些金属离子沉淀剂反应生成有色沉淀。

b. 吡啶环可发生开环反应。

c. 二氢吡啶具有还原性。

d. 吡啶环上氮原子具有叔胺性质，在水中显弱碱性，能用非水滴定法测定含量。

② 取代基

a. 异烟肼的 γ-位上被酰肼基取代，具有较强还原性，且能与羰基缩合，可用氧化还原滴定法或比色法测定含量。

b. 尼可刹米的 β-位上被酰氨基取代，遇碱水解出具有碱性的二乙胺，可用于鉴别或凯氏定氮法直接蒸馏测定。

（2）吩噻嗪类药物　本类药物均含有硫氮杂蒽母核结构。

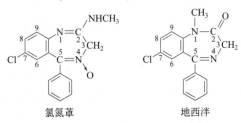

典型代表药物有盐酸氯丙嗪、盐酸异丙嗪、氟奋乃静、盐酸氟奋乃静等。

主要性质如下。

① 紫外和红外吸收光谱特征　硫氮杂蒽母核为共轭三环 π 系统，在 205nm、254nm、300nm 处分别有三个最大吸收峰；由于 2 位、10 位上的取代基不同，可引起最大吸收峰的位移；硫氮杂蒽母核的硫为二价，易被氧化为砜和亚砜，其紫外吸收光谱有明显不同，它们具有四个峰值。另外，取代基 R 和 R′ 的不同，则可产生不同的红外光谱。

② 易氧化呈色　二价硫易被氧化，遇不同氧化剂如硫酸、硝酸、三氯化铁试液及过氧化氢等，随着取代基的不同，而呈不同的颜色。

③ 可与金属离子配合呈色　本类药物中未被氧化的硫，可与钯离子形成配位化合物，其氧化产物则无此反应。此性质可用于鉴别和含量测定，并具有专属性，可消除氧化产物的干扰。

④ 显弱碱性　母核上氮原子的碱性极弱，10 位侧链上烃胺或哌嗪基碱性较强，可用于测定含量。

（3）苯并二氮杂䓬类药物　本类药物结构中的二氮杂䓬环为七元环。典型代表药物有阿普唑仑、奥沙西泮、地西泮、氯氮䓬等，氯氮䓬和地西泮结构如下。

氯氮䓬　　　　　　　　　地西泮

主要性质如下。

① 碱性　七元环上的氮原子具有强的碱性，苯基的取代虽能使碱性降低，但仍可采用非水滴定法进行含量测定；还可以与生物碱沉淀试剂发生反应，产生沉淀。

② 稳定性　七元环一般比较稳定，但在强酸性下水解，形成相应的二苯甲酮衍生物，

可用于鉴别和比色测定。氯氮䓬水解生成芳伯氨基；地西泮水解生成芳仲氨基和甘氨酸。

③ 有特征 UV 吸收，可用于含量测定。

④ 本品多为游离碱，不溶于水，而溶于甲醇、乙醇和氯仿中。

六、维生素类药物

维生素是维持人体正常生理机能所必需的生物活性物质。如果人体缺少某种维生素，就会引起维生素缺乏症，进而影响人体的正常生理机能。如人体缺少维生素 A，会导致夜盲症；人体缺少维生素 C，会引起坏血病。

对维生素类药物的分类，目前仍按它们的溶解性质分为脂溶性维生素，如维生素 A、维生素 D、维生素 E、维生素 K 等；水溶性维生素，如 B 族维生素（维生素 B_1、维生素 B_2、维生素 B_6、维生素 B_{12} 等）、维生素 C、烟酸、叶酸、泛酸等。

（一）维生素 A

1. 化学结构特点

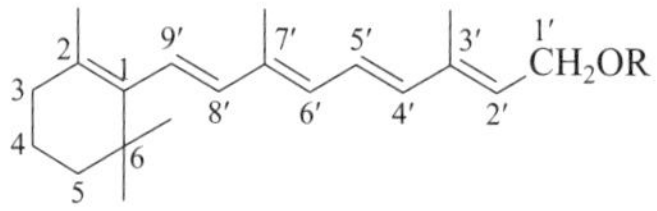

维生素A

维生素 A 的结构是一个具有共轭多烯侧链的环己烯，且侧链上的所有双键都为全反式。

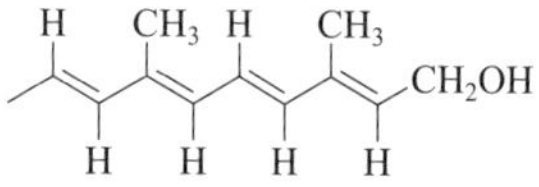

反式结构

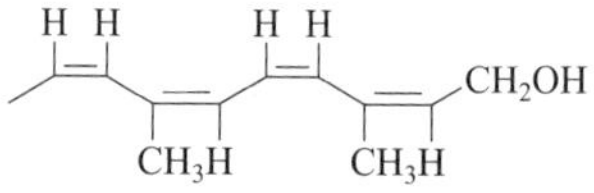

顺式结构

当侧链上的 R＝H 时，为维生素 A（维生素 A_1，维生素 A 醇）；当 R＝$COCH_3$ 时，为维生素 A 醋酸酯。

2. 性质

（1）紫外吸收 由于在维生素 A 的分子中具有共轭多烯的侧连，所以具有特征的紫外吸收。利用这一性质可以对维生素 A 进行鉴别或含量测定。维生素 A 的最大吸收波长在 $325\sim328nm$，随维生素 A 的存在状态以及所用的溶剂不同，最大吸收波长的位置有所不同。

（2）易被氧化 也是由于在维生素 A 的分子中具有共轭多烯的侧链结构，使得维生素 A 的性质非常活泼，特别容易被氧化。

$$维生素 A \xrightarrow{\text{光、热、氧化剂、氧等}} 无活性的氧化产物$$

所以，维生素 A 贮藏时应装于铝制或其他适宜的容器内，充氮气，密封，在凉暗处保存。

（3）可与 $SbCl_3$ 作用形成不稳定的蓝色 利用这一反应也可以对维生素 A 进行鉴别或含量测定。这一反应是一个非常有名的反应，叫 Carr-Price 反应。

$$维生素 A \xrightarrow[\text{在氯仿中}]{\text{与 } SbCl_3 \text{ 作用}} 不稳定的蓝色$$

（二）维生素 E

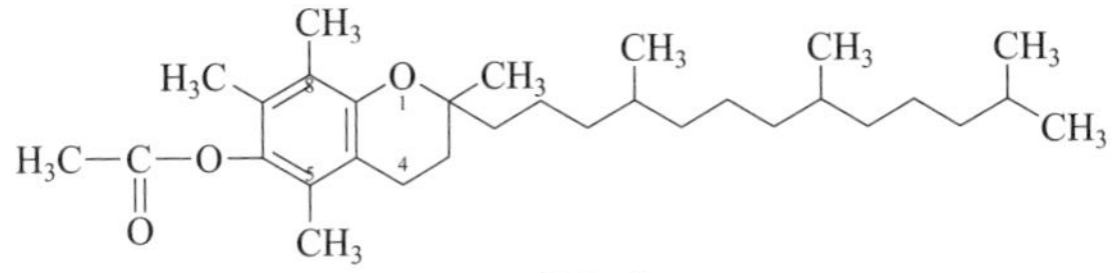

维生素E

维生素 E 是苯并二氢吡喃衍生物，苯环上（C_6 位）有一个乙酰化的酚羟基，在酸性或碱性溶液中加热易水解成游离生育酚，亦被氧化剂氧化成醌型化合物。因此贮藏时应避光、密封保存。

维生素 E 分子中具有苯环结构，因而具有紫外特征吸收，在无水乙醇中最大吸收波长为 279nm、285nm。这一性质可用于鉴别。

维生素 E 有 3 个不对称 C 原子，因而具有旋光性。

（三）维生素 B_1

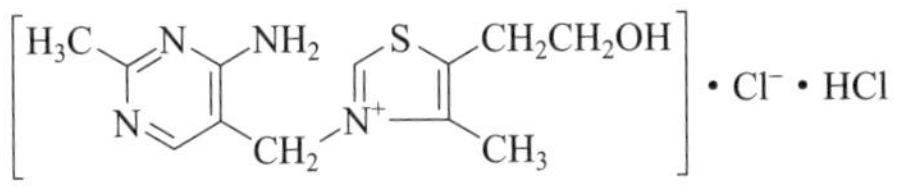

维生素B_1

1. 硫色素反应

维生素 B_1 分子中的噻唑环在碱性条件下可被铁氰化钾 $[K_3Fe(CN)_6]$ 等一些氧化剂氧化，然后与嘧啶环上的氨基缩合成具有荧光的硫色素。

2. 沉淀反应

维生素 B_1 分子中的含氮杂环，能够和生物碱沉淀试剂反应产生沉淀。如维生素 B_1 与硅钨酸反应可生成一定的沉淀。利用这个反应可以用重量法测定维生素 B_1 的含量。

3. 硫胺显碱性

在硫胺的分子中具有两个碱性基团，一个是噻唑环上的季铵，另一个是嘧啶环上的氨基。所以，硫胺可以和酸成盐。如盐酸硫胺、硝酸硫胺。

4. 加碱分解后与醋酸铅反应

维生素 B_1 与 NaOH 试液一起加热，分解产生的 Na_2S 可与 $Pb(Ac)_2$ 反应，生成 PbS 的黑色沉淀。

5. 氯化物的特征反应

维生素 B_1 的水溶液显氯化物的特征反应。

在《中国药典》中维生素 B_1 的鉴别试验正是应用了硫色素反应和氯化物的特征反应。

（四）维生素 B_2

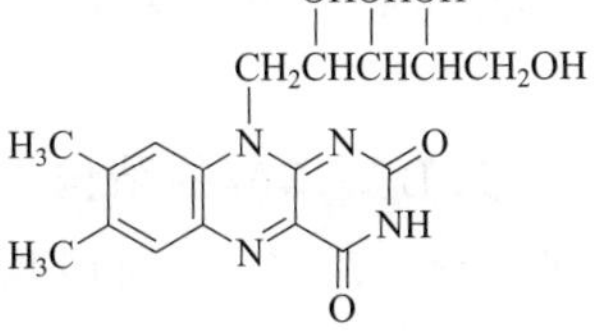

维生素B_2

（1）维生素 B_2 为两性化合物（叔胺氮原子显碱性，邻二酰亚氨基上的氢显酸性）。可溶于酸性或碱性溶液。

（2）维生素 B_2 饱和水溶液在透射光下显淡黄绿色，并有强烈的黄绿色荧光，加入无机酸或碱，荧光即消失。可用于鉴别。

（3）维生素 B_2 对光极不稳定，在酸性或中性溶液中分解为光化色素，在碱性溶液中分解为感光黄素。

（4）维生素 B_2 对一般氧化剂稳定，遇强氧化剂如高锰酸钾则被氧化，遇还原剂连二亚硫酸钠、维生素 C 等则被还原为无荧光的二氢核黄素，在空气中二氢核黄素又可被氧化成显荧光的核黄素。此因异咯嗪母核中 N_1 和 N_5 的共轭双键具有氧化还原性。

（五）维生素 B_6

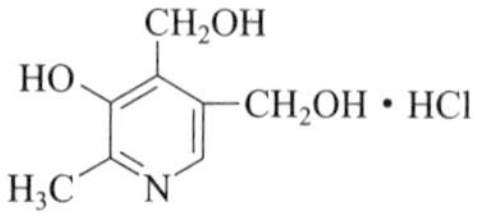

维生素 B_6

（1）维生素 B_6 在酸性溶液中较稳定，但在中性或碱性溶液中遇光颜色变黄而失效。

（2）维生素 B_6 遇三氯化铁试液呈红色，所以在制备注射液时，不能用含微量铁盐的砂芯过滤。

（3）维生素 B_6 与2,6-二氯对苯醌氯亚胺试液作用生成蓝色化合物，几分钟后蓝色消失变为红色。可用于鉴别。

（六）维生素 C

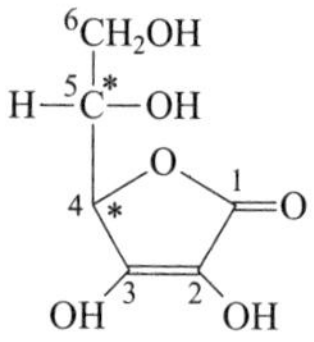

维生素C(又称抗坏血酸)

1. 结构特点

维生素 C 分子中具有 2 个手性 C 原子，所以具有 4 种光学异构体。其中生理活性最强的是 L（＋）-抗坏血酸。

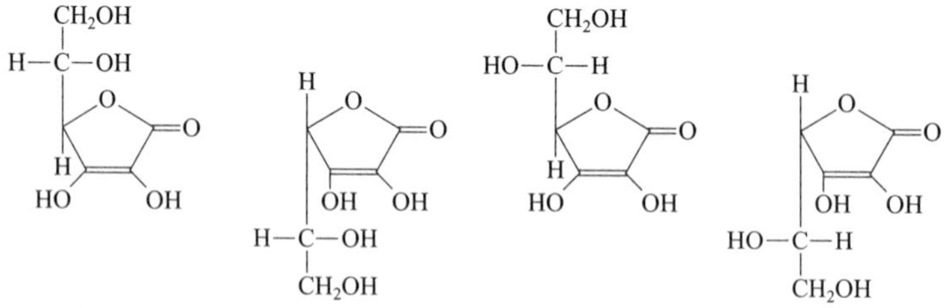

L(+)-抗坏血酸　　D(-)-抗坏血酸　　D(-)-异抗坏血酸　　L(+)-异抗坏血酸

2. 性质

（1）**酸性**　由于维生素 C 分子中具有烯二醇的结构，所以显酸性。C_3 上的羟基，由于受共轭效应的影响，酸性较强，$pK_a=4.17$。C_2 上的羟基，由于邻位羰基的影响，酸性较弱，$pK_a=11.57$。所以一般表现为一元酸，能与 $NaHCO_3$ 作用生成钠盐。

（2）**还原性**　维生素 C 分子中的烯二醇基具有很强的还原性，能够被很多氧化剂氧化成二酮基。可用于鉴别和含量测定。

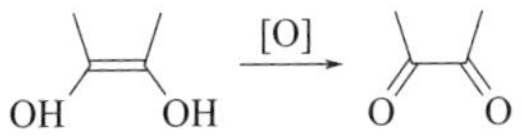

（3）水解反应　维生素 C 分子中具有内酯结构，在碱性条件下可水解。

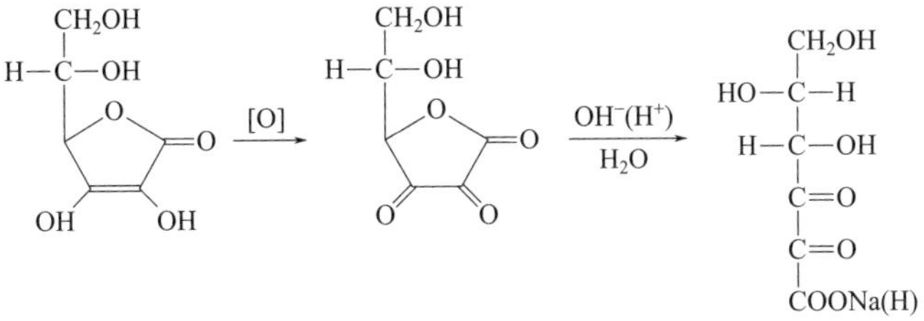

L-二酮古罗糖酸(无生物活性)

（4）荧光反应　维生素 C 分子中的烯二醇基能够被一些氧化剂氧化成去氢抗坏血酸，后者与邻苯二胺作用产生蓝色荧光。

$$维生素 C \xrightarrow{[O]} 去氢抗坏血酸 \xrightarrow{邻苯二胺} 蓝色荧光$$

（5）糖的性质　维生素 C 的结构很像糖结构，所以维生素 C 还具有糖的性质。

（七）维生素 D

维生素 D 系固醇类衍生物，人体内维生素 D 主要由 7-脱氢胆固醇经紫外线照射而转变，称为维生素 D_3 或胆钙化醇（Cholecalciferol）。植物中的麦角固醇经紫外线照射后可产生另一种维生素 D，称为维生素 D_2 或钙化醇。

维生素 D_2 及维生素 D_3 均为无色针状结晶，易溶于脂肪和有机溶剂，除对光敏感外，化学性质一般较稳定。

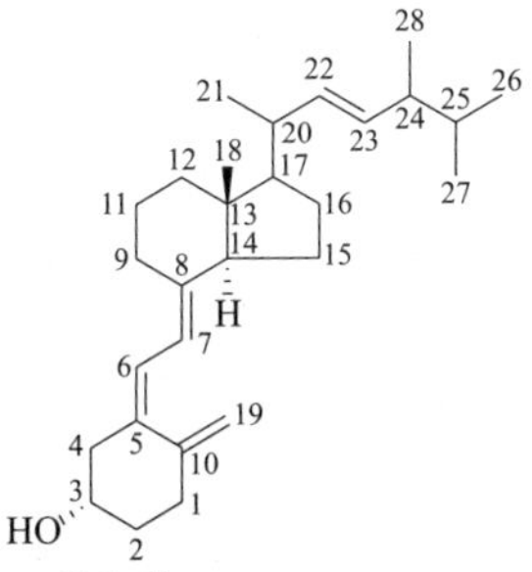

维生素 D_2 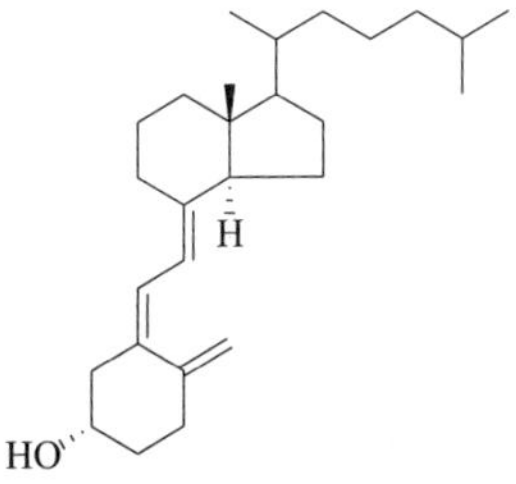　　　　维生素 D_3

维生素 D 化学性质比较稳定，在中性和碱性溶液中耐热，不易被氧化；在酸性环境下会逐渐破坏。维生素 D_2、维生素 D_3 的共性为：其氯仿溶液加酸酐和硫酸振摇，溶液初显黄色，渐变红色，迅速变为紫色，最后成绿色。可用于鉴别。

（八）维生素 K

维生素 K 是一类具有凝血作用的维生素的总称。维生素 K 有多种。化学结构均为 2-甲基萘醌衍生物。

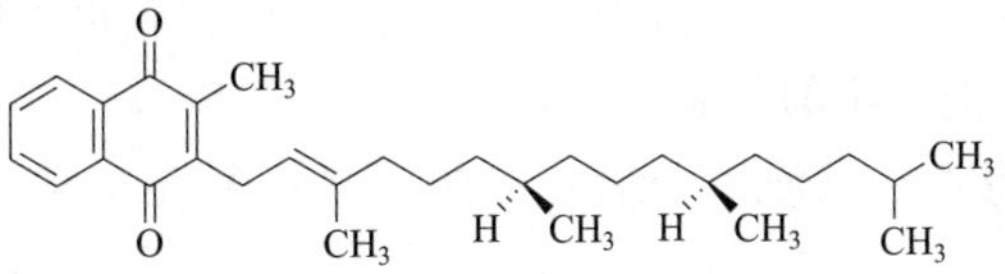

维生素 K_1

维生素K$_3$

分子中有共轭结构，在紫外光区有特征吸收，可用于鉴别。

七、抗生素类药物

（1）β-内酰胺类　包括青霉素类和头孢菌素类。临床上常用的药物有青霉素 G、氨苄西林、阿莫西林、苯唑西林、头孢氨苄、头孢唑啉、头孢拉定、头孢呋辛、头孢曲松、头孢噻肟、头孢哌酮等。基本结构为：

主要性质如下。

① 显酸性　分子结构中均含有羧基，所以能与碱成盐，临床上常用其碱金属盐。

② 旋光性　有多个手性碳原子，故有旋光性。

③ 稳定性　干燥时较稳定，但其水溶液在氧化剂、酸、碱、酶、金属离子存在时，内酰胺环易开环降解失效。

④ 紫外和红外吸收光谱特征　青霉素类药物中大多含有苯环取代基，而头孢菌素类的母核则有共轭结构，所以均具有紫外特征吸收，可用于鉴别和含量测定。另外，取代基 R 和 R^{1}的不同，则可产生不同的红外光谱。

（2）氨基糖苷类　都是以氨基环醇与氨基糖缩合而成的苷；分子结构中都含有多羟基；均为碱性抗生素。典型药物有链霉素、庆大霉素、阿米卡星等。主要性质如下。

① 显碱性　能与酸成盐，临床上应用其硫酸盐。

② 旋光性　有多个手性碳原子，故有旋光性。

③ 稳定性　在强酸、强碱条件下均可水解。

④ 茚三酮反应　本类药具有 α-羟基胺结构，具有 α-氨基酸的性质，可与茚三酮缩合成蓝紫色化合物，可用于鉴别。

⑤ N-甲基葡萄糖胺反应　链霉素水解后生成 N-甲基葡萄糖胺反应，再与对二甲氨基苯甲醛产生红色。

⑥ Molisch 反应　本类抗生素在硫酸作用下，经水解、脱水生成糠醛或羟甲基糠醛，遇蒽酮显蓝紫色。可用于本类药物的鉴别。

⑦ 麦芽酚反应　链霉素在碱液中变为麦芽酚，麦芽酚在微酸溶液中与三价铁反应形成紫红色配位化合物。

⑧ 坂口反应　在碱性条件下，链霉素水解为链霉胍，然后与 8-羟基喹啉和 NaOBr 反应生成橙红色。此反应为链霉素水解产物链霉胍的特征反应，可用于链霉素的鉴别。

（3）四环素类 其基本结构如下：

典型药物有四环素、土霉素、金霉素等。主要性质如下。

① 显两性 分子结构中既含—OH，又含有—N(CH₃)₂，所以显酸碱两性。与酸、碱均可成盐，临床上多用其盐酸盐。

② 稳定性 易发生异构化、降解等反应，性质不稳定。

③ 结构中含酚羟基、烯醇基，能与 Ca^{2+}、Mg^{2+} 配合显色。

④ 旋光性 有多个手性碳原子，故有旋光性。

（4）大环内酯类 本类药物的结构特征为分子中含有一个十四元或十六元大环内酯结构。通过内酯环上的羟基与去氧氨基糖缩和生成的碱性苷。此类药物主要有红霉素及其结构改造衍生物、阿奇霉素、克拉霉素等。

红霉素是由红色链丝菌产生的抗生素，包括红霉素 A、红霉素 B、红霉素 C 三种成分。红霉素 A 为抗菌活性主要成分，红霉素 B 及红霉素 C 抗菌活性弱且毒性大，被视为杂质，《中国药典》要求作限量检查。

红霉素结构中红霉内酯环为十四元内酯环，在酸性条件下不稳定，易发生分子内的脱水环合反应，失去活性。

临床上还有一些广泛应用的合成抗菌药物，主要有磺胺类（磺胺嘧啶、复方新诺明等）、喹诺酮类（诺氟沙星、氧氟沙星、环丙沙星等）及其他合成抗菌药物（甲硝唑、小檗碱等）。

八、甾体激素类药物

甾体激素是指含有甾体母核结构的激素，主要有性激素和肾上腺皮质激素，是维持生命、调节机体代谢、细胞发育分化、促进性器官发育、维持生殖的重要的活性物质。甾体激素药物的基本骨架为环戊烷并多氢菲的四环结构。

主要性质如下。

① C_{17}-α-醇酮基的呈色反应 C_{17}-α-醇酮基具有还原性，能与多种氧化剂反应产生颜色。

② 酮基的呈色反应 C_3-酮基、C_{20}-酮基可与羰基试剂反应呈黄色的腙。

③ 酚羟基反应 如雌二醇与三氯化铁反应。

④ 甲酮基的呈色反应 如黄体酮，可以与亚硝基铁氰化钠反应呈蓝紫色。

⑤ 炔基的沉淀反应 遇到硝酸银生成白色炔银沉淀。如炔诺酮。

上述这些反应，均可用于该类药物的鉴别。

应用实例——乳酸钙的质量分析

乳酸钙是补钙剂，具有促进骨骼及牙齿的钙化形成、维持神经与肌肉的正常兴奋性和降低毛细血管通透性等作用。在临床上用于预防和治疗钙缺乏症，如骨质疏松、手足抽搐症、骨发育不全、佝偻病以及儿童、妊娠和哺乳期妇女、绝经期妇女、老年人钙的补充。因其溶解度较小，一般仅供口服给药。口服吸收慢，在体内过程与氯化钙相似。

《中国药典》（2020 年版）规定，乳酸钙的主要质量分析项目如下。

（1）性状　本品为白色或类白色结晶性或颗粒性粉末；几乎无臭；微有风化性。在热水中易溶，在水中溶解，在乙醇、三氯甲烷或乙醚中几乎不溶。

记录：本品为＿＿＿＿＿＿＿＿＿＿＿＿＿＿＿＿＿＿＿＿＿＿＿（为白色或类白色结晶性或颗粒性粉末）。

结论：＿＿＿＿＿＿＿＿＿＿＿。

（2）鉴别

① 红外光吸收图谱应与对照的图谱（光谱集 254 图）一致。

记录：本品的红外光吸收图谱应与对照的图谱（光谱集 254 图）＿＿＿＿＿＿（应一致）。

结论：＿＿＿＿＿＿＿＿＿＿＿。

附红外光谱图。

② 水溶液显钙盐与乳酸盐的鉴别反应。

a. 钙盐鉴别

鉴别一：取铂丝，用盐酸湿润后，蘸取供试品，在无色火焰中燃烧，火焰即显砖红色。

记录：火焰显＿＿＿＿＿＿＿＿＿＿＿＿（应显砖红色）。

结论：＿＿＿＿＿＿＿＿＿＿＿。

鉴别二：取供试品溶液（1→20），加甲基红指示液 2 滴，用氨试液中和，再滴加盐酸至恰呈酸性，加草酸铵试液，即生成白色沉淀；分离，沉淀不溶于醋酸，但可溶于盐酸。

记录：生成＿＿＿＿＿＿＿＿＿＿（应生成白色沉淀）。沉淀＿＿＿＿＿＿＿＿＿＿＿＿（沉淀应不溶于醋酸，但可溶于盐酸）。

结论：＿＿＿＿＿＿＿＿＿＿＿。

b. 乳酸盐的鉴别　取供试品溶液 5mL（约相当于乳酸 5mg），置试管中，加溴试液 1mL 与稀硫酸 0.5mL，置水浴上加热，并用玻棒小心搅拌至褪色，加硫酸铵 4g，混匀，沿管壁逐滴加入 10％亚硝基铁氰化钠的稀硫酸溶液 0.2mL 和浓氨试液 1mL，使成两液层；在放置 30min 内，两液层的接界面处出现一暗绿色的环。

记录：两液层的接界面处出现＿＿＿＿＿＿＿＿＿＿＿（应出现一暗绿色的环）。

结论：＿＿＿＿＿＿＿＿＿＿＿。

（3）检查

① 氯化物检查法　取本品 0.10g，加水溶解使成 25mL，再加稀硝酸 10mL，溶液如不澄清，滤过，置 50mL 纳氏比色管中，加水适量使成约 40mL，摇匀，即得供试品溶液。另取标准氯化钠溶液 5.0mL，置另一 50mL 纳氏比色管中，加稀硝酸 10mL，加水适量使成约 40mL，摇匀，即得对照品溶液。于供试品溶液和对照品溶液中，分别加硝酸银试液 1.0mL，再加水适量使成 50mL，摇匀，在暗处放置 5min，比较，不得更浓（0.05％）。

记录：与标准氯化钠溶液比较＿＿＿＿＿＿＿＿＿＿（应不得更浓）。

结论：＿＿＿＿＿＿＿＿＿＿＿。

② 硫酸盐检查法　取本品 0.40g，置 50mL 纳氏比色管中，加稀盐酸 2mL，加水溶解使成 40mL，摇匀，即得供试品溶液。另取标准硫酸钾溶液 3.0mL，置另一 50mL 纳氏比色管中，加稀盐酸 2mL，加水适量使成约 40mL，摇匀，即得对照品溶液。于供试品溶液和对

照品溶液中，分别加 25％氯化钡溶液 5.0mL，再加水适量使成 50mL，摇匀，放置 10min，比较，不得更浓（0.075％）。

记录：与标准硫酸钾溶液比较＿＿＿＿＿＿＿＿＿＿＿（应不得更浓）。

结论：＿＿＿＿＿＿＿＿＿＿。

③ 铁盐检查法 取本品 0.50g，加水 25mL，置水浴中加热溶解，放冷，移置 50mL 纳氏比色管中，加稀盐酸 4mL 与过硫酸铵 50mg，用水稀释使成 35mL 后，加 30％硫氰酸铵溶液 3mL，再加水适量稀释成 50mL，摇匀；如显色，立即与对照液（取标准铁溶液 2.5mL 置另一 50mL 纳氏比色管中，加水使成 25mL，加稀盐酸 4mL 与过硫酸铵 50mg，用水稀释使成 35mL，加 30％硫氰酸铵溶液 3mL，再加水适量稀释成 50mL，摇匀，为对照品溶液）比较，不得更深（0.005％）。

记录：与标准铁溶液比较＿＿＿＿＿＿＿＿＿＿＿（应不得更深）。

结论：＿＿＿＿＿＿＿＿＿＿。

④ 酸度的检查 取本品 1.0g，加温水 20mL 溶解后，放冷，加酚酞指示液 2 滴与氢氧化钠滴定液（0.1mol/L）0.50mL，应显粉红色。

记录：溶液显＿＿＿＿＿＿＿＿＿＿＿（应显粉红色）。

结论：＿＿＿＿＿＿＿＿＿＿。

⑤ 重金属检查 取本品 1.0g，加水 15mL 与醋酸盐缓冲液（pH 3.5）2mL，微热溶解后，放冷，加水适量使成 25mL。依法检查（通则 0821 第一法），含重金属不得过百万分之十。

记录：供试管与对照管比较结果＿＿＿＿＿＿＿＿＿＿＿（应不得更深）。

结论：＿＿＿＿＿＿＿＿＿＿。

⑥ 砷盐的检查 取本品 1.0g，加盐酸 5mL 与水 23mL 溶解后，依法检查（通则 0822 第一法），应符合规定（0.0002％）。

记录：供试品砷斑与标准砷斑比较＿＿＿＿＿＿＿＿＿＿＿（应不深于标准砷斑）。

结论：＿＿＿＿＿＿＿＿＿＿。

⑦ 钡盐的检查 取本品 1.0g，加水 20mL 溶解后，分为两等份，一份作为对照管，另一份加硫酸钙试液 1mL，放置 15min，与对照管比较，不得更浓。

记录：与对照管比较＿＿＿＿＿＿＿＿＿＿＿（应不得更浓）。

结论：＿＿＿＿＿＿＿＿＿＿。

⑧ 干燥失重 取本品 1g，置于 125℃ 干燥至恒重的扁形称量瓶中，精密称定，在 125℃ 干燥至恒重，由减失的重量和取样量计算供试品的干燥失重，应为 26.0％～31.0％。

记录：称量瓶恒重：125℃干燥＿＿h 称重＿＿＿＿g；125℃干燥＿＿h 称重＿＿＿＿g。

（供试品＋称量瓶）重：＿＿＿＿＿g；供试品重：＿＿＿＿＿g。

（供试品＋称量瓶）恒重：125℃干燥＿＿＿＿h 称重＿＿＿＿g；125℃干燥＿＿＿＿h 称重＿＿＿＿g；

125℃干燥＿＿＿h 称重＿＿＿＿g。

结果计算：

干燥失重(％)＝[（供试品＋称量瓶)重－(供试品＋称量瓶)恒重]/供试品重×100％

$$= $$

$$= \underline{\quad\quad}％ （应为 26.0％～31.0％。）$$

结论：_____。

⑨ 镁盐与碱性盐　取本品 7.1g，加水 100mL 使溶解，摇匀，量取 20mL，加水 20mL、氯化铵 2g 与 6mol/L 氨溶液 2mL，加热至沸后迅速加入 4％热草酸铵溶液 40mL，摇匀，放置 4h，用水稀释至 100mL，摇匀，滤过，量取滤液 50mL，加入硫酸 0.5mL，水浴蒸发至干后，于 600℃炽灼至恒重，遗留残渣不得过 5mg。

记录：空坩埚恒重：_____℃炽灼_____h 称重_____g；_____℃炽灼_____h 称重_____g。

（供试品＋坩埚）重：_____g；供试品重：_____g。

（残渣＋坩埚）恒重：_____℃炽灼_____h 称重_____g；_____℃炽灼_____h 称重_____g；_____℃炽灼_____h 称重_____g。

结果计算：

镁盐与碱性盐重量＝（残渣＋坩埚）恒重－空坩埚恒重

$$= $$

$$= \underline{\hspace{2cm}}（应不得过 5mg）。$$

结论：_____。

⑩ 溶液的澄清度与颜色　取本品 7.1g，加水 100mL 溶解后，溶液应澄清无色；如显浑浊，与 2 号浊度标准液（通则 0902 第一法）比较，不得更浓；如显色，与黄色 2 号标准比色液（通则 0901 第一法）比较，不得更深。

记录：溶液颜色为_____（应无色，或浅于黄色 2 号标准比色液）；溶液澄清度为_____（应澄清，或不得浓于 2 号浊度标准液）。

结论：_____。

（4）含量测定　取本品约 0.3g，精密称定，加水 100mL，加热使溶解，放冷，加氢氧化钠试液 15mL 与钙紫红素指示剂约 0.1g，用乙二胺四醋酸二钠滴定液（0.05mol/L）滴定至溶液由紫红色转变为纯蓝色。每 1mL 乙二胺四醋酸二钠滴定液（0.05mol/L）相当于 10.91mg 的 $C_6H_{10}CaO_6$。

记录：乙二胺四醋酸二钠滴定液（0.05mol/L）的校正因子 $F=$_____。

供试品重量（W）：①_____g；②_____g；③_____g。

供试品消耗乙二胺四醋酸二钠滴定液（0.05mol/L）的体积（V）：①_____mL；②_____mL；③_____mL。

计算公式：

$$C_6H_{10}CaO_6(\%)=\frac{V\times F\times 10.91}{W_{(g)}\times 1000}\times 100\%$$

样品 1：$C_6H_{10}CaO_6(\%)=$_____；样品 2：$C_6H_{10}CaO_6(\%)=$_____；

样品 3：$C_6H_{10}CaO_6(\%)=$_____

平均值＝_____％ ［含乳酸钙（$C_6H_{10}CaO_6$）应为 98.0％～103.0％］。

相对偏差＝_____％（应不得过 0.3％）。

结论：_____。

案例分析

【思考与训练】

1. 选择题

(1) 能使高锰酸钾试液褪色的巴比妥类药物是（　　）。

A. 苯巴比妥　　　　　　　　B. 司可巴比妥　　　　　　　　C. 异戊巴比妥

D. 苯巴比妥钠　　　　　　　E. 硫喷妥钠

(2) 具有芳香第一胺的胺类药物，重氮化反应的适宜条件是（　　）。

A. 弱碱性　　　B. 中性　　　C. 碱性　　　D. 酸性　　　E. 强酸性

(3) 吩噻嗪类药物遇光易变色的主要原因是（　　）。

A. 吩噻嗪环侧链的还原性　　　　　　　　B. 吩噻嗪环具有氧化性

C. 吩噻嗪环具有水解性　　　　　　　　　D. 噻嗪环具有还原性

E. 噻嗪环侧链的碱性

(4) 甾体激素类药物的基本骨架由几个环组成。（　　）

A. 1　　　　B. 2　　　　C. 3　　　　D. 4　　　　E. 5

(5) 下列哪个药物能与三氯化锑的氯仿溶液显不稳定的色。（　　）

A. 维生素 A　　B. 维生素 B_1　　C. 维生素 B_2　　D. 维生素 B_6　　E. 维生素 D

2. 计算题

盐酸普鲁卡因的含量测定方法如下：精密称取本品 0.6210g，用亚硝酸钠滴定液（0.1mol/L）滴定至终点时，消耗亚硝酸钠滴定液（0.1mol/L）22.67mL。已知：亚硝酸钠滴定液（0.1mol/L）的浓度校正因子 $F=0.995$；滴定度 $T=27.28$mg/L。计算盐酸普鲁卡因的含量。

思考与训练答案 2

第七章
药物制剂质量分析

药物制剂概述
常用药物制剂质量分析

导入语

把符合质量标准的原料药，加入同样质量合格的赋形剂、稀释剂或附加剂等，经过一定的生产工艺制备成适合于应用形式的不同制剂。利用物理、化学或生物测定方法对不同剂型的药物进行检验分析，以确定其是否符合质量标准。本章将介绍制剂分析的特点、常用剂型（如片剂、胶囊剂、注射剂）的质量分析。

学习目标

（1）了解常用药物制剂生产的处方、工艺和生产过程的质量控制点；
（2）熟悉药物制剂的质量分析方法及标示百分含量的计算；
（3）能熟练排除辅料对制剂含量测定的干扰，规范进行药物制剂的质量检验操作；
（4）能对实验结果作出正确判断和处理。

第一节　概述

所谓药物制剂，从狭义上来讲，就是具体的按照一定形式制备的药物成品，如阿莫西林胶囊等。根据《中华人民共和国药品管理法》第二条关于药品的定义：药品是指用于预防、治疗、诊断人的疾病，有目的地调节人的生理机能并规定有适应证或者功能主治、用法和用量的物质，包括中药、化学药和生物制品等。药物制剂解决了药品的用法和用量问题。

为了适应医疗需要，更好地发挥药物的疗效，降低药物的毒副作用，或者是便于使用、贮藏和运输，药物在供临床使用时，通常将符合药物规格要求的原料药按照一定的生产工艺制成适当的剂型，称为药物制剂。《中国药典》（2020 年版）收载的药物剂型有很多，如片剂、注射剂、酊剂、栓剂、胶囊剂、软膏剂、眼用制剂、丸剂、植入剂、糖浆剂、气雾剂、喷雾剂、糊剂、颗粒剂、口服溶液剂、散剂、耳用制剂、鼻用制剂、洗剂、合剂、膏药、贴剂等 38 种剂型。

　　与原料药不同，制剂除含有主药外，还含有赋形剂、稀释剂和附加剂，这些附加成分的存在，会对主药的测定产生一定的影响。因此，在拟订检测方案时，不仅要考虑主药的结构和性质，还要考虑附加成分的干扰，以及干扰程度如何，如何消除干扰等。在进行测定时，更要注意测定条件，如不严格按规范进行，干扰因素未彻底排除，会使测定结果出现较大的误差。

　　和原料药的检测一样，药物制剂的检测也主要包括鉴别、检查和含量测定三个方面。药物制剂的鉴别可以参考原料药的鉴别方法，若附加剂不干扰鉴别试验，可采用与原料药相同的方法进行鉴别；若附加剂有干扰，则不能使用。制剂质量标准的"检查"项下，除对杂质进行检查外，还需检查是否符合剂型方面的有关要求。《中国药典》2020 年版四部通则中的每一种剂型项下，都规定有一些检查项目，每类制剂均需符合有关规定，这些检查项目称为制剂的常规检查项目。除了常规检查项目外，对某些制剂还需作一些特殊的检查，如对小剂量的片剂、胶囊剂等，还需作含量均匀度检查；对水溶性较差的药物片剂，需作溶出度测定；对某些特殊制剂（缓释、控释及肠溶制剂）需检查释放度等。制剂的检查是为了保证药物制剂的稳定性、均一性和有效性。

　　由于制剂采用的是符合药物规格要求的原料药，所以对原料药已做过的检查项目，没有必要再去重复，制剂中如需进行杂质检查，其所做检查主要是针对制剂生产过程中或贮存过程中所产生的杂质。例如，盐酸普鲁卡因原料药性质稳定，不易分解，但其注射液在制备和贮存过程中常会发生水解作用，因此该药品的注射液增加了"有关物质"的检查。

　　在药物制剂中还有一类是复方制剂，复方制剂是含有两种或两种以上药物的制剂。复方制剂的分析，不仅要考虑附加剂的影响，还要考虑药物之间的相互影响，因此，复方制剂分析方法的选择，较一般的制剂更为困难。

　　在设计和选择药物制剂的分析方法时，应注意考察附加剂或共存的其他药物对测定是否有干扰。考察方法是制备阴性对照品，即按处方比例测定组分以外的成分，制成制剂作为对照。在对测定方法进行考察时，取阴性对照品在相同条件下试验，若呈负反应，则说明附加剂或共存的药物对测定没有干扰。

　　众所周知，药物的质量不是靠检验出来的，而是靠生产出来的，所以对药物制剂生产的全过程都必须监控。从原辅料的采购、每个生产工序、工艺条件、生产环境、中间体到成品都必须进行严格的质量控制。

药物制剂基本知识

　　片剂和注射剂是应用最广泛的两种制剂，其次还有胶囊剂、软膏剂等，下面将介绍这些剂型的质量分析。

【思考与训练】

选择题

1. 关于药物制剂分析，下列说法中不正确的是（　　　）。

A. 利用物理、化学、物理化学或微生物学的测定方法对药物制剂进行分析

B. 对同一药物的不同剂型进行分析

C. 检验药物制剂是否符合质量标准规定

D. 药物制剂由于具有一定的剂型，所以分析时比原料容易

E. 药物制剂中含有各种赋形剂、稀释剂等，分析时需要排除它们的干扰

2. 关于药物制剂的分析，下列说法中不正确的是（　　）。

A. 含量测定方法需要考虑定量限、选择性及准确度等指标

B. 要考虑赋形剂、附加剂等对含量测定的影响

C. 复方制剂需要考虑各种药物间的相互干扰

D. 对不同剂型，采用不同的检测方法

E. 对大剂量的片剂需要检查含量均匀度

3. 关于制剂分析与原料药分析，下列说法中不正确的是（　　）。

思考与训练
答案 1

A. 在制剂分析中，对所用原料药物所做的检查项目均需检验

B. 制剂中的杂质，主要来源于制剂中原料药的化学变化和制剂的制备过程

C. 制剂分析增加了各制剂的常规检验

D. 分析结果的表示方法不同于原料药的表示方法

E. 含量限度的要求与原料药不同，一般原料药分析方法的准确度要求更高

第二节　常用药物制剂的质量分析

一、片剂的质量分析

片剂是指原料药物或与适宜的辅料均匀混合后通过制剂技术压制而成的圆形或异形的片状固体制剂。其种类除了常见的口服普通片外，还包括肠溶片、舌下片、口含片、泡腾片、咀嚼片、分散片、植入片、阴道片、缓释片、控释片等。

片剂的常规检查项目包括以下几项。

1. 外观、色泽和硬度

片剂外观应完整光洁，色泽均匀；具有适宜的硬度，应无吸潮发黏、变形、松片、变色、色斑等情况，以免在包装、贮运过程中发生破碎。

2. 重量差异的检查

重量差异是指按规定称量方法测得每片的重量与平均片重之间的差异程度。在片剂的生产过程中，由于颗粒的均匀度、流动性以及生产设备等原因，都会引起片剂的重量差异，片剂的重量差异可引起各片间主药含量的差异。当然，片重差异不能完全反映药物的含量均匀度。检查药物含量均匀度要按照"含量均匀度检查法"检查。但由于含量均匀度的检测工作量较大，所需时间较长，因此主要用于含量较小的片剂的检查，对一般片剂，还是通过重量差异的检查来控制。

（1）仪器和用具　分析天平、扁形称量瓶、镊子。

（2）检查方法　取空称量瓶，精密称定重量；再取供试品 20 片置称量瓶中，精密称定。两次称量值之差即为 20 片供试品的总重量，除以 20，得平均片重。

从已称定总重量的 20 片供试品中，依次用镊子取出 1 片，分别精密称定重量，得各片重量。

（3）重量差异的限度规定　片剂重量差异限度应符合表 7-1 中的有关规定。

表 7-1　片剂重量差异限度

平均片重或标示片重	重量差异限度
0.30g 以下	±7.5%
0.30g 及 0.30g 以上	±5.0%

（4）注意事项

① 在称量前后，均应仔细核对药片数，以免漏称或重复。

② 操作过程中为防止片剂吸湿和污染，勿用手直接接触片剂，应用平头镊子拿取片剂。对于易吸潮的供试品需置于密闭的称量瓶中，尽快称量；已取出的药片，不得再放回供试品原装容器内。

③ 遇有检出超出重量差异限度的药片，宜另器保存，供必要时的复核用。

④ 糖衣片应在包衣前检查片芯的重量差异，符合规定后方可包衣，包衣后不再作重量差异检查。

⑤ 薄膜衣片应在包薄膜衣后检查重量差异并符合规定。

凡规定检查含量均匀度的片剂，不再进行重量差异的检查。

（5）记录与计算

① 记录每次称量的数据。

② 求出平均片重，保留 3 位有效数字。

③ 根据片剂重量差异限度规定求出允许片重范围，允许片重范围＝平均片重±平均片重×片剂重量差异限度。

④ 遇有超出允许片重范围并处于边缘者，应再与平均重量相比较，计算出该片重量差异的百分率，再根据表 7-1 规定的重量差异限度作为判定的依据（避免在计算允许重量范围时受数值修约的影响）。

（6）结果判断

① 每片重量均未超出允许片重范围；或每片重量与平均重量相比较（凡无含量测定的片剂或有标示片重的中药片剂，每片重量应与标示片重比较），均未超出表 7-1 中的重量差异限度；或者超过重量差异限度的药片不多于 2 片，且均未超过限度的 1 倍，均判为符合规定。

片剂重量
差异检查

② 每片重量与平均重量相比较，超过重量差异限度的药片多于 2 片；或者超过重量差异限度的药片虽不多于 2 片，但其中 1 片超过限度的 1 倍，均判为不符合规定。

3. 溶出度检查

（1）概述　大多数口服固体制剂在给药后必须经吸收进入血液循环，达到一定血药浓度后方能奏效，因此药物从制剂内释放出并溶解于体液是被吸收的前提，这一过程在生物药剂学中称作溶出，而溶出的速率和程度称为溶出度。从药品检验的角度上讲，溶出度系指活性药物从片剂、胶囊剂或颗粒剂等普通制剂在规定条件下溶出的速率和程度。它是评价药物固体制剂质量的一个指标，是一种模拟口服固体制剂在胃肠道中崩解和溶出的体外简易试验方法。凡检查溶出度的制剂，不再进行崩解时限的检查。

药物在体内的吸收速率常常由溶解的快慢而决定，固体制剂中的药物在被吸收前，必须经过崩解和溶解然后转为溶液的过程，如果药物不易从制剂中释放出来或药物的溶解速率极为缓慢，则该制剂中药物的吸收速率或程度就有可能存在问题。另一方面，某些药理作用剧烈、安全指数小、吸收迅速的药物如果溶出速率太快，可能产生明显的不良反应，维持药效的时间也将缩短，在这种情况下，制剂中药物的溶出速率应予以控制。

依靠崩解时限检查作为所有片剂、胶囊剂等固体制剂在体内吸收的评定标准显然是不够完善的，因为药物溶解后通过崩解仪筛网的粒径常在 1.6～2.0mm 之间，而药物需呈溶液状态才能被机体吸收，其粒子大小以 A 来计算，所以崩解仅仅是药物溶出的最初阶段，而随后的继续分散和溶解过程，崩解时限检查是无法控制的，且固体制剂的崩解还要受到处方设计、制剂制备、贮存过程及体内许多复杂因素的影响，所以崩解时限检查不能客观反映药物与赋形剂之间的关系和影响，而溶出度检查却包括了崩解及溶解过程，因此研究溶出度就有更重要的意义。

过去认为只有难溶性药物才有溶出度的问题，但近年来的研究证明，易溶性药物也会因制剂的配方和工艺不同而导致药物溶出度有很大差异，从而影响药物生物利用度和疗效，在USP 中规定测定溶出度的制剂有相当数量是易溶性药物。

（2）测定方法　溶出度测定方法是将某种固体制剂的一定量分别置于溶出度仪的转篮、或样品支架、或溶出杯中，在（37±0.5）℃恒温下，在规定的转速、溶出介质中依法操作，在规定的时间内取样并测定其溶出量。《中国药典》2020 年版通则 0931 规定溶出度的测定方法有 7 种：篮法、桨法、小杯法、桨碟法、转筒法、流池法和往复筒法，这 7 种方法的检查原理基本相同。

（3）记录与计算

① 应记录以下试验内容：所用方法、溶出介质及加入量、转速、温度、取样时间、取样体积、滤材等。

此外，采用紫外-可见分光光度法或荧光分光光度法时还应记录测定波长与吸光度或荧光强度；用对照品时，应记录称取量与稀释倍数。采用高效液相色谱法时应记录色谱条件、峰面积数值、对照品的称取量与稀释倍数等。

② 溶出度计算

$$溶出度 = \frac{溶出量}{标示量} \times 100\%$$

a. 用吸收系数 $E_{1cm}^{1\%}$ 时的计算：

$$溶出量占标示量百分率 = \frac{A \times S}{E_{1cm}^{1\%} \times 100 \times W} \times 100\%$$

式中，A 为供试品的吸光度；S 为供试品溶出介质的体积（mL）与稀释倍数的乘积；W 为供试品的标示规格，mg。

b. 用对照品时的计算：

$$溶出量占标示量的百分率 = \frac{ASW_r}{A_r S_r W} \times 100\%$$

式中，A 为供试品溶液的吸光度或峰面积；S 为供试品溶液的体积与稀释倍数的乘积；A_r 为对照品溶液的吸光度或峰面积；S_r 为对照品溶液的体积与稀释倍数的乘积；W_r 为对照品的取用量，mg；W 为供试品的标示规格，mg。

（4）结果判断　根据药典规定，普通制剂溶出度测定结果符合下述条件之一者，可判为符合规定。

① 6 片（粒、袋）中，每片（粒、袋）的溶出量按标示含量计算，均不低于规定限度（Q）。

② 6 片（粒、袋）中，如有 1～2 片（粒、袋）低于 Q，但不低于 $Q-10\%$，且其平均溶出量不低于 Q。

③ 6 片（粒、袋）中，有 1～2 片（粒、袋）低于 Q，其中仅有 1 片（粒、袋）低于 $Q-10\%$，但不低于 $Q-20\%$，且其平均溶出量不低于 Q 时，应另取 6 片（粒、袋）复试；初、复试的 12 片（粒、袋）中有 1～3 片（粒、袋）低于 Q，其中仅有 1 片（粒、袋）低于 $Q-10\%$，但不低于 $Q-20\%$，且其平均溶出量不低于 Q。

以上结果判断中所示的 10%、20% 是指相对于标示量的百分率。

（5）仪器与用具

① 溶出度仪的组成　溶出度仪主要由电动机、恒温水浴锅、篮体、篮轴、搅拌桨、溶出杯、网碟、贴片、杯盖贮液池、泵、流通池、往复筒和电动机等组成。

② 仪器的装置与使用　按仪器使用说明书及《中国药典》对溶出度测定的规定进行安装调试与使用。

③ 仪器的校正　为使药物的溶出度测定结果准确、可靠，溶出度仪除仪器的各项机械性能应符合规定外，还应用溶出度标准片对仪器进行性能确认试验，按照标准片的说明书操作，试验结果应符合标准片的规定；对已使用的仪器也应定期（或在出现异常情况时）进行校正。

④ 仪器的调试

a. 检查仪器水平及转动轴的垂直度与偏心度。使用水平仪检查仪器是否处于水平状态；转轴的垂直程度与容器中心线相吻合，用直角三角板检查转动轴与溶出杯平面的垂直度；检查转篮旋转时，篮轴与溶出杯的垂直轴在任一点的偏离均不得大于 2mm，转篮下缘的摆动幅度不得偏离轴心 1.0mm；或检查桨杆旋转时，桨轴与溶出杯的垂直轴在任一点的偏差均不得大于 2mm；或检查搅拌桨旋转时 A、B 两点的摆动幅度不得大于 0.5mm；在流池法中，泵应与溶出仪分开，泵的水平位置不得高于溶出介质的贮液池。

b. 篮轴或搅拌桨杆运转时整套装置应保持平稳，均不能产生明显的晃动或振动；在往复筒法中，往复筒的运动应平稳、垂直，装置和实验室台面均不应出现明显移动、振荡或震动。

c. 转速与允差范围。检测仪器的实际转速与其仪器的电子显示数据是否一致，篮轴或搅拌桨杆的转速在各品种项下规定转速的 ±4％ 范围之内。

⑤ 取样器。注射器（5mL、10mL、15mL、20mL）及取样针头。

⑥ 滤过器。滤头及滤膜（孔径不得大于 0.8μm）。

⑦ 仪器装置。本书主要介绍第一法至第五法的仪器装置，第一法（篮法）仪器装置见图 7-1；第二法（浆法）仪器装置见图 7-2；第三法（小杯法）装置见图 7-3；第四法（浆碟法）装置见图 7-4；第五法（转筒法）装置见图 7-5。

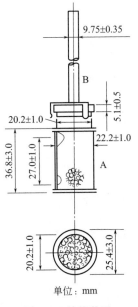

图 7-1　转篮装置

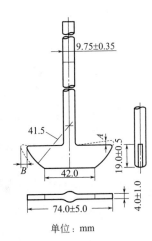

图 7-2　搅拌浆装置

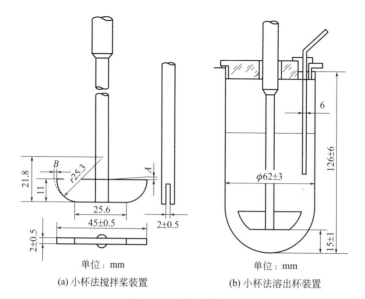

单位：mm

(a) 小杯法搅拌桨装置

单位：mm

(b) 小杯法溶出杯装置

图 7-3　小杯法装置

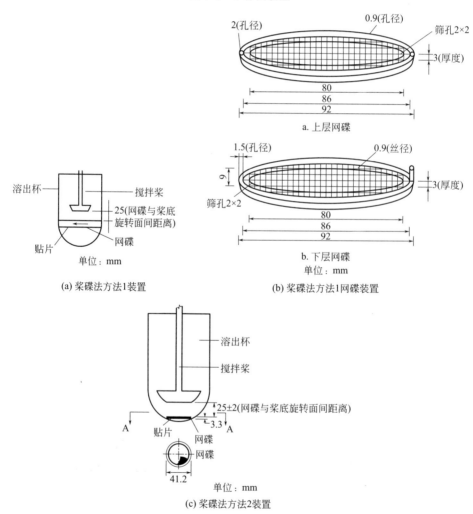

a. 上层网碟

b. 下层网碟

单位：mm

(a) 桨碟法方法1装置

(b) 桨碟法方法1网碟装置

单位：mm

(c) 桨碟法方法2装置

图 7-4　桨碟法装置

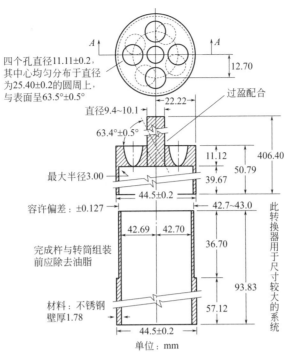

四个孔直径11.11±0.2，
其中心均匀分布于直径
为25.40±0.2的圆周上，
与表面呈63.5°±0.5°

过盈配合

直径9.4~10.1

63.4°±0.5°

最大半径3.00

容许偏差：±0.127

完成杆与转筒组装
前应除去油脂

材料：不锈钢
壁厚1.78

此转换器用于尺寸较大的系统

单位：mm

图 7-5 转筒法装置

篮法仪器装置中，转篮分篮体与篮轴两部分，均为不锈钢或其他惰性材料制成，其形状尺寸如图 7-1 所示。篮体 A 由方孔筛网（丝径为 0.28mm±0.03mm，网孔为 0.40mm±0.04mm）制成，呈圆柱形，转篮内径为 20.2mm±1.0mm，上下两端都有封边。篮轴 B 的直径为 9.75 mm±0.35mm，轴的末端连一圆盘，作为转篮的盖；盖上有一通气孔（孔径 2.0mm±0.5mm）；盖边系两层，上层直径与转篮外径相同，下层直径与转篮内径相同；盖上的 3 个弹簧片与中心呈 120°角。

溶出杯一般是由硬质玻璃或其他惰性材料制成的底部为半球形的 1000mL 杯状容器，内径为 102mm±4mm（圆柱部分内径最大值和内径最小值之差不得大于 0.5mm），高为 185mm±25mm；溶出杯配有适宜的盖子，防止溶液蒸发。盖上有适当的孔，中心孔为篮轴的位置，其他孔供取样或测量温度用。溶出杯置恒温水浴或其他适当的加热装置中。

篮轴与电动机相连，由速度调节装置控制电动机的转速，使篮轴的转速在各品种项下规定转速的±4%范围之内。运转时整套装置应保持平稳，均不能产生明显的晃动或振动（包括装置所处的环境）。仪器一般配有 6 套以上测定装置。

第二法（桨法）中，除将转篮换成搅拌桨外，其他装置和要求与第一法相同。搅拌桨的形状尺寸如图 7-2 所示。

第三法（小杯法）中的搅拌桨桨杆上部直径为 9.75mm±0.35mm，桨杆下部直径为 6.0mm±0.2mm；电动机与桨杆相连，转速可任意调节在每分钟 25～100 转，稳速误差不超过每分钟±1 转，其他要求同第二法；溶出杯一般是由硬质玻璃或其他惰性材料制成的底部为半球形的 250mL 杯状容器，内径为 62mm±3mm，高为 126mm±6mm，烧杯上有一有机玻璃盖，盖上有一开口，为放置搅拌桨、取样及测温用。其他要求同第二法。

第四法（桨碟法）的方法 1 中，搅拌桨、溶出杯按第二法，溶出杯中放入用于放置贴片的不锈钢网碟；方法 2 中，除网碟外，其他装置和要求都与方法 1 相同。

第五法（转筒法）中，溶出杯按第二法，但搅拌桨另用不锈钢转筒装置替代。

（6）操作方法　本节重点介绍第一法和第二法的普通制剂溶出度的检查操作。

① 测定前的准备

a. 测定前应对仪器装置进行必要的调试，第一法使转篮底部距溶出杯的内底部25mm±2mm；第二法使桨叶底部距溶出杯的内底部 25mm±2mm；第三法使桨叶底部距溶出杯的内底部 15mm±2mm。

b. 溶出介质的准备。溶出介质要求脱气处理，脱气方法为：配制用水直接煮沸（5000mL 煮沸时间为沸腾后 15min 即可）。水脱气放冷后，再按各药品项下规定的溶出度要求配制溶出介质。将该品种项下所规定的溶出介质经脱气并按规定量置于溶出杯中，开启仪器的预制温度，一般应根据室温情况，可稍高于37℃，以使溶出杯中溶出介质的温度保持在 37℃±0.5℃。

② 第一法　除另有规定外，分别量取经脱气处理的溶出介质置各溶出杯内，加温，待溶出介质温度恒定在37℃±0.5℃后，取供试品 6 片（粒、袋），分别投入 6 个干燥的转篮内，按照各品种项下的规定调节电动机转速，待其平稳后，将转篮降入溶出杯中，自供试品接触溶出介质起，立即计时；至规定的取样时间，吸取溶出液适量（取样位置应于转篮顶端至液面的中点，距溶出杯内壁 10mm 处），立即用适当的微孔滤膜滤过，每个容器自取样至滤过应在 30s 内完成。取澄清滤液，照该品种项下规定的方法测定，算出每片（粒、袋）的溶出量。

③ 第二法　除另有规定外，分别量取经脱气处理的溶出介质置各溶出杯内，加温，待溶出介质温度恒定在37℃±0.5℃后，按照各品种项下的规定调节电动机转速，待其平稳后，取供试品 6 片（粒、袋），分别投入 6 个溶出杯内（除另有规定外，如片剂或胶囊剂浮于液面，应先装入沉降篮内），自供试品接触溶出介质起，立即计时；至规定的取样时间，吸取溶出液适量（取样位置应于桨叶顶端至液面的中点，距溶出杯内壁 10mm 处），立即用适当的微孔滤膜滤过，每个容器自取样至滤过应在 30s 内完成。取澄清滤液，照该品种项下规定的方法测定，算出每片（粒、袋）的溶出量。

④ 第三法　除另有规定外，量取经脱气处理的溶剂 100～250mL 注入每个操作容器内，以下操作同第二法。取样位置应在桨叶上端至液面中点，离烧杯壁 6mm 处。

（7）注意事项

① 在达到该药品规定的溶出时间时，应在仪器开动的情况下取样。自 6 杯中完成取样，时间应控制在 1min 以内。

② 实验结束后，应用水冲洗篮轴、篮体或搅拌桨等。转篮必要时可用水或其他溶剂超声处理、洗净。

③ 滤膜应在纯化水中至少浸泡一天以上。

④ 应使用各品种项下规定的溶出介质，除另有规定外，室温下体积为 900mL，并应新鲜配制和经脱气处理，气体的存在可产生干扰。如果溶出介质为缓冲液，当需要调节 pH 值时，一般调节 pH 值至规定 pH 值±0.05 之内。

⑤ 水浴中的水应保持清洁，定期更换；水浴液面应略高于溶出杯内溶剂的液面。

⑥ 如胶囊壳对分析有干扰，应取不少于 6 粒胶囊，尽可能完全地除尽内容物，置同一溶出杯内，用该品种项下规定体积的溶出介质溶解空胶囊壳，并按该品种项下的分析方法测定每个空胶囊的空白值，做必要的校正。如校正值大于标示量的 25%，试验无效。如校正

值小于标示量的 2%，可忽略不计。

⑦ 测定时，除另有规定外，每个溶出杯中允许投入供试品 1 片（粒、袋），不得多投。颗粒剂或干混悬剂的投样应在溶出介质表面分散投样，避免集中投样。

溶出度检查

⑧ 测定溶出曲线时，如每次取样量超过溶出介质总体积的 1% 时，应补足体积或计算时加以校正。

4. 含量均匀度检查

含量均匀度系指单剂量的固体制剂、半固体制剂和非均相液体制剂的含量符合标示量的程度。

除另有规定外，片剂、硬胶囊剂、颗粒剂或散剂等，每一个单剂标示量小于 25mg 或主药含量小于每一个单剂重量 25% 者；药物间或药物与辅料间采用混粉工艺制成的注射用无菌粉末；内充非均相溶液的软胶囊；单剂量包装的口服混悬液、透皮贴剂和栓剂等品种项下规定含量均匀度应符合要求的制剂，均应检查含量均匀度。复方制剂仅检查符合上述条件的组分，多种维生素或微量元素一般不检查含量均匀度。

凡检查含量均匀度的制剂，一般不再检查重（装）量差异；当全部主成分均进行含量均匀度检查时，复方制剂一般亦不再检查重（装）量差异。

（1）操作方法　除另有规定外，供试品初试取 10 个，复试取 20 个，按各品种项下规定的方法测定。

（2）注意事项

① 供试品的主药必须溶解完全，必要时可用乳钵研磨或超声波处理，促使溶解，并定量转移至容量瓶中。

② 测定时，溶液必须澄清，如过滤不清，可离心后，取澄清液测定。

③ 用紫外-可见分光光度法测定时所用溶剂需一次配够；当用量较大时，即使是同批号的溶剂也应混合均匀后使用。

（3）记录与计算

① 应记录检测方法、所用仪器型号以及每个的测定结果并计算。

② 当含量测定方法与含量均匀度检查所用方法不同，且含量均匀度未能从响应值求出每个单剂含量的情况下，用系数校正法计算。

（4）结果的判定　除另有规定外，取供试品 10 个，照各品种项下规定的方法分别测定每一个单剂以标示量为 100 的相对含量 X_i，求其均值 $\overline{X}$、标准差 S 以及标示量与均值之差的绝对值 A（$A = |100 - \overline{X}|$）。

若 $A + 2.2S \leq L$，则供试品的含量均匀度符合规定；

若 $A + S > L$，则不符合规定；

若 $A + 2.2S > L$，且 $A + S \leq L$，则应另取供试品 20 个复试。

根据初、复试结果，计算 30 个单剂的均值 $\overline{X}$、标准差 S 和标示量与均值之差的绝对值 A。再按公式计算并判定。当 $A \leq 0.25L$ 时，若 $A^2 + S^2 \leq 0.25L^2$，则供试品的含量均匀度符合规定；若 $A^2 + S^2 > 0.25L^2$，则不符合规定。当 $A > 0.25L$ 时，若 $A + 1.7S \leq L$，则供试品的含量均匀度符合规定；若 $A + 1.7S > L$，则不符合规定。

上述公式中的 L 为规定值，除另有规定外，$L = 15.0$。单剂量包装的口服混悬液，内充非均相溶液的软胶囊、胶囊剂或泡囊型粉雾剂，单剂量包装的眼用、耳用、鼻用混悬剂、固

体或半固体制剂的 $L=20.0$；透皮贴剂、栓剂的 $L=25.0$。

如该品种项下规定含量均匀度的限度为 $\pm20\%$ 或其他数值时，$L=20.0$ 或其他相应的数值。

当各品种正文项下含量限度规定的上下限的平均值（T）大于 100.0（$\%$）时，若 $\overline{X}<100.0$，则 $A=100-\overline{X}$；若 $100.0\leqslant\overline{X}\leqslant T$，则 $A=0$；若 $\overline{X}>T$，则 $A=\overline{X}-T$。同上法计算，判定结果，即得。当 $T<100.0$（$\%$）时，应在各品种正文中规定 A 的计算方法。

当含量测定与含量均匀度检查所用方法不同时，而且含量均匀度未能从响应值求出每一个单剂含量的情况下，可取供试品 10 个，照该品种含量均匀度项下规定的方法分别测定，得仪器测得的响应值 Y_i（可为吸光度、峰面积等），求其均值 $\overline{Y}$。另由含量测定法测得以标示量为 100 的含量 X_A，由 X_A 除以响应值的均值 $\overline{Y}$，得比例系数 $k(k=X_A/\overline{Y})$。将上述诸响应值 Y_i 与 k 相乘，求得每一个单剂以标示量为 100 的相对百分含量（$\%$）$X_i(X_i=kY_i)$，同上法求其均值 $\overline{X}$ 和 S 以及 A，计算，判定结果，即得。

含量均匀度测定

若需复式，应另取供试品 20 个，按上述方法测定，计算 30 个单剂的均值 $\overline{Y}$、比例常数 k、相对含量（$\%$）X_i、标准差 S 和 A，判定结果，即得。

5. 崩解时限的检查

本法系用于检查口服固体制剂在规定条件下的崩解情况。崩解是指口服固体制剂在规定条件下全部崩解溶散或成碎粒，除不溶性包衣材料或破碎的胶囊壳外，应全部通过筛网。如有少量不能通过筛网，但已软化或轻质上漂且无硬心者，可作符合规定论。这个过程规定的时间限度即为崩解时限。

片剂经口服后在胃肠道中首先要经过崩解，药物才能被释放、吸收。如果片剂不能崩解，药物就不能很好地溶出，也就起不到治疗作用。因此各国药典都把"崩解时限"作为片剂的常规检查项目之一。除另有规定外，凡规定检查溶出度、释放度或分散均匀性的制剂，不再进行崩解时限检查。

硬胶囊或软胶囊，除另有规定外，取供试品 6 粒，按片剂的装置与方法（化药胶囊如漂浮于表面，可加挡板；中药胶囊加挡板）进行检查。滴丸剂的崩解时限检查也与片剂的类似。本节中只对片剂的崩解时限检查方法作一介绍。

（1）片剂崩解时限检查仪器装置　采用升降式崩解仪（见图 7-6），主要结构为一能升降的金属支架与下端镶有筛网的吊篮，并附有挡板。

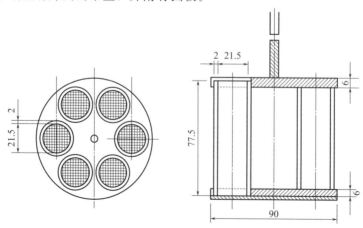

图 7-6　升降式崩解仪吊篮结构示意图（单位：mm）

（2）检查方法 将吊篮通过上端的不锈钢轴悬挂于金属支架上，浸入 1000mL 烧杯中，并调节吊篮位置使其下降至低点时筛网距烧杯底部 25mm，烧杯内盛有温度为 37℃±1℃ 的水，调节水位高度使吊篮上升至高点时筛网在水面下 15mm 处，吊篮顶部不可浸没于溶液中，并使支架上下移动的距离为 55mm±2mm，往返频率为每分钟 30～32 次。

除另有规定外，取供试品 6 片，分别置上述吊篮的玻璃管中，启动崩解仪进行检查，各片均应在 15min 内全部崩解。如有 1 片崩解不完全，应另取 6 片，按上述方法复试，均应符合规定。

薄膜衣片，按上述装置与方法检查，并可改在盐酸溶液（9→1000）中进行检查，化药薄膜衣片应在 30min 内全部崩解。

糖衣片，按上述装置与方法检查，化药糖衣片应在 1h 内全部崩解。

肠溶衣片，按上述装置与方法，先在盐酸溶液（9→1000）中检查 2h，每片均不得有裂缝、崩解或软化现象；然后将吊篮取出，用少量水洗涤后，每管加入挡板 1 块，再按上述方法在磷酸盐缓冲液（pH 6.8）中进行检查，1h 内应全部崩解。如有 1 片不能完全崩解，应另取 6 片，按上述方法复试，均应符合规定。

含片，除另有规定外，按上述装置和方法检查，各片均不应在 10min 内全部崩解或溶化。如有 1 片不符合规定，应另取 6 片复试，均应符合规定。

可溶片，除另有规定外，水温为 20℃±5℃，按上述装置和方法检查，各片均应在 3min 内全部崩解并溶化。如有 1 片不能完全崩解或溶化，应另取 6 片复试，均应符合规定。

结肠定位肠溶片，除另有规定外，按上述装置照各品种项下规定检查，各片在盐酸溶液（9→1000）及 pH 6.8 以下的磷酸盐缓冲液中均不得有裂缝、崩解或软化现象，而在 pH 为 7.5～8.0 的磷酸盐缓冲液中 1h 内应完全崩解。如有 1 片不能完全崩解，应另取 6 片复试，均应符合规定。

泡腾片，取 1 片，置 250mL 烧杯中（烧杯内盛有 200mL 水，水温为 20℃±5℃），即有许多气泡放出，当片剂或碎片周围的气体停止逸出时，片剂应溶解或分散在水中，无聚集的颗粒剩留。除另有规定外，按上述方法检查 6 片，各片均应在 5min 内崩解。如有 1 片不能完全崩解，应另取 6 片复试，均应符合规定。

舌下片，除另有规定外，按上述装置和方法检查，各片均应在 5min 内全部崩解或溶化。如有 1 片不符合规定，应另取 6 片复试，均应符合规定。

（3）注意事项

① 水浴温度与介质温度应预先用温度计测量。

② 在测定时，当仪器开启时即记录时间，同时观察崩解情况，记录最后 1 片（粒）通过筛网的时间（min），即为该批供试品的崩解时间。

③ 每批样品测试结束后，应清洗玻璃杯内壁及筛网，并更换介质。

（4）实验记录 记录与数据处理时，应记录全部崩解所需要的时间；如超出规定时限的，应记录在多长时间才能全部通过筛网或测至多少时间尚有多少片（粒）不能通过筛网。

（5）结果与判定

① 供试品 6 片（粒），每片（粒）均在规定时限内崩解，判为符合规定。如有少量不能通过筛网，但已软化或轻质上漂且无硬心者，可作符合规定论。

② 初试结果，到规定时限后如有 1 片不能完全崩解，应另取 6 片（粒）复试，各片（粒）在规定时限内均能全部崩解。仍判为符合规定。

③ 初试结果中如有 2 片（粒）或 2 片（粒）以上不能完全崩解，或在复试结果中有 1 片（粒）或 1 片（粒）以上不能完全崩解，即判为不符合规定。

6. 释放度

释放度系指活性药物从缓释制剂、控释制剂、肠溶制剂及透皮贴剂等制剂中在规定条件下释放的速率和程度。

缓释制剂系指通过延缓药物从该剂型中的释药速率，降低药物进入机体的吸收速率，从而起到更佳的治疗效果的制剂，但药物从制剂中的释放速率受到外界环境如 pH 值等因素影响。《中国药典》规定，缓释制剂系指在规定的释放介质中缓慢地非恒速释放药物的制剂；控释制剂系指在规定的释放介质中缓慢地恒速释放药物的制剂。控释制剂通过控释衣膜定时、定量、匀速地向外释放药物，使血药浓度恒定，无"峰谷"现象，从而更好地发挥疗效。两者的每日用药次数与相应的普通制剂比较，每 24h 用药次数应从 3～4 次减少至 1～2 次，或用药的间隔时间有所延长。肠溶制剂系指活性药物在规定的酸性介质中，不释放或几乎不释放，而在缓冲液中大部分或全部释放的制剂。

释放度测定所用仪器装置除另有规定外，按溶出度测定法项下所示。

（1）缓释制剂或控释制剂的释放度测定

测定方法 照普通制剂方法操作，但至少采用三个取样时间点，在规定取样时间点，吸取溶液适量，立即经 $0.8\mu m$ 微孔滤膜滤过，自取样至滤过应在 30s 内完成，并及时补充相同体积的温度为 37℃±0.5℃ 的溶出介质。取滤液，照各药品项下规定的方法测定，计算每片（粒）的溶出量。

结果判断 缓释制剂或控释制剂，除另有规定外，符合下列条件之一者，可判为符合规定。

① 6 片（粒）中，每片（粒）在每个时间点测得的溶出量按标示量计算，均未超出规定范围。

② 6 片（粒）中，在每个时间点测得的溶出量，如有 1～2 片（粒）超出规定范围，但未超出规定范围的 10%，且在每个时间点测得的平均溶出量未超出规定范围。

③ 6 片（粒）中，在每个时间点测得的溶出量，如有 1～2 片（粒）超出规定范围，其中仅有 1 片（粒）超出规定范围的 10%，但未超出规定范围的 20%，且其平均溶出量未超出规定范围，应另取 6 片（粒）复试；初复试的 12 片（粒）中，在每个时间点测得的溶出量，如有 1～3 片（粒）超出规定范围，其中仅有 1 片（粒）超出规定范围的 10%，但未超出规定范围的 20%，且其平均溶出量未超出规定范围。

以上结果判断中所示超出规定范围的 10%、20% 是指相对于标示量的百分率，其中超出规定范围的 10%，是指在每个时间点测得的溶出量不低于低限的 −10%，或不超过高限的 +10%；每个时间点测得的溶出量应包括最终时间测得的溶出量。

（2）肠溶制剂的释放度测定

① 方法一

酸中溶出量 除另有规定外，分别量取 0.1mol/L 盐酸溶液 750mL 置各溶出杯内，实际量取的体积与规定体积的偏差应在 ±1% 范围之内，待溶出介质温恒定在 37℃±0.5℃，取供试品 6 片（粒）分别投入转篮或溶出杯中，按各药品项下规定的方法，启动仪器运转 2h 后，在规定取样点吸取溶出液适量，立即经 $0.8\mu m$ 微孔滤膜滤过，自取样至滤过应在 30s 内完成，滤液按各药品项下规定的方法测定，计算出每片（粒）的酸中溶出量。

　　缓冲液中溶出量　上述酸液中加入 37℃±0.5℃的 0.2mol/L 磷酸钠溶液 250mL（必要时用 2mol/L 盐酸溶液或 2mol/L 氢氧化钠溶液调节 pH 值至 6.8±0.05），继续运转 45min，或按各药品项下规定的时间，在规定取样点吸取溶出液适量，立即经 0.8μm 微孔滤膜滤过，自取样至滤过应在 30s 内完成，滤液按各药品项下规定的方法测定，计算出每片（粒）的缓冲液中溶出量。

　　② 方法二

　　酸中溶出量　除另有规定外，量取 0.1mol/L 盐酸溶液 900mL，注入每个溶出杯中，照方法一"酸中溶出量"项下进行测定。

　　缓冲液中溶出量　弃去上述各溶出杯中酸液，立即加入 37℃±0.5℃的磷酸盐缓冲液（pH 6.8。取 0.1mol/L 盐酸溶液和 0.2mol/L 磷酸钠溶液按 3∶1 混合均匀，必要时用 2mol/L 盐酸溶液或 2mol/L 氢氧化钠溶液调节 pH 值至 6.8±0.05）900mL，或将每片（粒）转移入另一盛有温度为 37℃±0.5℃的磷酸盐缓冲液（pH 6.8）的 900mL 的溶出杯中，照方法一"缓冲液中溶出量"项下进行测定。

　　结果判断　肠溶制剂，除另有规定外，符合下列条件之一者，可判为符合规定。

　　酸中溶出量：① 6 片（粒）中，每片（粒）的溶出量均不大于标示量的 10%。② 6 片（粒）中，有 1～2 片（粒）大于 10%，但其平均溶出量不大于 10%。

　　缓冲液中溶出量：① 6 片（粒）中，每片（粒）的溶出量按标示量计算均不低于规定限度（Q），除另有规定外，限度（Q）应为标示量的 70%。② 6 片（粒）中仅有 1～2 片（粒）低于限度 Q，但不低于 $Q-10\%$，且其平均溶出量不低于规定限度 Q。③ 6 片（粒）中如有 1～2 片（粒）低于限度 Q，其中仅有 1 片（粒）低于 $Q-10\%$，但不低于 $Q-20\%$，且其平均溶出量不低于规定限度 Q 时，应另取 6 片（粒）复试；初复试的 12 片（粒）中有 1～3 片（粒）低于 Q，其中仅有 1 片（粒）低于 $Q-10\%$，但不低于 $Q-20\%$，且其平均溶出量不低于规定 Q。

　　以上结果判断中所示的 10%、20% 是指相对于标示量的百分率（%）。

　　透皮贴剂的结果判断除另有规定外，同缓释制剂或控释制剂。

7. 微生物限度

　　微生物限度检查法系检查非规定灭菌制剂及其原料、辅料受微生物污染程度的方法。检查项目包括细菌数、霉菌数、酵母菌数及控制菌检查。

　　《中国药典》2020 年版通则 1105 规定，非无菌产品的微生物限度检查采用微生物计数法。微生物限度检查试验应在受控洁净环境下的局部洁净度不低于 B 级的单向流空气区域内进行。检验全过程必须严格遵守无菌操作，防止再污染，防止污染的措施不得影响供试品中微生物的检出。单向流空气区域、工作台面及环境应定期进行监测。

　　如供试品有抗菌活性，应尽可能去除或中和。供试品检查时，若使用了中和剂或灭活剂，应确认其有效性及对微生物无毒性。

　　供试液制备时如果使用了表面活性剂，应确认其对微生物无毒性以及与所使用中和剂或灭活剂的相容性。

　　（1）计数方法　计数方法包括平皿法、薄膜过滤法和最可能数法（most-probable-number method，简称 MPN 法）。MPN 法用于微生物计数时精确度较差，但对于某些微生物污染量很小的供试品，MPN 法可能是更适合的方法。

　　供试品检查时，应根据供试品理化特性和微生物限度标准等因素选择计数方法，所选的方法必须具备检测充足样品量的能力，以保证所获得的试验结果能够判断供试品是否符合规定。需确认所选方法的适用性。

（2）计数培养基适用性检查和供试品计数方法适用性试验　供试品微生物计数中所使用的培养基应进行适用性检查。

供试品的微生物计数方法应进行方法适用性试验，以确认所采用的方法适合于该产品的微生物计数。若检验程序或产品发生变化可能影响检验结果时，计数方法应重新进行适用性试验。见表 7-2。

表 7-2　试验菌液的制备和使用

试验菌株	试验菌液的制备	计数培养基适用性检查		计数方法适用性试验	
		需氧菌总数计数	霉菌和酵母菌总数计数	需氧菌总数计数	霉菌和酵母菌总数计数
金黄色葡萄球菌〔CMCC(B) 26 003〕	胰酪大豆胨琼脂培养基或胰酪大豆胨液体培养基，培养温度 30～35℃，培养时间18～24h	胰酪大豆胨琼脂培养基和胰酪大豆胨液体培养基，培养温度 30～35℃，培养时间不超过 3天，接种量不大于 100cfu		胰酪大豆胨琼脂培养基或胰酪大豆胨液体培养基（MPN法），培养温度 30～35℃，培养时间不超过 3天，接种量不大于 100cfu	
铜绿假单胞菌〔CMCC(B) 10104〕	胰酪大豆胨琼脂培养基或胰酪大豆胨液体培养基，培养温度 30～35℃，培养时间18～24h	胰酪大豆胨琼脂培养基和胰酪大豆胨液体培养基，培养温度 30～35℃，培养时间不超过 3天，接种量不大于 100cfu		胰酪大豆胨琼脂培养基或胰酪大豆胨液体培养基（MPN法），培养温度 30～35℃，培养时间不超过 3天，接种量不大于 100cfu	
枯草芽孢杆菌〔CMCC(B) 63 501〕	胰酪大豆胨琼脂培养基或胰酪大豆胨液体培养基，培养温度 30～35℃，培养时间 18～24h	胰酪大豆胨琼脂培养基和胰酪大豆胨液体培养基，培养温度 30～35℃，培养时间不超过 3天，接种量不大于 100cfu		胰酪大豆胨琼脂培养基或胰酪大豆胨液体培养基（MPN法），培养温度 30～35℃，培养时间不超过 3天，接种量不大于 100cfu	
白色念珠菌〔CMCC(F) 98 001〕	沙氏葡萄糖琼脂培养基或沙氏葡萄糖液体培养基，培养温度 20～25℃，培养时间2～3天	胰酪大豆胨琼脂培养基，培养温度 30～35℃，培养时间不超过 5天，接种量不大于 100cfu	沙氏葡萄糖琼脂培养基，培养温度 20～25℃，培养时间不超过 5天，接种量不大于 100cfu	胰酪大豆胨琼脂培养基（MPN法不适用），培养温度 30～35℃，培养时间不超过 5天，接种量不大于 100cfu	沙氏葡萄糖琼脂培养基，培养温度 20～25℃，培养时间不超过 5天，接种量不大于 100cfu

续表

试验菌株	试验菌液的制备	计数培养基适用性检查		计数方法适用性试验	
		需氧菌总数计数	霉菌和酵母菌总数计数	需氧菌总数计数	霉菌和酵母菌总数计数
黑曲霉〔CMCC(F) 98 003〕	沙氏葡萄糖琼脂培养基或马铃薯葡萄糖琼脂培养基，培养温度 20～25℃，培养时间 5～7 天，或直到获得丰富的孢子	胰酪大豆胨琼脂培养基，培养温度 30～35℃，培养时间不超过 5 天，接种量不大于 100cfu	沙氏葡萄糖琼脂培养基，培养温度 20～25℃，培养时间不超过 5 天，接种量不大于 100cfu	胰酪大豆胨琼脂培养（MPN 法不适用），培养温度 30～35℃，培养时间不超过 5 天，接种量不大于 100cfu	沙氏葡萄糖琼脂培养基，培养温度 20～25℃，培养时间不超过 5 天，接种量不大于 100cfu

注：当需用玫瑰红钠琼脂培养基测定霉菌和酵母菌总数时，应进行培养基适用性检查，检查方法同沙氏葡萄糖琼脂培养基。

① 菌种及菌液制备

菌种：试验用菌株的传代次数不得超过 5 代（从菌种保藏中心获得的干燥菌种为第 0 代），并采用适宜的菌种保藏技术进行保存，以保证试验菌株的生物学特性。计数培养基适用性检查和计数方法适用性试验用菌株见表 7-2。

菌液制备：按表 7-2 规定程序培养各试验菌株。取金黄色葡萄球菌、铜绿假单胞菌、枯草芽孢杆菌、白色念珠菌的新鲜培养物，用 pH 7.0 无菌氯化钠-蛋白胨缓冲液或 0.9% 无菌氯化钠溶液制成适宜浓度的菌悬液；取黑曲霉的新鲜培养物加入适量含 0.05%（mL/mL）聚山梨酯 80 的 pH 7.0 无菌氯化钠-蛋白胨缓冲液或含 0.05%（mL/mL）聚山梨酯 80 的 0.9% 无菌氯化钠溶液，将孢子洗脱。然后，采用适宜的方法吸出孢子悬液至无菌试管内，用含 0.05%（mL/mL）聚山梨酯 80 的 pH 7.0 无菌氯化钠-蛋白胨缓冲液或含 0.05%（mL/mL）聚山梨酯 80 的 0.9% 无菌氯化钠溶液制成适宜浓度的黑曲霉孢子悬液。

菌液制备后若在室温下放置，应在 2h 内使用；若保存在 2～8℃，可在 24h 内使用。稳定的黑曲霉孢子悬液可保存在 2～8℃，在验证过的贮存期内使用。

② 阴性对照　为确认试验条件是否符合要求，应进行阴性对照试验，阴性对照试验应无菌生长。如阴性对照有菌生长，应进行偏差调查。

③ 培养基适用性检查　微生物计数用的商业化的预制培养基、由脱水培养基或按处方配制的培养基均应进行培养基适用性检查。

按表 7-2 规定，接种不大于 100cfu 的菌液至胰酪大豆胨液体培养基管或胰酪大豆胨琼脂培养基平板或沙氏葡萄糖琼脂培养基平板，置表 7-2 规定条件下培养。每一试验菌株平行制备 2 管或 2 个平板。同时，用相应的对照培养基替代被检培养基进行上述试验。

被检固体培养基上的菌落平均数与对照培养基上的菌落平均数的比值应在 0.5～2 范围内，且菌落形态大小应与对照培养基上的菌落一致；被检液体培养基管与对照培养基管比较，试验菌应生长良好。

④ 计数方法适用性试验

a. 供试液制备　供试液的制备是根据供试品的理化特性与生物学特性，采取适宜的方法制备的。制备时若需要加温，应均匀加热，且温度不应超过 45℃。供试液从制备至加入检验用培养基，不得超过 1h。对于水溶性供试品、水不溶性非油脂类供试品、油脂类供试品，其供试液制备方法亦不同；膜剂供试品、肠溶及结肠溶制剂供试品、气雾剂供试品、喷雾剂供试品、贴剂及贴膏剂供试品，需用特殊方法制备供试液。

如果供试液制备方法经确认不适用，应建立其他适宜的方法。

b. 接种和稀释　按表 7-2 规定及有关要求进行供试液的接种和稀释，制备微生物回收试验用供试液。所加菌液的体积应不超过供试液体积的 1%。为确认供试品中的微生物能被充分检出，首先应选择最低稀释级的供试液进行计数方法适用性试验。

c. 抗菌活性的去除或灭活　供试液接种后，按"微生物回收"规定的方法进行微生物计数。若试验组菌落数减去供试品对照组菌落数的值小于菌液对照组菌数值的 50%，可采用增加稀释液或培养基体积、加入适宜的中和剂或灭活剂、薄膜过滤法或上述几种方法的联合使用等方法消除供试品的抑菌活性。

d. 供试品中微生物的回收　表 7-2 中所列的计数方法适用性试验用的各试验菌应逐一进行微生物回收试验。微生物的回收可采用平皿法、薄膜过滤法或 MPN 法。

⑤ 结果判断　计数方法适用性试验中，采用薄膜过滤法或平皿法时，试验组菌落数减去供试品对照组菌落数的值与菌液对照组菌落数的比值应在 0.5～2 范围内；采用 MPN 法时，试验组菌数应在菌液对照组菌数的 95% 置信限内。若各试验菌的回收试验均符合要求，照所用的供试液制备方法及计数方法进行该供试品的需氧菌总数、霉菌和酵母菌总数计数。

方法适用性确认时，若采用上述方法还存在一株或多株试验菌的回收达不到要求，那么选择回收最接近要求的方法和试验条件进行供试品的检查。

（3）供试品检查

① 检验量　检验量即一次试验所用的供试品量（g、mL 或 cm²）。一般应随机抽取不少于 2 个最小包装的供试品，混合，取规定量供试品进行检验。

除另有规定外，一般供试品的检验量为 10g 或 10mL；膜剂贴剂和贴膏剂为 100cm²；贵重药品、微量包装药品的检验量可以酌减。检验时，应从 2 个以上最小包装单位中抽取供试品，大蜜丸还不得少于 4 丸，膜剂贴剂和贴膏剂还不得少于 4 片。

② 检查方法　按计数方法适用性试验确认的计数方法进行供试品中需氧菌总数、霉菌和酵母菌总数的测定。

胰酪大豆胨琼脂培养基或胰酪大豆胨液体培养基用于测定需氧菌总数；沙氏葡萄糖琼脂培养基用于测定霉菌和酵母菌总数。

以稀释剂代替供试液进行阴性对照试验，阴性对照试验应无菌生长。如果阴性对照有菌生长，应进行偏差调查。

（4）结果判断　需氧菌总数是指胰酪大豆胨琼脂培养基上生长的总菌落数（包括真菌菌落数）；霉菌和酵母菌总数是指沙氏葡萄糖琼脂培养基上生长的总菌落数（包括细菌菌落数）。若因沙氏葡萄糖琼脂培养基上生长的细菌使霉菌和酵母菌的计数结果不符合微生物限度要求，可使用含抗生素（如氯霉素、庆大霉素）的沙氏葡萄糖琼脂培养基或其他选择性培养基（如玫瑰红钠琼脂培养基）进行霉菌和酵母菌总数测定。使用选择性培养基时，应进行培养基适用性检查。若采用 MPN 法，测定结果为需氧菌总数。

各品种项下规定的微生物限度标准解释如下：

① 10^1 cfu：可接受的最大菌数为 20；

② 10^2 cfu：可接受的最大菌数为 200；

③ 10^3 cfu：可接受的最大菌数为 2000；依此类推。

若供试品的需氧菌总数、霉菌和酵母菌总数的检查结果均符合该品种项下的规定，判供试品符合规定；若其中任何一项不符合该品种项下的规定，判供试品不符合规定。

控制菌按通则 1106 规定检查，按一次检出结果为准，不再抽样复试。

（5）注意事项

① 检验全过程必须符合无菌技术要求，随时注意消毒。

② 除另有规定外，供试品制备成供试液后，应在均匀状态下取样，以使菌体充分均匀分散，降低测定误差。

③ 工作人员操作前后或离开实验室，必须用肥皂或消毒液洗手。

④ 严防一切灭菌器具和培养基污染，已污染者应停止使用。

⑤ 发生菌液（或培养液）污染台面或地面时，应立即用 3％来苏水或 5％石炭酸等消毒液倾覆其上，30min 后再行洗擦；工作衣、帽、口罩等受到菌液污染时，应立即高压蒸汽灭菌后洗涤。如有传染性培养物污染物品，应先用 75％酒精棉球拭去，再浸入 5％来苏水等消毒液内片刻，再用肥皂及清水彻底洗干净。

⑥ 接种环（针）每次使用前后，必须通过火焰灭菌，待冷却后，方可接种培养物。

⑦ 废弃培养物应放入消毒桶内，121℃高压灭菌后洗刷。带菌的实验用品应浸泡在 5％来苏水溶液内，24h 后取出冲洗，严禁污染下水道。

8. 片剂脆碎度检查

片剂在生产、运输等过程中不可避免地会受到震动或摩擦作用，这些因素可能造成片剂的破损，影响应用。片剂脆碎度是反映片剂抗震耐磨能力的指标，也是片剂质量标准检查的重要项目，一般使用片剂脆碎度测定仪测定。

（1）实验装置 脆碎度仪主要由电动机、转轴及圆筒组成。圆筒为透明耐磨塑料制成，内径为 286mm，深度为 39mm，内壁抛光，一边可打开；筒内有一自中心轴套向外壁延伸的弧形隔片（内径为 80mm±1mm，内弧表面与轴套外壁相切），使圆筒转动时，片剂产生滚动（见图 7-7）。圆筒固定于同轴的水平转轴上，转轴与电动机相连。每转动一圈，片剂滚动或滑动至筒壁或其他片剂上。

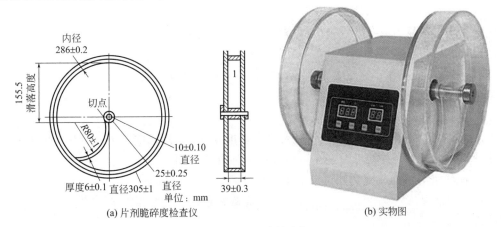

(a) 片剂脆碎度检查仪　　(b) 实物图

图 7-7　片剂脆碎度仪

（2）操作方法

① 调试仪器 试验前应调节仪器的转速为（25±1）r/min，设定试验时间为 4min，即

圆筒转动的总次数为 100 次。

② 供试品的取样量 片重为 0.65g 或以下者取若干片，使其总重约为 6.5g；片重大于 0.65g 者取 10 片。

③ 检查方法 取空称量瓶，精密称定重量；把所取的供试品用吹风机吹去表面的粉末，置称量瓶中，精密称重，两次称量之差即为供试品的重量；将上述称定重量后的供试品置圆筒中，打开电动机转动 100 次；试验结束后，取出供试品检视，供试品不得出现断裂、龟裂及粉碎现象；再用电吹风吹去粉末后，置上述已称定重量的称量瓶中，精密称定，两次称量之差即为试验后供试品的减失重量。

（3）记录与计算 记录所用仪器型号，每次称量数据，试验后检出的断裂、龟裂及粉碎的片数；分别计算出试验前后供试品的重量、供试品试验后比试验前减失的重量及减失重量占试验前供试品重量的百分率。

（4）结果与判定

① 未检出断裂、龟裂及粉碎片，且其减失重量未超过 1% 时，判为符合规定。

② 减失重量超过 1%，但未检出断裂、龟裂及粉碎的供试品，应另取供试品复检 2 次。3 次的平均减失重量未超过 1%，且未检出断裂、龟裂及粉碎片时，判为符合规定；3 次的平均减失重量超过 1% 时，判为不符合规定。

③ 如检出断裂、龟裂及粉碎片的供试品，即判为不符合规定。

（5）注意事项

① 如供试品的形状或大小使片剂在圆筒中形成不规则滚动时，可调节圆筒的底座，使与桌面成约 10° 的角，试验时片剂不再聚集，能顺利下落。

② 对于形状或大小在圆筒中形成严重不规则滚动或特殊工艺生产的片剂，不适于本法检查，可不进行脆碎度检查。

③ 对易吸水的制剂，操作时应注意防止吸湿（通常控制相对湿度小于 40%）。

应用实例——对乙酰氨基酚片（规格：0.5g）的质量分析

对乙酰氨基酚片在临床上主要用于普通感冒或流行性感冒引起的发热，也可用于缓解轻至中度疼痛如头痛、关节痛、偏头痛、牙痛、肌肉痛、神经痛、痛经等。《中国药典》（2020 年版）规定，对乙酰氨基酚片的主要质量分析项目如下。

（1）性状 本品为白色片、薄膜衣或明胶包衣片，除去包衣后显白色。

记录：本品为_____

（应为白色片或薄膜衣片；完整光洁，色泽均匀，并具有适宜的硬度）。

结论：_____。

（2）鉴别

① 取本品的细粉适量（约相当于对乙酰氨基酚 0.5g），用乙醇 20mL 分次研磨使对乙酰氨基酚溶解，滤过，合并滤液，蒸干，残渣按下列方法鉴别。

a. 本品的水溶液加三氯化铁试液，即显蓝紫色。

记录：溶液显_____（应显蓝紫色）。

结论：_____。

b. 取本品约 0.1g，加稀盐酸 5mL，置水浴中加热 40min，放冷；取 0.5mL，滴加亚硝酸钠试液 5 滴，摇匀，用水 3mL 稀释后，加碱性 β-萘酚试液 2mL，振摇，即显红色。

记录：溶液显_____（应显红色）。

结论：_____。

② 取本品细粉适量（约相当于对乙酰氨基酚 100mg），加丙酮 10mL，研磨溶解，滤过，滤液水浴蒸干，残渣经减压干燥，依法测定。本品的红外光吸收图谱应与对照的图谱（光谱集 131 图）一致。

记录：本品的红外光吸收图谱应与对照的图谱（光谱集 131 图）_____（应一致）。

结论：_____。

附红外光谱图。

（3）检查

① 重量差异　取供试品 20 片，照片剂重量差异检查法检查（通则 0101）。

记录：（单位：g）。

1		5		9		13		17	
2		6		10		14		18	
3		7		11		15		19	
4		8		12		16		20	

20 片总重：　　　　g　　　　　　平均片重：　　　　　g

规定限度(±5%)：　　　　g 至　　　　　　g

超出限度　　片，超出限度 1 倍　　　片

结论：

② 溶出度　取本品，照溶出度与释放度测定法（通则 0931 第一法），以稀盐酸 24mL 加水至 1000mL 为溶出介质，转速为 100r/min。经 30min 时，取溶出液适量，滤过，精密量取续滤液适量，用 0.04% 氢氧化钠溶液稀释制成每 1mL 中含对乙酰氨基酚 5～10μg，照紫外-可见分光光度法，在 257nm 的波长处测定吸光度，按 $C_8H_9NO_2$ 的吸收系数（$E_{1cm}^{1\%}$）为 715 计算每片的溶出量。限度为标示量的 80%，应符合规定。

记录：吸光度：(1) _____，(2) _____，(3) _____，
　　　　　　(4) _____，(5) _____，(6) _____。

计算公式：

$$溶出量（\%）= \frac{A \times 1000 \times 稀释倍数}{E_{1cm}^{1\%} \times 100 \times 标示量} \times 100\%$$

溶出量：(1) _____%，(2) _____%，(3) _____%，
　　　　(4) _____%，(5) _____%，(6) _____%。

平均溶出量＝_____% （每片的溶出量，均不低于标示量的 80%；或 6 片中仅有 1 片低于标示量的 80%，但不低于 70%，且其平均溶出量不低于 80%，判为符合规定）。

结论：_____。

③ 对氨基酚　临用新制。取本品细粉适量（约相当于对乙酰氨基酚 0.2g），精密称定，置 10mL 量瓶中，加溶剂 [甲醇-水(4:6)] 适量，振摇使对乙酰氨基酚溶解，加溶剂稀释至刻度，摇匀，滤过，取续滤液作为供试品溶液；另取对氨基酚对照品与对乙酰氨基酚对照品各适量，精密称定，加上述溶剂溶解并定量稀释制成每 1mL 中各约含 20μg 混合的溶液，

作为对照品溶液。照对乙酰氨基酚中有关物质项下的色谱条件测定。供试品溶液色谱图中如有与对照品溶液中对氨基酚保留时间一致的色谱峰，按外标法以峰面积计算，含对氨基酚不得过对乙酰氨基酚标示量的 0.1%。

记录：$c_{样品} =$ $c_{杂质对照品} =$

   $A_{杂质对照品} =$ $A_{样品杂质} =$

计算公式：$c_{杂质} = \dfrac{A_{样品杂质}}{A_{杂质对照品}} \times c_{杂质对照品} =$

杂质含量(%)$= \dfrac{c_{杂质}}{c_{样品}} \times 100\% =$

杂质的标示量(%)$= \dfrac{杂质含量(\%)}{标示量} \times 100\% =$

（不得过对乙酰氨基酚标示量的 0.1%）

结论：_____。

（4）含量测定　取本品 20 片，精密称定，研细，精密称取适量（约相当于对乙酰氨基酚 40mg），置 250mL 量瓶中，加 0.4% 氢氧化钠溶液 50mL 与水 50mL，振摇 15min，加水稀释至刻度，摇匀，滤过，精密量取续滤液 5mL，置 100mL 量瓶中，加 0.4% 氢氧化钠溶液 10mL，加水至刻度，摇匀，照紫外-可见分光光度法，在 257nm 波长处测定吸光度，按 $C_8H_9NO_2$ 的吸收系数（$E_{1cm}^{1\%}$）为 715 计算，即得。

记录：20 片总重：_____g，平均片重：_____g；

供试品重量：$W_1 =$ _____g，$W_2 =$ _____g，$W_3 =$ _____g；

供试品吸光度：$A_1 =$ _____，$A_2 =$ _____；$A_3 =$ _____。

计算公式：含 $C_8H_9NO_2$ 相当于标示量的百分含量（X）

$$X = \frac{A \times (100/5) \times 250 \times 平均片重}{715 \times 100 \times W_{供} \times 规格} \times 100\%$$

样品1：$X_1 =$ 样品2：$X_2 =$ 样品3：$X_3 =$

平均值 $\overline{X} =$ （$C_8H_9NO_2$ 应为标示量的 95.0%～105.0%）

相对偏差 =　　　　　　　（应不得过 3.0%）

结论：_____。

【思考与训练】

选择题

1. 关于片剂的常规检查，下列说法不正确的是（　　）。

A. 片剂的一般检查包括外观、重量差异及崩解时限检查

B. 对于小剂量的药物，需要进行含量均匀度检查

C. 片剂外观应当完整光洁，色泽均匀，有适度的硬度

D. 片重大于 0.3g 时，质量差异限度为 10%

E. 糖衣片应该在包衣前检查片芯的重量差异，包衣后不再检查重量差异

2. 固体制剂的含量均匀度和溶出度（释放度）检查的作用是（　　）。

A. 为药物分析提供信息   B. 丰富质量检验的方法

C. 保证药品的有效性和安全性　　　　D. 丰富质量检验的内容

E. 是重量差异检验的深化和发展

3. 片重在 0.3g 或 0.3g 以上的片剂的重量差异限度为（　　　）。

A. ±7.5%　　　　B. ±5.0%　　　　C. 5.0%

D. 7.0%　　　　E. ±0.5%

思考与训练
答案 2

二、胶囊剂

胶囊剂系指将原料药物或与适宜辅料填装于空心胶囊或密封于软质囊材中制成的固体制剂，可分为硬胶囊、软胶囊（胶丸）、缓释胶囊、控释胶囊和肠溶胶囊，主要供口服用。

除另有规定外，胶囊剂的常规检查项目包括以下几项。

1. 外观

胶囊剂除了外表应整洁美观，不得有黏结、变形或破裂现象，并无异臭外，内容物不得吸潮、结块、发黏、变色、发霉等。

2. 装量差异检查

胶囊剂的装量差异限度，应符合表 7-3 规定。

表 7-3　胶囊剂装量差异限度

平均装量或标示装量	装量差异限度
0.30g 以下	±10%
0.30g 及 0.30g 以上	±7.5%（中药 ±10%）

（1）检查方法

① 硬胶囊剂　除另有规定外，取供试品 20 粒（中药取 10 粒），分别精密称定每粒重量后，取开囊帽，倾出内容物（不得损失囊壳），用小毛刷或其他适宜用具将囊壳（包括囊体和囊帽）内外拭净，并依次精密称定每粒囊壳重量，即可求出每粒胶囊内容物的装量和平均装量。

② 软胶囊剂或内容物为半固体或液体的硬胶囊剂　除另有规定外，取供试品 20 粒（中药取 10 粒），分别精密称定每粒重量后，依次放于固定位置；分别用剪刀或刀片划破囊壳，倾出内容物（不得损失囊壳），囊壳用乙醚等易挥发性溶剂洗净，置通风处使溶剂自然挥尽，并依次精密称定每粒囊壳重量，即可求出每粒胶囊内容物的装量和平均装量。

凡规定检查含量均匀度的胶囊剂，一般可不再进行装量差异的检查。

（2）注意事项

① 在称量前后，均应仔细查对胶囊数；每粒胶囊的两次称量中，应注意顺序以及囊体和囊帽的对号，不得混淆。

② 试验过程中应避免用手直接接触供试品；已取出的胶囊不得再放回供试品原装容器内。

③ 洗涤胶囊壳应用与水不混溶又易挥发的有机溶剂，其中以乙醚最好。挥散溶剂时，应在通风处自然挥散，不得加热或长时间置干燥处，以免囊壳失水。

（3）记录与计算

① 依次记录每粒胶囊及其自身囊壳的称量数据，根据每粒胶囊与囊壳重量之差求算每粒胶囊的内容物重量。

② 每粒内容物重量之和除以 20，得平均装量，保留三位有效数字。

③ 按胶囊剂装量差异限度规定求出允许装量范围，允许装量范围＝平均装量±平均装

量×装量差异限度。

（4）结果与判定

① 每粒的装量均未超出允许装量范围；或与平均装量相比较，均未超过表 7-3 中的装量差异限度；或者超过装量差异限度的胶囊不多于 2 粒，且均未超过限度的 1 倍，均判为符合规定。

② 每粒的装量与平均装量相比较，超过装量差异限度的胶囊多于 2 粒；或者超过装量差异限度的胶囊虽不多于 2 粒，但其中 1 粒超过限度的 1 倍，均判为不符合规定。

3. 崩解时限

除另有规定外，取硬胶囊或软胶囊 6 粒，照崩解时限检查法（通则 0921）检查。如胶囊漂浮于液面，可加挡板一块。硬胶囊应在 30min 内全部崩解，软胶囊应在 1h 内全部崩解。如有 1 粒不能完全崩解，应另取 6 粒，按上法复试，均应符合规定。以明胶为基质的软胶囊剂可改在人工胃液中进行检查。

肠溶胶囊：除另有规定外，取供试品 6 粒，先在盐酸溶液（9→1000）中不加挡板检查 2h，每粒的囊壳均不得有裂缝或崩解现象；继将吊篮取出，用少量水洗涤后，每管各加入挡板一块，再按上述方法，改在人工肠液中检查，1h 内应全部崩解。如有 1 粒不能完全崩解，应另取 6 粒，按上法复试，均应符合规定。

结肠肠溶胶囊：除另有规定外，取供试品 6 粒，先在盐酸溶液（9→1000）中不加挡板检查 2h，每粒的囊壳均不得有裂缝或崩解现象；将吊篮取出，用少量水洗涤后，再按上述方法，在磷酸盐缓冲液（pH 6.8）中不加挡板检查 3h，每粒的囊壳均不得有裂缝或崩解现象；继将吊篮取出，用少量水洗涤后，每管各加入挡板一块，再按上述方法，改在磷酸盐缓冲液（pH 7.8）中检查，1h 内应全部崩解。如有 1 粒不能完全崩解，应另取 6 粒复试，均应符合规定。

凡规定检查溶出度或释放度的胶囊剂，一般不再进行崩解时限的检查。

4. 水分检查

中药硬胶囊剂应进行水分检查。取供试品内容物，照水分测定法（通则 0832）测定。除另有规定外，不得过 9.0%。硬胶囊内容物为液体或半固体者不检查水分。

胶囊剂生产中间质量控制示例

5. 微生物限度

以动物、植物、矿物质来源的非单体成分制成的胶囊剂、生物制品胶囊剂，照微生物计数法（通则 1105）、控制菌检查（通则 1106）及非无菌药品微生物限度标准（通则 1107），进行非无菌产品的微生物限度检查，应符合规定。

规定检查杂菌的生物制品胶囊剂，可不进行微生物限度检查。

三、注射剂

注射剂系指原料药物或与适宜的辅料制成的供注入体内的无菌制剂，包括溶液型、乳状液型和混悬型等注射液，以及供临用前配成溶液或混悬液的无菌粉末或注射用浓溶液等，其组成主要包含主药、溶剂及一些附加剂。

1. 分类

按分散系统的不同，注射剂可分为以下几种类型。

（1）溶液型注射剂　对于易溶于水且在水中稳定的药物，可制成水溶液型注射剂，如氯化钠注射液、葡萄糖注射液等。有些在水溶液中不稳定的药物，若溶于油，可制成油溶液型注射液，如黄体酮注射液。根据分子量的大小，又可将其分为低分子溶液型注射剂和高分子溶液型注射剂。

（2）混悬型注射剂　水难溶性药物或注射后要求延长药效的药物，可制成水或油混悬液，如醋酸可的松注射液。这类注射剂一般仅供肌内注射。溶剂可以是水，也可以是油或其他非水溶剂。

（3）乳状型注射剂　水不溶性液体药物或油性液体药物，根据医疗需要可以制成乳状型注射剂，例如静脉注射脂肪乳剂。

（4）注射用无菌粉末　系指原料药物或与适宜辅料制成的供临用前加入适当的溶剂（通常为灭菌注射用水）溶解或混悬配制成注射液的无菌粉末或无菌块状物。以冷冻干燥法制备的注射用无菌粉末，也可称为注射用冻干制剂。例如，青霉素、链霉素、苯巴比妥钠等均可制成"粉针"。

（5）注射用浓溶液　系指原料药物或与适宜辅料制成的供临用前稀释后注射的无菌浓溶液。

给药途径有皮内注射、皮下注射、肌内注射、静脉注射、动脉内注射及其他注射（如心内注射、关节内注射、皮下输液等），注射剂的给药途径决定了对其质量严格控制的必要性。

2. 常规检查项目

《中国药典》规定，注射剂的常规检查包括注射液及注射用浓溶液的装量、注射用无菌粉末的装量检查、渗透压摩尔浓度的检查、可见异物的检查、不溶性微粒检查、无菌检查、热原或细菌内毒素检查等。

（1）注射液及注射用浓溶液的装量检查　为保证注射用量不少于标示量，灌装标示量为 50mL 与 50mL 以下的注射液时，应按表 7-4 适当增加装量。除另有规定外，供多次用量的注射液，每一容器的装量不得超过 10 次注射量，增加的装量应能保证每次注射用量。

检查方法　供试品的标示装量不大于 2.0mL 者，取供试品 5 支（瓶）；2.0mL 以上至 50.0mL 者，取供试品 3 支。开启时注意避免损失，将内容物分别用相应体积的干燥注射器及注射针头抽尽，然后缓慢连续地注入经标化的量入式量筒内（量筒的大小应使待测液体体积至少占其额定体积的 40%，不排尽针头中的液体），在室温下检视；测定油溶液、乳状液或混悬液时，应先加温（如有必要）摇匀，再用干燥注射器及注射针头抽尽后，同前法操作，放冷至室温（加温时），检视。每支（瓶）的装量均不得少于其标示量。

标示装量为 50mL 以上的注射液及注射用浓溶液按最低装量检查法（《中国药典》2020 年版四部通则 0942）检查，应符合规定。

表 7-4　注射液装量规定

标示装量/mL	增加量/mL	
	易流动液	黏稠液
0.5	0.10	0.12
1	0.10	0.15
2	0.15	0.25
5	0.30	0.50
10	0.50	0.70
20	0.60	0.90
50	1.0	1.5

（2）粉针剂的装量差异检查　注射用无菌粉末，除另有规定外，其装量差异限度应符合表 7-5 规定。

表 7-5　注射用无菌粉末装量差异限度

平均装量或标示装量	装量差异限度
0.05g 及 0.05g 以下	±15%
0.05g 以上至 0.15g	±10%
0.15g 以上至 0.50g	±7%
0.50g 以上	±5%

检查方法　取供试品 5 瓶（5 支），除去标签、铝盖，容器外壁用乙醇洗净、干燥；开启时注意避免玻璃屑等异物落入容器中，分别迅速精密称定；倾出内容物，容器可用水或乙醇洗净，在适宜条件下干燥后，再分别精密称定每一容器的重量，求出每瓶（支）的装量与平均装量。每瓶（支）中的装量与平均装量相比较（如有标示装量，则与标示装量相比较），应符合表 7-5 的规定。如有 1 瓶（支）不符合规定，应另取 10 瓶（支）复试，均应符合规定。

注射剂装量和装量差异

凡规定检查含量均匀度的注射用无菌粉末，一般不再进行装量差异检查。

（3）可见异物的检查　可见异物是指存在于注射剂、眼用液体制剂和无菌原料药中，在规定条件下目视可以观测到的不溶性物质，其粒径或长度通常大于 $50\mu m$。注射液中若有不溶性微粒，使用后可能引起静脉炎、过敏反应，较大的微粒甚至可以堵塞毛细血管。因此，可见异物检查是注射剂的常规检查项目之一。

注射剂、眼用液体制剂应在符合《药品生产质量管理规范》（GMP）的条件下生产，产品在出厂前应采用适宜的方法逐一检查可见异物，并同时剔除不合格产品。临用前，需在自然光下目视检查，如有可见异物，不得使用。

可见异物的检查按照《中国药典》2020 年版通则 0904 "可见异物检查法"进行，有灯检法和光散射法两种方法，一般常用灯检法。灯检法不适用的品种，如用深色透明容器包装或液体色泽较深（一般深于各标准比色液 7 号）的品种，可选用光散射法。混悬型、乳状液型注射液和滴眼液不能使用光散射法。

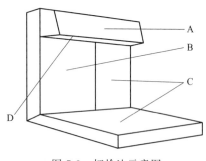

图 7-8　灯检法示意图
A—带有遮光板的日光灯光源
（光照度可在 1000～4000lx 范围内调节）；
B—不反光的黑色背景；
C—不反光的白色背景和底部（供检查有色异物）；
D—反光的白色背景（指遮光板内侧）

① 第一法（灯检法）　检查装置见图 7-8。

a. **检测环境**　检测时应避免引入可见异物，当制备注射用无菌粉末和无菌原料药供试品溶液时，或供试品溶液的容器（如不透明、不规则形状容器等）不适于检测，需转移至适宜容器中时，均应在 B 级的洁净环境（如层流净化台）中操作。灯检法应在避光室内或在暗处进行。

b. **检查光源**　用无色透明容器包装的无色供试品溶液，检查时被观察供试品所在处的光照度应为 1000～1500 lx；用透明塑料容器包装、棕色透明容器包装的供试品溶液或有色供试品溶液，光照度应为 2000～3000 lx；混悬型供试品或乳状液，光照度应增加到约 4000 lx。

c. **检查人员条件**　远距离和近距离视力测验，均应为 4.9 及 4.9 以上（矫正后视力应为 5.0 以上）；应无色盲。

　　d. 检查方法　按以下各类供试品的要求，取规定量供试品，除去容器标签，擦净容器外壁，必要时将药液转移至洁净透明的适宜容器内，将供试品置遮光板边缘处，在明视距离（指供试品至人眼的清晰观测距离，通常为 25cm），手持容器颈部，轻轻旋转和翻转容器（但应避免产生气泡），使药液中可能存在的可见异物悬浮，分别在黑色和白色背景下目视检查，重复观察，总检查时限为 20s。供试品装量每支（瓶）在 10mL 及 10mL 以下的，每次检查可手持 2 支（瓶）。50mL 或 50mL 以上大容量注射液按直、横、倒三步法旋转检视。供试品溶液中有大量气泡产生影响观察时，需静置足够时间至气泡消失后检查。

　　注射液　除另有规定外，取供试品 20 支（瓶），按上述方法检查。

　　注射用无菌制剂　除另有规定外，取供试品 5 支（瓶），用适宜的溶剂和适当的方法使药粉完全溶解后，按上述方法检查。配带有专用溶剂的注射用无菌制剂，应先将专用溶剂按注射液要求检查并符合注射液的规定后，再用其溶解注射用无菌制剂。如经真空处理的供试品，必要时应用适当的方法破其真空，以便于药物溶解。低温冷藏的品种，应先将其放至室温，再进行溶解和检查。

　　无菌原料药　除另有规定外，按抽样要求称取各品种制剂项下的最大规格量 5 份，分别置洁净透明的适宜容器内，采用适宜的溶剂及适当的方法使药物全部溶解后，按上述方法检查。

　　注射用无菌制剂及无菌原料药所选用的适宜溶剂应无可见异物。如为水溶性药物，一般使用不溶性微粒检查用水（《中国药典》2020 年版通则 0903）进行溶解制备；如使用其他溶剂，则应按各品种正文中明确规定的溶剂进行溶解。溶剂量应确保药物溶解完全并便于观察。

　　注射用无菌制剂及无菌原料药溶解所用的适当方法应与其制剂使用说明书中注明的临床使用前处理的方式相同。除振摇外，如需其他辅助条件，则应按各品种正文中明确规定的方法操作。

　　眼用液体制剂　除另有规定外，取供试品 20 支（瓶），按上述方法检查。临用前配制的滴眼剂所带的专用溶剂，应先检查合格后，再用其溶解滴眼用制剂。

　　e. 结果判定　供试品中不得检出金属屑、玻璃屑、长度超过 2mm 的纤维、最大粒径超过 2mm 的块状物以及静置一定时间后轻轻旋转时肉眼可见的烟雾状微粒沉积物、无法计数的微粒群或摇不散的沉淀，以及在规定时间内较难计数的蛋白质絮状物等明显可见异物。

　　供试品中如检出点状物、2mm 以下的短纤维和块状物等微细可见异物，生化药品或生物制品若检出半透明的小于约 1mm 的细小蛋白质絮状物或蛋白质颗粒等微细可见异物，除另有规定外，应分别符合表 7-6、表 7-7 中的规定。

表 7-6　生物制品注射液、滴眼剂结果判定

类别	微细可见异物限度	
	初试 20 支（瓶）	初、复试 40 支（瓶）
注射液	装量 50mL 及以下，每支（瓶）中微细可见异物不得超过 3 个； 装量 50mL 以上，每支（瓶）中微细可见异物不得超过 5 个；	2 支（瓶）以上超出，不符合规定
滴眼剂	如仅有 1 支（瓶）超出，符合规定； 如检出 2 支（瓶）超出，复试； 如检出 3 支（瓶）及以上超出，不符合规定	3 支（瓶）以上超出，不符合规定

表 7-7　非生物制品注射液、滴眼剂结果判定

类别		微细可见异物限度	
		初试 20 支（瓶）	初、复试 40 支（瓶）
注射液	静脉用	如 1 支（瓶）检出，复试； 如 2 支（瓶）或以上检出，不符合规定	超过 1 支（瓶）检出，不符合规定
	非静脉用	如 1～2 支（瓶）检出，复试； 如 2 支（瓶）以上检出，不符合规定	超过 2 支（瓶）检出，不符合规定
滴眼剂		如 1 支（瓶）检出，符合规定； 如 2～3 支（瓶）检出，复试； 如 3 支（瓶）以上检出，不符合规定	超过 3 支（瓶）检出，不符合规定

　　既可静脉用也可非静脉用的注射液，以及脑池内、硬膜外、椎管内用的注射液应执行静脉用注射液的标准，混悬液与乳状液仅对明显可见异物进行检查。

　　对于注射用无菌制剂，5 支（瓶）检查的供试品中如检出微细可见异物，每支（瓶）中检出微细可见异物的数量应符合表 7-8 的规定；如有 1 支（瓶）超出表中的限度规定，另取 10 支（瓶）同法复试，均应不超出表中的限度规定。

　　对于无菌原料药，5 份检查的供试品中如检出微细可见异物，每份供试品中检出微细可见异物的数量应符合相应注射用无菌制剂的规定；如有 1 份超出限度规定，另取 10 份同法复试，均应不超出限度规定。

表 7-8　注射用无菌制剂结果判定

类别		每支（瓶）中微细可见异物限度
生物制品	复溶体积 50mL 及以下	≤3 个
	复溶体积 50mL 以上	≤5 个
非生物制品	冻干	≤3 个
	非冻干	≤5 个

　　f. 关于可见异物的说明

　　白点　系指不能辨清平面或棱角的白色物体按白点计。

　　细小蛋白絮状物或蛋白颗粒　系指半透明的小于约 1mm 的絮状沉淀或蛋白颗粒。

　　少量絮状物或蛋白颗粒　系指在规定检查时间内，较难计数的蛋白絮状物或蛋白颗粒。

　　微量沉积物　系指静置后供试品中的微小沉积物，轻轻转动后有烟雾状沉淀浮起，轻摇散失者。

　　摇不散的沉淀　系指久置后蛋白溶液出现的少量沉积物，轻轻摇动后不能分散消失者。

　　纤维　系指长度约 2mm 以上的纤维。

　　② 第二法（光散射法）

　　a. 检测原理　当一束单色激光照射溶液时，溶液中存在的不溶性物质使入射光发生散射，散射的能量与不溶性物质的大小有关。本方法通过对溶液中不溶性物质引起的光散射能量的测量，并与规定的阈值比较，以检查可见异物。

　　不溶性物质的光散射能量可通过被采集的图像进行分析。设不溶性物质的光散射能量为 E，经过光电信号转换，即可用摄像机采集到一个锥体高度为 H、直径为 D 的相应立体图

像。散射能量 E 为 D 和 H 的一个单调函数，即 $E = f(D, H)$。同时，假设不溶性物质的光散射强度为 q，摄像曝光时间为 T，则又有 $E = g(q, T)$。由此可以得出图像中的 D 与 q、T 之间的关系为 $D = w(q, T)$，也为一个单调函数关系。在测定图像中的 D 值后，即可根据函数曲线计算出不溶性物质的光散射能量。

b. 仪器装置　仪器主要由旋瓶装置、激光光源、图像采集器、数据处理系统和终端显示系统组成。

供试品被放置至检测装置后，旋瓶装置使供试品沿垂直中轴线高速旋转一定时间后迅速停止，同时激光光源发出的均匀激光束照射在供试品上；当药液涡流基本消失，瓶内药液因惯性继续旋转，图像采集器在特定角度对旋转药液中悬浮的不溶性物质引起的散射光能量进行连续摄像，采集图像不少于 75 幅；数据处理系统对采集的序列图像进行处理，然后根据预先设定的阈值自动判定超过一定大小的不溶性物质的有无，或在终端显示器上显示图像供人工判定，同时记录检测结果。

c. 仪器校准　仪器应具备自动校准功能，在检测供试品前可采用标准粒子进行校准。

除另有规定外，分别用粒径为 $40\mu m$ 和 $60\mu m$ 的标准粒子溶液对仪器进行标定。根据标定结果得到曲线方程并计算出与粒径 $50\mu m$ 相对应的检测像素值。

当把检测像素参数设定为与粒径 $50\mu m$ 相对应的数值时，对 $60\mu m$ 的标准粒子溶液测定 3 次，应均能检出。

d. 检查法

溶液型供试品　除另有规定外，取供试品 20 支（瓶），除去不透明标签，擦净容器外壁，置仪器检测装置上，从仪器提供的菜单中选择与供试品规格相应的测定参数，并根据供试品瓶体大小对参数进行适当调整后，启动仪器，将供试品检测 3 次并记录检测结果。凡仪器判定有 1 次不合格者，可用灯检法确认。用深色透明容器包装或液体色泽较深等灯检法检查困难的品种不用灯检法确认。

注射用无菌粉末　除另有规定外，取供试品 5 支（瓶），用适宜的溶剂及适当的方法使药物全部溶解后，按上述方法检查。

无菌原料粉末　除另有规定外，取各品种制剂项下的最大规格量 5 份，分别置洁净透明的适宜玻璃容器内，采用适宜的溶剂及适当的方法使药物全部溶解后，按上述方法检查。

设置检测参数时，一般情况下取样视窗的左右边线和底线应与瓶体重合，上边线与液面的弯月面成切线；旋转时间应能使液面漩涡到底，以能带动固体物质悬浮并消除气泡；旋瓶停止至摄像启动的时间应尽可能短，但应避免液面漩涡以及气泡的干扰，同时保证摄像启动时固体物质仍在转动。

e. 结果判定　同灯检法。

（4）不溶性微粒检查　本法系用以检查静脉用注射剂（溶液型注射液、注射用无菌粉末、注射用浓溶液）及供静脉注射用无菌原料药中不溶性微粒的大小及数量。

本法包括光阻法和显微计数法。当光阻法测定结果不符合规定或供试品不适于用光阻法测定时，应采用显微计数法进行测定，并以显微计数法的测定结果作为判定依据。

光阻法不适用于黏度过高和易析出结晶的制剂，也不适用于进入传感器时容易产生气泡的注射剂。对于黏度过高，采用两种方法都无法直接测定的注射液，可用适宜的溶剂稀释后测定。

① 试验环境及检测　试验操作环境应不得引入外来微粒，测定前的操作应在洁净工作

台进行。玻璃仪器和其他所需的用品均应洁净、无微粒。本法所用微粒检查用水（或其他适宜溶剂），使用前须经不大于 $1.0\mu m$ 的微孔滤膜滤过，并用光阻法或显微镜法测定，符合《中国药典》2020 年版通则 0903 规定。

微粒检查用水（或其他适宜溶剂）应符合下列要求：光阻法取 50mL 测定，要求每 10mL 含 $10\mu m$ 及 $10\mu m$ 以上的不溶性微粒数应在 10 粒以下，含 $25\mu m$ 及 $25\mu m$ 以上的不溶性微粒数应在 2 粒以下。显微计数法取 50mL 测定，要求含 $10\mu m$ 及 $10\mu m$ 以上的不溶性微粒数应在 20 粒以下，含 $25\mu m$ 及 $25\mu m$ 以上的不溶性微粒数应在 5 粒以下。

② 第一法（光阻法）

a. 测定原理　当液体中的微粒通过一窄细检测通道时，与液体流向垂直的入射光，由于被微粒阻挡而减弱，因此由传感器输出的信号降低，这种信号变化与微粒的截面积大小相关。

b. 仪器装置及要求　仪器通常包括取样器、传感器和数据处理器三部分。测量粒径范围为 $2\sim100\mu m$，检测微粒浓度为 $0\sim10000$ 个 $/mL$。

c. 仪器的校准　应至少每 6 个月校准一次。如所使用仪器附有自检功能，可进行自检。

d. 检查法　对于标示装量为 25mL 或 25mL 以上的静脉用注射液或注射用浓溶液，除另有规定外，取供试品至少 4 个，分别用水将容器外壁洗净，小心翻转 20 次，使溶液混合均匀，立即小心开启容器，先倒出部分供试品溶液冲洗开启口及取样杯，再将供试品溶液倒入取样杯中，静置 2min 或适当时间脱气泡，置于取样器上（或将供试品容器直接置于取样器上）。开启搅拌，使溶液混匀（避免气泡产生），每个供试品依法测定至少 3 次，每次取样应不少于 5mL，记录数据，弃第一次测定数据，取后续测定数据的平均值作为测定结果。

对于标示装量为 25mL 以下的静脉用注射液或注射用浓溶液，除另有规定外，取供试品至少 4 个，分别用水将容器外壁洗净，小心翻转 20 次，使溶液混合均匀，静置 2min 或适当时间脱气泡，小心开启容器，直接将供试品容器置于取样器上，开启搅拌或以手缓缓转动，使溶液混匀（避免产生气泡），由仪器直接抽取适量溶液（以不吸入气泡为限），测定并记录数据，弃第一次测定数据，取后续测定数据的平均值作为测定结果。

如注射用浓溶液黏度太大，不便直接测定时，可经适当稀释，依法测定。也可采用适宜的方法，在洁净工作台小心合并至少 4 个供试品的内容物（使总体积不少于 25mL），置于取样杯中，静置 2min 或适当时间脱气泡，置于取样器上。开启搅拌，使溶液混匀（避免气泡产生），依法测定至少 4 次，每次取样应不少于 5mL。弃第一次测定数据，取后续 3 次测定数据的平均值作为测定结果，根据取样体积与每个容器的标示装置体积，计算每个容器所含的微粒数。

对于静脉注射用无菌粉末，除另有规定外，取供试品至少 4 个，分别用水将容器外壁洗净，小心开启瓶盖，精密加入适量微粒检查用水（或适宜的溶剂），小心盖上瓶盖，缓缓振摇使内容物溶解，静置 2min 或适当时间脱气泡，小心开启容器，直接将供试品容器置于取样器上，开启搅拌或以手缓缓转动，使溶液混匀（避免气泡产生），由仪器直接抽取适量溶液（以不吸入气泡为限），测定并记录数据；弃第一次测定数据，取后续测定数据的平均值作为测定结果。也可采用适宜的方法，取至少 4 个供试品，在洁净工作台上用水将容器外壁洗净，小心开启瓶盖，分别精密加入适量微粒检查用水（或适宜的溶剂），缓缓振摇使内容物溶解，小心合并容器中的溶液（使总体积不少于 25mL），置于取样杯中，静置 2min 或适当时间脱气泡，置于取样器上。开启搅拌，使溶液混匀（避免气泡产生），依法测定至少 4

次，每次取样应不少于 5mL，弃第一次测定数据，取后续测定数据的平均值作为测定结果。

对于供注射用无菌原料药，按各品种项下规定，取供试品适量（相当于单个制剂的最大规格量）4 份，分别置取样杯或适宜的容器中，照上述"静脉注射用无菌粉末"检查法，自"精密加入适量微粒检查用水（或适宜的溶剂），缓缓振摇使内容物溶解"起，依法操作，测定并记录数据，弃第一次测定数据，取后续测定数据的平均值作为测定结果。

e. 结果判定 对于标示装量为 100mL 或 100mL 以上的静脉用注射液，除另有规定外，每 1mL 中含 $10\mu m$ 及 $10\mu m$ 以上的微粒数不得过 25 粒，含 $25\mu m$ 及 $25\mu m$ 以上的微粒数不得过 3 粒。

对于标示装量为 100mL 以下的静脉用注射液、静脉注射用无菌粉末、注射用浓溶液及供注射用无菌原料药，除另有规定外，每个供试品容器（份）中含 $10\mu m$ 及 $10\mu m$ 以上的微粒数不得过 6000 粒，含 $25\mu m$ 及 $25\mu m$ 以上的微粒数不得过 600 粒。

③ 第二法（显微计数法）

a. 仪器装置及要求 仪器通常包括洁净工作台、显微镜、微孔滤膜及其滤器、平皿等。

洁净工作台的高效空气过滤器孔径为 $0.45\mu m$，气流方向由里向外。显微镜为双筒大视野显微镜，目镜内附标定的测微尺（每格 $5\sim10\mu m$）；坐标轴前后、左右移动范围均应大于 30mm；显微镜装置内附有光线投射角度、光强度均可调节的照明装置，检测时放大 100 倍。微孔滤膜的孔径为 $0.45\mu m$、直径 25mm 或 13mm，一面印有间隔 3mm 的格栅；膜上如有 $10\mu m$ 及 $10\mu m$ 以上的不溶性微粒，应在 5 粒以下，并不得有 $25\mu m$ 及 $25\mu m$ 以上的微粒，必要时，可用微粒检查用水冲洗使符合要求。

b. 检查前的准备 在洁净工作台上将滤器用微粒检查用水（或其他适宜溶剂）冲洗至洁净，用平头无齿镊子夹取测定用滤膜，用微粒检查用水（或其他适宜溶剂）冲洗后，置滤器托架上；固定滤器，倒置，反复用微粒检查用水（或其他适宜溶剂）冲洗滤器内壁，控干后安装在抽滤瓶上，备用。

c. 检查法 对于标示装量为 25mL 或 25mL 以上的静脉用注射液或注射用浓溶液，除另有规定外，取供试品至少 4 个，分别用水将容器外壁洗净，在洁净工作台上小心翻转 20 次，使溶液混合均匀，立即小心开启容器，用适宜的方法抽取或量取供试品溶液 25mL，沿滤器内壁缓缓注入经预处理的滤器（滤膜直径 25mm）中。静置 1min，缓缓抽滤至滤膜近干，再用微粒检查用水 25mL，沿滤器内壁缓缓注入，洗涤并抽滤至滤膜近干，然后用平头镊子将滤膜移置平皿上（必要时，可涂抹极薄层的甘油使滤膜平整），微启盖子使滤膜适当干燥后，将平皿闭合，置显微镜载物台上。调好入射光，放大 100 倍进行显微测量，调节显微镜至滤膜格栅清晰，移动坐标轴，分别测定有效滤过面积上最长粒径大于 $10\mu m$ 和 $25\mu m$ 的微粒数。计算供试品测定结果的平均值。

对于标示装量为 25mL 以下的静脉用注射液或注射用浓溶液，除另有规定外，取供试品至少 4 个，用水将容器外壁洗净，在洁净工作台上小心翻转 20 次，使混合均匀，立即小心开启容器，用适宜的方法直接抽取每个容器中的全部溶液，沿滤器内壁缓缓注入经预处理的滤器（滤膜直径 13mm）中，照上述"标示装量为 25mL 或 25mL 以上的静脉用注射液或注射用浓溶液"的显微计数法测定。

对于静脉注射用无菌粉末及供注射用无菌原料药，除另有规定外，照光阻法中检查法的"静脉注射用无菌粉末"或"供注射用无菌原料药"项下的方法制备供试品溶液，同上述"标示装量为 25mL 或 25mL 以上的静脉用注射液或注射用浓溶液"的显微计数法操作测定。

d. 结果判定　对于标示装量为 100mL 或 100mL 以上的静脉用注射液，除另有规定外，每 1mL 中含 $10\mu m$ 及 $10\mu m$ 以上的微粒数不得过 12 粒，含 $25\mu m$ 及 $25\mu m$ 以上的微粒数不得过 2 粒。

对于标示装量为 100mL 以下的静脉用注射液、静脉注射用无菌粉末、注射用浓溶液及供注射用无菌原料药，除另有规定外，每个供试品容器（份）中含 $10\mu m$ 及 $10\mu m$ 以上的微粒数不得过 3000 粒，含 $25\mu m$ 及 $25\mu m$ 以上的微粒数不得过 300 粒。

（5）无菌检查　无菌检查法系用于检查《中国药典》要求无菌的药品、生物制品、医疗器具、原料、辅料及其他品种是否无菌的一种方法。若供试品符合无菌检查法的规定，仅表明了供试品在该检验条件下未发现微生物污染。

无菌检查应在无菌条件下进行，试验环境必须达到无菌检查的要求，其全过程应严格遵守无菌操作，防止微生物污染，防止污染的措施不得影响供试品中微生物的检出。单向流空气区域、工作台面及受控环境应定期按《医药工业洁净室（区）悬浮粒子、浮游菌和沉降菌的测试方法》的现行国家标准进行洁净度确认。隔离系统应定期按相关的要求进行验证，其内部环境的洁净度须符合无菌检查的要求。日常检验还需对试验环境进行监控。

无菌检查人员必须具备微生物专业知识，并经过无菌技术的培训。

① 培养基的制备与培养　硫乙醇酸盐流体培养基主要用于厌氧菌的培养，也可用于需氧菌的培养；胰酪大豆胨液体培养基适用于真菌和需氧菌的培养。培养基可按《中国药典》2020 年版通则 1101 规定的处方制备，亦可使用按该处方生产的符合规定的脱水培养基或商品化的预制培养基。配制后应采用验证合格的灭菌程序灭菌。制备好的培养基若不即时使用，应置于无菌密闭容器中，在 $2\sim25℃$、避光的环境下保存，并在经验证的保存期内使用。

除另有规定外，硫乙醇酸盐流体培养基置 $30\sim35℃$ 培养；胰酪大豆胨液体培养基置 $20\sim25℃$ 培养。

② 培养基的适用性检查　无菌检查用的硫乙醇酸盐流体培养基和胰酪大豆胨液体培养基等应符合培养基的无菌性检查及灵敏度检查的要求。本检查可在供试品的无菌检查前或与供试品的无菌检查同时进行。

③ 方法适用性试验　进行产品无菌检查法时，应进行方法适用性试验，以确认所采用的方法适合于该产品的无菌检查。若检验程序或产品发生变化可能影响检验结果时，应重新进行方法适用性试验。

方法适用性试验按“供试品的无菌检查”的规定及《中国药典》2020 年版通则 1101 要求进行操作。对每一试验菌应逐一进行方法确认。方法适用性试验也可与供试品的无菌检查同时进行。

④ 供试品的无菌检查　无菌检查法包括薄膜过滤法和直接接种法。只要供试品性质允许，应采用薄膜过滤法。供试品无菌检查所采用的检查方法和检验条件应与方法适用性试验确认的方法相同。

无菌试验过程中，若需使用表面活性剂、灭活剂、中和剂等试剂，应证明其有效性，且对微生物无毒性。

a. 检验数量　检验数量是指一次试验所用供试品最小包装容器的数量，成品每亚批均应进行无菌检查。除另有规定外，出厂产品按表 7-9 规定；上市产品监督检验按表 7-10 规定。表 7-9、表 7-10 中最少检验数量不包括阳性对照试验的供试品用量。

表 7-9　批出厂产品及生物制品的原液和半成品最少检验数量

供试品	批产量 N/个	接种每种培养基所需的最少检验数量
注射剂		
	≤100	10%或 4 个(取较多者)
	100<N≤500	10 个
	>500	2%或 20 个(取较少者)
		20 个(生物制品)
大体积注射剂(>100mL)		2%或 10 个(取较少者)
		20 个(生物制品)
冻干血液制品		
>5mL	每柜冻干≤200	5 个
	每柜冻干>200	10 个
≤5mL	≤100	5 个
	100<N≤500	10 个
	>500	20 个
眼用及其他非注射产品	≤200	5%或 2 个(取较多者)
	>200	10 个
桶装无菌固体原料	≤4	每个容器
	4<N≤50	20%或 4 个容器(取较多者)
	>50	2%或 10 个容器(取较多者)
抗生素固体原料药(≥5g)		6 个容器
生物制品原液或半成品		每个容器(每个容器制品的取样量为总量的 0.1%或不少于 10mL,每开瓶一次,应如上法抽验)
体外用诊断制品半成品		每批(抽验量应不少于 3mL)
医疗器具	≤100	10%或 4 件(取较多者)
	100<N≤500	10 件
	>500	2%或 20 件(取较少者)

注:若供试品每个容器内的装量不够接种两种培养基,那么表中的最少检验数量应增加相应倍数。

表 7-10　上市抽验样品的最少检验数量

供试品	供试品最少检验数量/瓶或支
液体制剂	10
固体制剂	10
血液制品 V<50mL	6
V≥50ml	2
医疗器具	10

注:1. 若供试品每个容器内的装量不够接种两种培养基,那么表中的最少检验数量应增加相应倍数。

2. 抗生物粉针剂(≥5g)及抗生物原料药(≥5g)的最少检验数量为 6 瓶(或支)。桶装固体原料的最少检验数量为 4 个包装。

　　b. 检验量　是指供试品每个最小包装接种至每份培养基的最小量。除另有规定外,供试品检验量按表 7-11 规定。若每支(瓶)供试品的装量按规定足够接种两种培养基,则应分别接种硫乙醇酸盐流体培养基和胰酪大豆胨液体培养基。采用薄膜过滤法时，只要供试品特性允许，应将所有容器内的内容物全部过滤。

表 7-11　供试品的最少检验量

供试品	供试品装量	每支(瓶)供试品接入每种培养基的最少接种量
液体制剂	$V<1\text{mL}$ $1\text{mL}\leqslant V\leqslant40\text{mL}$ $40\text{mL}<V\leqslant100\text{mL}$ $V>100\text{mL}$	全量 半量,但不得少于 1mL 20mL 10%,但不少于 20mL
固体制剂	$M<50\text{mg}$ $50\text{mg}\leqslant M<300\text{mg}$ $300\text{mg}\leqslant M\leqslant5\text{g}$ $M>5\text{g}$	全量 半量,但不得少于 50mg 150mg 500mg 半量(生物制品)
生物制品的原液及半成品		半量
医疗器具	外科用敷料棉花及纱布 缝合线、一次性医疗材料 带导管的一次性医疗器具 (如输液袋) 其他医疗器具	取 100mg 或 1cm×3cm 整个材料① 二分之一内表面积 整个器具①(切碎或拆散开)

① 如果医疗器械体积过大,培养基用量可在 2000mL 以上,将其完全浸没。

c. 阳性对照　应根据供试品特性选择阳性对照菌。无抑菌作用及抗革兰阳性菌为主的供试品，以金黄色葡萄球菌为对照菌；抗革兰阴性菌为主的供试品以大肠埃希菌为对照菌；抗厌氧菌的供试品，以生孢梭菌为对照菌；抗真菌的供试品，以白色念珠菌为对照菌。阳性对照试验的菌液制备同方法适用性试验，加菌量不大于 100cfu，供试品用量同供试品无菌检查时每份培养基接种的样品量。阳性对照管培养不超过 5 天，应生长良好。

d. 阴性对照　供试品无菌检查时，应取相应溶剂和稀释液、冲洗液同法操作，作为阴性对照。阴性对照不得有菌生长。

e. 供试品处理及接种培养基　操作时，用适宜的方法对供试品容器表面进行彻底消毒，如果供试品容器内有一定的真空度，可用适宜的无菌器材（如带有除菌过滤器的针头）向容器内导入无菌空气，再按无菌操作启开容器取出内容物。除另有规定外，按下列方法进行供试品处理及接种培养基。

薄膜过滤法　薄膜过滤法一般应采用封闭式薄膜过滤器。无菌检查用的滤膜孔径应不大于 $0.45\mu m$，直径约为 50mm。根据供试品及其溶剂的特性选择滤膜材质。使用时，应保证滤膜在过滤前后的完整性。

水溶性供试液过滤前一般应先将少量的冲洗液过滤以润湿滤膜。油类供试品，其滤膜和过滤器在使用前应充分干燥。为发挥滤膜的最大过滤效率，应注意保持供试品溶液及冲洗液覆盖整个滤膜表面。供试液经薄膜过滤后，若需要用冲洗液冲洗滤膜，每张滤膜每次冲洗量一般为 100mL，总冲洗量一般不超过 500mL，最高不得超过 1000mL，以避免滤膜上的微生物受损伤。

水溶液供试品：取规定量，直接过滤，或混合至含不少于 100mL 适宜稀释液的无菌容器中，混匀，立即过滤。如供试品具有抑菌作用，须用冲洗液冲洗滤膜，冲洗次数一般不少于 3 次，所用的冲洗量、冲洗方法同方法适用性试验。除生物制品外，一般样品冲洗后，1 份滤器中加入 100mL 硫乙醇酸盐流体培养基，1 份滤器中加入 100mL 胰酪大豆胨液体培养基。生物制品样品冲洗后，2 份滤器中加入 100mL 硫乙醇酸盐流体培养基，1 份滤器中加入 100mL 胰酪大豆胨液体培养基。

非水溶性供试品：取规定量，直接过滤；或混合溶于适量含聚山梨酯 80 或其他适宜乳化剂的稀释液中，充分混合，立即过滤。用含 0.1%～1% 聚山梨酯 80 的冲洗液冲洗滤膜至少 3 次。加入含或不含聚山梨酯 80 的培养基。接种培养基照水溶液供试品项下的方法操作。

其他不同性质或剂型的供试品按所规定的方法处理后，再照水溶液或非水溶性供试品项下的方法操作。

直接接种法 直接接种法适用于无法用薄膜过滤法进行无菌检查的供试品，即取规定量供试品分别等量接种至硫乙醇酸盐流体培养基和胰酪大豆胨液体培养基中。除生物制品外，一般样品无菌检查时两种培养基接种的支或瓶数相等；生物制品无菌检查时硫乙醇酸盐流体培养基和胰酪大豆胨液体培养基接种的支或瓶数为 2:1。除另有规定外，每个容器中培养基的用量应符合接种的供试品体积不得大于培养基体积的 10%，同时，硫乙醇酸盐流体培养基每管装量不少于 15mL，胰酪大豆胨液体培养基每管装量不少于 10mL。供试品检查时，培养基的用量和高度同方法适用性试验。

将接种供试品后的培养基容器分别按各培养基规定的温度培养 14 天；接种生物制品供试品的硫乙醇酸盐流体培养基的容器应分成两等份，一份置 30～35℃ 培养，一份置 20～25℃ 培养。培养期间应逐日观察并记录是否有菌生长。如在加入供试品后或在培养过程中，培养基出现浑浊，培养 14 天后，不能从外观上判断有无微生物生长，可取该培养液不少于 1mL 转种至同种新鲜培养基中，将原始培养物和新接种的培养基继续培养不少于 4 天，观察接种的同种新鲜培养基是否再出现浑浊；或取培养液涂片，染色，镜检，判断是否有菌。

⑤ 结果判断 阳性对照管应生长良好，阴性对照管不得有菌生长。否则，试验无效。

若供试品管均澄清，或虽显浑浊但经确证无菌生长，判供试品符合规定；若供试品管中任何一管显浑浊并确证有菌生长，判供试品不符合规定，除非能充分证明试验结果无效，即生长的微生物非供试品所含。

当符合下列至少一个条件时方可判试验结果无效：无菌检查试验所用的设备及环境的微生物监控结果不符合无菌检查法的要求；回顾无菌试验过程，发现有可能引起微生物污染的因素；供试品管中生长的微生物经鉴定后，确证是因无菌试验中所使用的物品和（或）无菌操作技术不当引起的。

试验若经确认无效，应重试。重试时，重新取同量供试品，依法检查，若无菌生长，判供试品符合规定；若有菌生长，判供试品不符合规定。

（6）热原或细菌内毒素的检查

① 热原检查 热原是指药品中含有的能引起体温升高的杂质。热原是广泛存在的，如器皿、管道、水、灰尘中都可能携带热原。当含有热原的注射液注入人体后，能引起发冷、寒战、发热，严重时甚至可能出现昏迷、休克、死亡。因此，除在注射剂的生产工艺中必须要有除去热原的措施外，对成品也需进行热原检查。《中国药典》规定，供静脉滴注用的注射剂以及容易感染热原的品种，都需检查热原。

a. 检查方法 《中国药典》采用家兔法检查。即将一定剂量的供试品，静脉注入家兔体内，在规定时间内，观察家兔体温升高的情况，以判定供试品中所含热原的限度是否符合规定。

试验用的家兔应健康合格，体重 1.7kg 以上，雌兔应无孕，并按规定做好实验前的准备。检查时取适用的家兔 3 只，测定其正常体温后 15min 以内，自耳静脉缓缓注入规定剂量并温热至约 38℃ 的供试品溶液，然后每隔 30min 按规定方法测量其体温 1 次，共测 6 次，以 6 次体温中最高的一次减去正常体温，即为该兔体温的升高温度（℃）。如 3 只家兔中有 1 只体温升高 0.6℃ 或高于 0.6℃，或 3 只家兔体温升高的总和达 1.3℃ 或高于 1.3℃，应另取 5 只家兔复试，检查方法同上。

b. 结果判断　在初试的 3 只家兔中，体温升高均低于 0.6℃，并且 3 只家兔体温升高总和低于 1.3℃；或在复试的 5 只家兔中，体温升高 0.6℃ 或高于 0.6℃ 的家兔不超过 1 只，并且初试、复试合并 8 只家兔的体温升高总和为 3.5℃ 或低于 3.5℃，均判定供试品的热原检查符合规定。

在初试 3 只家兔中，体温升高 0.6℃ 或高于 0.6℃ 的家兔超过 1 只；或在复试的 5 只家兔中，体温升高 0.6℃ 或高于 0.6℃ 的家兔超过 1 只；或初试、复试合并 8 只家兔的体温升高总和超过 3.5℃，均判定供试品的热原检查不符合规定。当家兔升温为负值时，均以 0℃ 计。

② 细菌内毒素检查　本法系利用鲎试剂来检测或量化由革兰阴性菌产生的细菌内毒素，以判断供试品中细菌内毒素的限量是否符合规定的一种方法。

细菌内毒素检查包括两种方法，即凝胶法和光度测定法，后者包括浊度法和显色基质法。供试品检测时，可使用其中任何一种方法进行试验。当测定结果有争议时，除另有规定外，以凝胶法结果为准。下面对凝胶限度检查法作简要介绍。

凝胶法系通过鲎试剂与内毒素产生凝集反应的原理进行限度检测或半定量内毒素的方法。

a. 鲎试剂灵敏度复核试验　在本检查法规定的条件下，使鲎试剂产生凝集的内毒素的最低浓度即为鲎试剂的标示灵敏度，用 EU/mL 表示。当使用新批号的鲎试剂或试验条件发生了任何可能影响检验结果的改变时，应进行鲎试剂灵敏度复核试验。

根据鲎试剂灵敏度的标示值（λ），将细菌内毒素国家标准品或细菌内毒素工作标准品用细菌内毒素检查用水溶解，在旋涡混合器上混合 15min，然后制成 2.0λ、λ、0.5λ 和 0.25λ 四个浓度的内毒素标准溶液，每稀释一步均应在旋涡混合器上混匀 30s。取不同浓度的内毒素标准溶液，分别与等体积（如 0.1mL）的鲎试剂溶液混合，每一个内毒素浓度平行做 4 管；另外取 2 管加入等体积的细菌内毒素检查用水作为阴性对照。将试管中溶液轻轻混匀后，封闭管口，垂直放入 37℃±1℃ 的恒温器中，保温（60±2）min。

将试管从恒温器中轻轻取出，缓缓倒转 180°，若管内形成凝胶，并且凝胶不变形、不从管壁滑脱者为阳性；未形成凝胶或形成的凝胶不坚实、变形并从管壁滑脱者为阴性。保温和拿取试管过程中应避免受到振动，以免造成假阴性结果。

b. 干扰试验　按表 7-12 制备溶液 A、B、C 和 D，使用的供试品溶液应为未检验出内毒素且不超过最大有效稀释倍数（MVD）的溶液，按鲎试剂灵敏度复核试验项下操作。

表 7-12　凝胶法干扰试验溶液的制备

编号	内毒素浓度/被加入内毒素的溶液	稀释用液	稀释倍数	所含内毒素的浓度	平行管数
A	无/供试品溶液	—	—	—	2

续表

编号	内毒素浓度/被加入内毒素的溶液	稀释用液	稀释倍数	所含内毒素的浓度	平行管数
B	2λ/供试品溶液	供试品溶液	1	2λ	4
			2	1λ	4
			4	0.5λ	4
			8	0.25λ	4
C	2λ/检查用水	检查用水	1	2λ	2
			2	1λ	2
			4	0.5λ	2
			8	0.25λ	2
D	无/检查用水	—	—	—	2

注：A 为供试品溶液；B 为干扰试验系列；C 为鲎试剂标示灵敏度的对照系列；D 为阴性对照。

当进行新药的内毒素检查试验前，或无内毒素检查项的品种建立内毒素检查法时，须进行干扰试验。

当鲎试剂、供试品的处方、生产工艺改变或试验环境发生了任何有可能影响试验结果的变化时，须重新进行干扰试验。

c. 凝胶限度试验　按表 7-13 制备溶液 A、B、C 和 D。使用稀释倍数不超过 MVD 并且已经排除干扰的供试品溶液来制备溶液 A 和 B。按鲎试剂灵敏度复核试验项下操作。

表 7-13　凝胶限度试验溶液的制备

编号	内毒素浓度/ 配制内毒素的溶液	平行管数
A	无/供试品溶液	2
B	2λ/供试品溶液	2
C	2λ/检查用水	2
D	无/检查用水	2

注：A 为供试品溶液；B 为供试品阳性对照；C 为阳性对照；D 为阴性对照。

d. 结果判断　保温（60 ± 2）min 后观察结果。若阴性对照溶液 D 的平行管均为阴性，供试品阳性对照溶液 B 的平行管均为阳性，阳性对照溶液 C 的平行管均为阳性，试验有效。

若溶液 A 的两个平行管均为阴性，判定供试品符合规定；若溶液 A 的两个平行管均为阳性，判定供试品不符合规定。若溶液 A 的两个平行管中一管为阳性，另一管为阴性，需进行复试。复试时，溶液 A 需做 4 支平行管，若所有平行管均为阴性，判定供试品符合规定；否则判定供试品不符合规定。

若供试品的稀释倍数小于 MVD 而溶液 A 出现不符合规定时，可将供试品稀释至 MVD 重新试验，再对结果进行判断。

应用实例——维生素 B_{12} 注射液（2mL：0.5mg）的质量分析

维生素 B_{12} 又叫钴胺素，是唯一含金属元素的维生素，也是唯一的一种需要肠道分泌物（内源因子）帮助才能被吸收的维生素。其主要生理功能是参与制造骨髓红细胞，防止恶性贫血；防止大脑神经受到破坏。维生素 B_{12} 在 pH 值 4.5～5.0 弱酸条件下最稳定，强酸（pH<2）或碱性溶液中分解，遇热可有一定程度的破坏，但短时间的高温消毒损失小，遇强光或紫外线易被破坏。《中国药典》（2020 年版）规定，维生素 B_{12} 注射液的主要质量分析项目如下。

（1）性状 本品为粉红色至红色的澄明液体。

记录：本品为＿＿＿＿＿＿＿＿＿＿＿＿＿＿＿＿＿＿＿＿＿＿＿（应为粉红色至红色的澄明液体）。

结论：＿＿＿＿＿＿＿＿＿＿＿。

（2）鉴别 取"含量测定"项下的溶液，照紫外-可见分光光度法测定，在361nm与550nm的波长处有最大吸收；361nm波长处的吸光度与550nm波长处的吸光度的比值应为3.15～3.45。

记录：最大吸收波长为＿＿＿＿＿＿，A_{361nm}/A_{550nm}值为＿＿＿＿＿＿（应为3.15～3.45）。

结论：＿＿＿＿＿＿＿＿＿＿＿。

（3）检查

① pH值 应为4.0～6.0。

记录：pH值为＿＿＿＿＿＿（应为4.0～6.0）。

结论：＿＿＿＿＿＿＿＿＿＿＿。

② 装量检查 取供试品3支，按注射液装量检查方法进行检查，应符合规定。

记录（mL）：（1）＿＿＿＿＿＿，（2）＿＿＿＿＿＿，（3）＿＿＿＿＿＿（每支注射液的装量均不得少于其标示量）。

结论：＿＿＿＿＿＿＿＿＿＿＿。

③ 澄明度 除另有规定外，照《澄明度检查细则和判断标准》的规定检查，应符合规定。

记录：可见异物＿＿＿＿＿＿＿＿＿＿＿（应未发现异物或仅带微量白点）。

结论：＿＿＿＿＿＿＿＿＿＿＿。

（4）含量测定 避光操作。精密量取本品适量，加水定量稀释成每1mL中约含维生素B_{12} 25μg的溶液，照紫外-可见分光光度法，在361nm的波长处测定吸光度，按$C_{63}H_{88}CoN_{14}O_{14}P$的吸收系数（$E_{1cm}^{1\%}$）为207计算，即得。

记录：供试品体积（mL）：（1）＿＿＿＿＿＿，（2）＿＿＿＿＿＿，（3）＿＿＿＿＿＿。

吸光度A：（1）＿＿＿＿＿＿，（2）＿＿＿＿＿＿，（3）＿＿＿＿＿＿。

计算公式：

$$标示量(\%)=\frac{A\times 每支容量}{207\times 100\times W_{(mL)}\times 标示量}\times 100\%=$$

（应为标示量的90.0%～110.0%）。

结论：＿＿＿＿＿＿＿＿＿＿＿。

粉针剂生产中间质量控制示例

案例分析

【思考与训练】

选择题

1. 下列检查中不属于一般检查的是（ ）。

A. 注射剂的装量检查 B. 无菌检查 C. 澄明度检查

D. 不溶性微粒检查 E. pH检查

2. 注射剂的特殊检查项目为（ ）。

A. 异常毒性 B. 不溶性微粒 C. 细菌内毒素

D. 碘值 E. 酸值和皂化值

思考与训练
答案3

附录
原始记录及检验报告单格式

×××药业有限公司

原辅料（包装材料）检验原始记录

品名		规格	
本厂批号		数量	
供货批号		供应商	
检验依据		收检日期	年　月　日
检验项目		检验日期	年　月　日
记录：			
结论			
检验人：	日期：	复核人：	日期：

×××药业有限公司

成品检验原始记录

品名		规格	
批号		数量	
生产日期	年　月　日	来源	
检验依据		有效期	年　月　日
检验项目		检验日期	年　月　日
记录：			
结论			
检验人：	日期：	复核人：	日期：

×××药业有限公司

滴定液（____mol/L）配制、标定记录

配 制	配制日期：　　年　　月　　日　　　　　　　　　　室温：　　　℃ 配制人：　　　　　　　　　　　　　　　　　　复核人： 配制记录：

标 定	标定日期：　　年　　月　　日　　室温：　　　℃　　　　标定人： 基准物恒重记录： 		
	1	2	3
	基准物重量：　　　g 消耗滴定液：　　　mL 计算：	基准物重量：　　　g 消耗滴定液：　　　mL 计算：	基准物重量：　　　g 消耗滴定液：　　　mL 计算：
	平均值：　　　　　　　　　　相对偏差(最大值)：		

复 核	复核日期：　　年　　月　　日　　室温：　　　℃　　　复核人： 		
	1	2	3
	基准物重量：　　　g 消耗滴定液：　　　mL 计算：	基准物重量：　　　g 消耗滴定液：　　　mL 计算：	基准物重量：　　　g 消耗滴定液：　　　mL 计算：
	平均值：　　　　　　　　　　相对偏差(最大值)：		

结论	

×××药业有限公司
滴定液收发台账

名称			浓度 /(mol/L)			
配制日期	年　月　日		F 值			
年			收入数量 /mL	领用数量 /mL	结存数量 /mL	领用人	备注
月	日						

×××药业有限公司
毒剧化学试剂、试药收发台账

品名			规格			
供应商			批号			
年		带包装收入 数量/g	领用数量 /g	带包装结存 数量/g	递交/领用人	验收/发放人	备注
月	日						

×××药业有限公司
菌种发放、保存与销毁记录

菌种名称			编号		
购进日期	年 月 日		传代次数	本次传代为第 代	

传代方法：将接种环置酒精灯火焰上烧红，再来回过三次，冷却后于经培养的菌种斜面上挑取菌苔，于经预培养的无菌生长的营养琼脂斜面上轻轻地划线接种，加塞，做好标记。

培养温度			培养时间		
保存温度			传代数量		
传代日期			传代人		

<table>
<tr><td colspan="7" align="center">使用发放记录</td></tr>
<tr><td>领用日期</td><td>领用数量</td><td>结存数量</td><td>领用人</td><td>销毁日期</td><td>销毁数量</td><td>销毁人</td></tr>
<tr><td></td><td></td><td></td><td></td><td></td><td></td><td></td></tr>
<tr><td></td><td></td><td></td><td></td><td></td><td></td><td></td></tr>
<tr><td></td><td></td><td></td><td></td><td></td><td></td><td></td></tr>
<tr><td></td><td></td><td></td><td></td><td></td><td></td><td></td></tr>
</table>

销毁方法：

母本销毁日期：
销毁人：

×××药业有限公司
菌种传代记录

菌种名称		编号	
菌种来源		传代日期	年 月 日 时
培养时间	月 日 时至 月 日 时	培养温度	℃

<table>
<tr><td rowspan="2">形态外观</td><td>外观</td><td></td></tr>
<tr><td>镜检</td><td>操作人：</td></tr>
<tr><td>备注</td><td></td><td></td></tr>
</table>

×××药业有限公司

成品留样稳定性考察记录

品名			规格		批号		留样日期		
留样 时间/月 结果 项目	0	3	6	12	18	24	36		
结论									
检验人									
检验日期									

×××药业有限公司

微生物限度检查用培养基配制记录

培养基名称		数量	mL
配制 记录	称取＿＿＿＿＿＿培养基＿＿＿＿g,加水＿＿＿＿mL, 煮沸使溶解,稍冷,分装于＿＿＿＿mL锥形瓶中,加塞,包扎瓶口, 置蒸汽消毒器内灭菌。		
灭菌温度	℃		
灭菌压力	MPa		
保温时间	时　　分至　　时　　分		
操作人		配制日期	年　月　日

×××药业有限公司

比色用重铬酸钾液配制记录

配制日期:＿＿＿＿年＿＿月＿＿日　　　　　　室温:＿＿＿＿℃

配制人:＿＿＿＿＿＿＿　　　　　　　　　　　复核人:＿＿＿＿＿＿

配制:

取重铬酸钾,研细后,在120℃干燥至恒重,精密称取＿＿＿＿＿＿g置＿＿＿＿＿＿mL量瓶中,加适量水溶解并稀释至刻度,摇匀,即得。每1mL溶液中含 $K_2Cr_2O_7$ ＿＿＿＿＿＿g。

×××药业有限公司

比色用硫酸铜液配制、标定记录

配制	配制日期：_____年____月____日　　　　　　室温：_____℃
	配制人：_____　　　　　　　　　　　复核人：_____
	配制： 　　称取硫酸铜_____g，加适量的盐酸溶液(1→40)使溶解成_____mL。

标定	标定日期：_____年____月____日　　室温：_____℃　　标定人：_____
	精密量取 10mL，置碘量瓶中，加水 50mL、醋酸 4mL、碘化钾 2g，用硫代硫酸钠滴定液(0.1mol/L)滴定，至近终点时，加淀粉指示液 2mL，继续滴定至蓝色消失。每 1mL 硫代硫酸钠滴定液(0.1mol/L)相当于 24.97mg 的 $CuSO_4 \cdot 5H_2O$。根据上述测定结果，在剩余的原溶液中加适量的盐酸溶液(1→40)，使每 1mL 溶液中适含 62.4mg 的 $CuSO_4 \cdot 5H_2O$，即得。

	1	2	3
	样品重量：　　　g 消耗滴定液：　　　mL 计算：	样品重量：　　　　g 消耗滴定液：　　　　mL 计算：	样品重量：　　　　g 消耗滴定液：　　　　mL 计算：

	平均值：
结论	

×××药业有限公司

比色用氯化钴液配制、标定记录

配制	配制日期：_____年____月____日　　　　　　室温：_____℃
	配制人：_____　　　　　　　　　　　复核人：_____
	配制： 　　取氯化钴_____g，加适量的盐酸溶液(1→40)使溶解成____mL。

标定	标定日期：_____年____月____日　　室温：_____℃　　标定人：_____
	精密量取 2mL，置锥形瓶中，加水 200mL，摇匀，加氨试液至溶液由浅红色转变至绿色后，加醋酸-醋酸钠缓冲液(pH 6.0)10mL，加热至 60℃，再加二甲酚橙指示液 5 滴，用乙二胺四醋酸二钠滴定液(0.05mol/L)滴定至溶液显黄色。每 1mL 乙二胺四醋酸二钠滴定液(0.05mol/L)相当于 11.90mg 的 $CoCl_2 \cdot 6H_2O$。根据上述测定结果，在剩余的原溶液中加适量的盐酸溶液(1→40)，使每 1mL 溶液中适含 59.5mg $CoCl_2 \cdot 6H_2O$，即得。

	1	2	3
	样品重量：　　　g 消耗滴定液：　　　mL 计算：	样品重量：　　　　g 消耗滴定液：　　　　mL 计算：	样品重量：　　　　g 消耗滴定液：　　　　mL 计算：

	平均值：
结论	

×××药业有限公司
原辅料（包装材料）检验报告单

品名		规格	
本厂批号		数量	
供货批号		供应商	
检验依据		收检日期	年　月　日
检验号		报告日期	年　月　日

检验项目	标准规定	检验结果

结论	

QC主任：	复核人：	检验人：

×××药业有限公司
成品检验报告单

品名		规格	
批号		包装规格	
生产日期	年　月　日	数量	
有效期至	年　月	来源	
检验依据		收检日期	年　月　日
检验号		报告日期	年　月　日

检验项目	标准规定	检验结果

结论	

QC主任：	复核人：	检验人：

参 考 文 献

［1］ 国家药典委员会．中华人民共和国药典 2020 年版：二部．北京：中国医药科技出版社，2020.

［2］ 国家药典委员会．中华人民共和国药典 2020 年版：四部．北京：中国医药科技出版社，2020.

［3］ 刘洋，邹春阳．药物分析．北京：清华大学出版社，2016.

［4］ 王炳强，张正兢．药物分析．3 版．北京：化学工业出版社，2016.

［5］ 国家药典委员会．药品红外光谱集：第六卷．北京：中国医药科技出版社，2020.

［6］ 刘英．药物分析．6 版．北京：人民卫生出版社，2007.

［7］ 宋粉云，傅强．药物分析：案例版．2 版．北京：科学出版社，2018.

［8］ 中华人民共和国卫生部令第 79 号．药品生产质量管理规范（2010 年修订）.

［9］ 梁颖．药物检验技术．2 版．北京：化学工业出版社，2018.

［10］ 张广宏，张红梅，姜潇．现代药物分析新技术的最新应用进展［J］．中国医药报，2013，10（3）：20-22.

［11］ 李晓冰，石富国，宋沁馨，等．药学分析研究进展［J］．药学进展，2013，37（8）：360-367.

［12］ 贺浪冲，李绍平，田颂九．中国药物分析的发展状况与前景［J］．中国药学杂志，2007，42（10）：1525-1533.

［13］ 高娟，唐素芳，高立勤．浅谈近红外光谱技术在药物分析领域的应用［J］．天津药学，2010，22（4）：72-74.

［14］ 涂家生．药用辅料标准的制定及其意义［J］．中国食品药品监管，2018，9（176）：31-35.

［15］ R. C. 罗，P. J. 舍斯基，P. J. 维勒．药用辅料手册：原著第四版．郑俊民，主译．北京：化学工业出版社，2005：553-558.

［16］ 中华人民共和国主席令第 31 号．中华人民共和国药品管理法（2019 年修订）.